Die Neurogesellschaft
Wie die Hirnforschung Recht und Moral herausfordert

W0175227

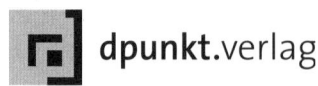

dpunkt.verlag

➜ www.telepolis.de

Das Online-Magazin TELEPOLIS wurde 1996 gegründet und begleitet seither die Entwicklung der Netzkultur in allen Facetten: Politik und Gesetzgebung, Zensur und Informationsfreiheit, Schutz der Privatsphäre, wissenschaftliche Innovationen, Entwicklungen digitaler Kultur in Musik, Film, bildender Kunst und Literatur sind die Kernthemen des Online-Magazins, welche ihm eine treue Leserschaft verschafft haben. Doch TELEPOLIS hat auch immer schon über den Rand des Bildschirms hinausgesehen: Die Kreuzungspunkte zwischen realer und virtueller Welt, die »Globalisierung« und die Entwicklung der urbanen Kultur, Weltraum und Biotechnologie bilden einige der weiteren Themenfelder.

Als reines Online-Magazin ohne Druckausgabe nimmt TELEPOLIS damit eine einzigartige Stellung im deutschsprachigen Raum ein und bildet durch seine englischsprachige Ausgabe und seinen internationalen Autorenkreis eine wichtige Vermittlungsposition über sprachliche, geografische und kulturelle Grenzen hinweg. Verantwortlich für das Online-Magazin und Herausgeber der TELEPOLIS-Buchreihe ist Florian Rötzer.

Die TELEPOLIS-Bücher basieren auf dem Themenkreis des Online-Magazins. Die Reihe schaut wie das Online-Magazin über den Tellerrand eingefahrener Abgrenzungen hinaus und erörtert Phänomene der digitalen Kultur und der Wissensgesellschaft.

Eine Auswahl der bisher erschienenen TELEPOLIS-Bücher:

Craig Morris
Zukunftsenergien
Die Wende zum nachhaltigen
Energiesystem
2005, 180 Seiten, 16 €

Brigitte Zarzer
Einfach GEN:ial
Die grüne Gentechnik:
Chancen, Risiken und Profite
2006, 190 Seiten, 16 €

Erik Möller
Die heimliche Medienrevolution
Wie Weblogs, Wikis und freie Software
die Welt verändern
2., erweiterte und aktualisierte Auflage
2006, 247 Seiten, 19 €

Alfred Krüger
Angriffe aus dem Netz
Die neue Szene des digitalen Verbrechens
2006, 220 Seiten, 19 €

Olga Drossou, Stefan Krempl,
Andreas Poltermann (Hrsg.)
Die wunderbare Wissensvermehrung
Wie Open Innovation unsere Welt
revolutioniert
2006, 192 Seiten, 18 €

Vanessa Diemand, Michael Mangold,
Peter Weibel (Hrsg.)
**Weblogs, Podcasting und
Videojournalismus**
Neue Medien zwischen demokratischen
und ökonomischen Potenzialen
2007, 234 Seiten, 18 €

Peter Bürger
Bildermaschine für den Krieg
Das Kino und die Militarisierung der
Weltgesellschaft
2007, 224 Seiten, 18 €

Stefan Iglhaut, Herbert Kapfer,
Florian Rötzer (Hrsg.)
what if ?
Zukunftsbilder der
Informationsgesellschaft
2007, 238 Seiten, 18 €

Andreas Lober
Virtuelle Welten werden real
Second Life, World of Warcraft & Co:
Faszination, Gefahren, Business
2007, 174 Seiten, 16 €

Stephan Schleim
Gedankenlesen
Pionierarbeit der Hirnforschung
2008, 184 Seiten, 18 €

Rainer Sommer
Die Subprime-Krise und ihre Folgen
Von faulen US-Krediten bis zur Kernschmelze
des internationalen Finanzsystems
2009, 232 Seiten, 19 €

Stefan Weber
Das Google-Copy-Paste-Syndrom
Wie Netzplagiate Ausbildung und
Wissen gefährden
2., aktualisierte Auflage
2009, 196 Seiten, 16 €

Klaus Schmeh
Versteckte Botschaften
Die faszinierende Geschichte der
Steganografie
2009, 246 Seiten, 18 €

Vanessa Diemand, Uwe Hochmuth,
Christina Lindner, Peter Weibel (Hrsg.)
Ich, Wir und Die Anderen
Neue Medien zwischen demokratischen
und ökonomischen Potenzialen II
2009, 212 Seiten, 18 €

Matthias Brake
Mobilität im regenerativen Zeitalter
Was bewegt uns nach dem Öl?
2009, 154 Seiten, 16 €

Stefan Selke, Ullrich Dittler (Hrsg.)
Postmediale Wirklichkeiten
Wie Zukunftsmedien die Gesellschaft
verändern
2009, 256 Seiten, 19 €

Matthias Becker
Datenschatten
Auf dem Weg in die Überwachungs-
gesellschaft?
2010, 182 Seiten, 16,90 €

Lothar Lochmaier
Die Bank sind wir
Chancen und Perspektiven von
Social Banking
2010, 160 Seiten, 15,90 €

Weitere Informationen zu den TELEPOLIS-Büchern und Bestellung unter:
→ www.dpunkt.de/telepolis 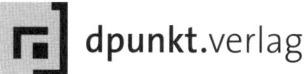 dpunkt.verlag

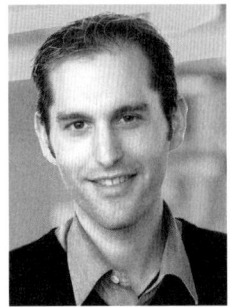

Stephan Schleim

ist Assistant Professor für Theorie und Geschichte der Psychologie an der Universität Groningen (Niederlande). Seine Forschungsschwerpunkte sind die Theorie, die ethischen Implikationen und das öffentliche Verständnis der Neurowissenschaft. Seine kognitionswissenschaftliche Doktorarbeit über Hirnforschung und Moral wurde 2010 mit dem Preis der Barbara-Wengeler-Stiftung zur Verbindung von Philosophie und Hirnforschung ausgezeichnet.

An Stelle einer Widmung:

Die Hälfte meines finanziellen Gewinns aus diesem Buch geht an Amnesty International; die andere Hälfte geht an Médicins sans Frontières (Ärzte ohne Grenzen).

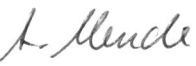

Stephan Schleim

Die Neurogesellschaft

Wie die Hirnforschung
Recht und Moral herausfordert

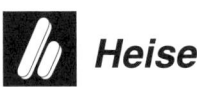 *Heise*

Ergänzende Informationen zu diesem Buch finden Sie unter www.neurogesellschaft.info

Reihenherausgeber: Florian Rötzer, München, fr@heise.de

Lektorat: Susanne Rudi, Heidelberg
Herstellung: Nadine Thiele
Umschlaggestaltung: Hannes Fuß, www.exclam.de
Druck und Bindung: Media-Print Informationstechnologie, Paderborn

Bibliografische Information der Deutschen Nationalbibliothek
Die Deutsche Nationalbibliothek verzeichnet diese Publikation in der Deutschen National-
bibliografie; detaillierte bibliografische Daten sind im Internet über http://dnb.d-nb.de abrufbar.

ISBN 978-3-936931-67-9

1. Auflage 2011
Copyright © 2011 Heise Zeitschriften Verlag GmbH & Co KG, Hannover

Die vorliegende Publikation ist urheberrechtlich geschützt. Alle Rechte vorbehalten.
Die Verwendung der Texte und Abbildungen, auch auszugsweise, ist ohne die schriftliche
Zustimmung des Verlags urheberrechtswidrig und daher strafbar. Dies gilt insbesondere für
die Vervielfältigung, Übersetzung oder die Verwendung in elektronischen Systemen.

Alle Informationen in diesem Buch wurden mit größter Sorgfalt kontrolliert.

Weder Herausgeber, Autor noch Verlag können jedoch für Schäden haftbar gemacht
werden, die in Zusammenhang mit der Verwendung dieses Buches stehen.

5 4 3 2 1 0

In wissenschaftlichen Gemeinschaften herrschen zeitweise bestimmte Meinungen vor, von denen (annähernd) alle überzeugt sind und die daher nicht gerechtfertigt werden müssen und kaum hinterfragt werden. Nach der Wissenschaftstheorie Thomas Kuhns trägt diese Eigenschaft »paradigmatischer Phasen« dazu bei, ein produktives Umfeld für die Forschungsarbeit zu schaffen.[1] Eine solche vorherrschende Meinung ist es, das Gehirn lege alles fest und sei daher der natürliche Ort, die Grundlagen allen menschlichen Fühlens, Erkennen und Handelns zu untersuchen und folglich zu entdecken. Ein Forschungsprogramm von dieser Reichweite geht natürlich nicht spurlos an der Gesellschaft allgemein oder anderen wissenschaftlichen Disziplinen vorbei. Auf den Punkt gebracht hat dies Wolf Singer, Direktor am Max-Planck-Institut für Hirnforschung in Frankfurt am Main, in seinem bekannten Ausspruch: »Verschaltungen legen uns fest. Wir sollten aufhören, von Freiheit zu reden.«[2]

Die Vorstellung von den festlegenden »Verschaltungen« – gemeint sind die von Neuronen und anderen Zellen im Gehirn – spielt eine Rolle, wenn sich junge Menschen heute für ein Studium oder eine wissenschaftliche Laufbahn entscheiden oder wenn erfahrene Forscher ein Projekt beantragen; sie spielt auch dann eine Rolle, wenn Menschen mit psychischen Problemen zum Arzt gehen oder Journalisten Fachmeinungen zu aktuellen gesellschaftlichen und politischen Themen einholen. In diesem Buch sind einschlägige Beispiele dafür versammelt, welche Spuren diese Vorstellung in Gesellschaft und Wissenschaft hinterlässt und – wenn es nach der Meinung mancher Forscher geht – in Zukunft hinterlassen wird. Singers Rede von der »Freiheit« und die oft damit verbundenen Schlussfolgerungen für Menschenbild und Strafrecht deuten nur auf ein paar solcher Möglichkeiten.

In meiner eigenen Arbeit in der bildgebenden Hirnforschung im Bereich der sozialen Kognition – was ich im Folgenden manchmal schlicht als »Sozialneurowissenschaft« bezeichne – an den Universitätskliniken Frankfurt am Main und Bonn von 2005 bis 2009 war ich zunächst selbst von dieser Vorstellung geprägt und der Überzeugung, traditionsreiche Probleme der Philosophie nun im Kernspintomographen lösen zu können; also mithilfe des Instruments, das heute von vielen als das führende Verfahren zur Untersuchung des Menschen bezeichnet wird. Dieses Buch vollzieht meine Erfahrungen insofern nach, als es mit der angewandten Forschung beginnt (Kap. 2 und 3), die normativ-gesellschaftlichen Konsequenzen daraus überprüft (Kap. 4) und schließlich zum Hinterfragen der Autorität mancher Hirnforscher (Kap. 5) und der Reflexion von Grundlagenfragen (Kap. 6) führt. Diese Untersuchung verspricht eine Antwort darauf, warum in so vielen Experimenten das Gehirn allein entgegen der verbreiteten Meinung nur wenig festlegt.

Hierzu würde es gut passen, eine weitere Untersuchung anzuschließen: warum nämlich Jahrzehnten der klinischen Hirnforschung zum Trotz bis heute keine einzige psychische Erkrankung im Kernspintomographen diagnostiziert werden kann. Zu dieser offenen Frage passt auch die derzeitige Ernüchterung über den nur eingeschränkten Nutzen vieler jahrzehntelang verschriebener psychopharmakologischer Medikamente. Führende Pharmakonzerne haben jüngst angekündigt, sich aufgrund der geringen Erfolge und großen Schwierigkeiten aus der Forschung in diesem Bereich zurückzuziehen.[3] Psychiater und klinische Psychologen weltweit kommen auch mehr als ein Jahrzehnt nach der »Dekade des Gehirns« um die Beobachtung von Verhalten und die Berücksichtigung persönlicher Erfahrungsberichte ihrer Patienten nicht herum. Dieses interessante, aber auch sehr schwierige, eigenständige Thema muss ich auf eine zukünftige Untersuchung verschieben. Dennoch deuten einige Ergebnisse dieses Buchs über »moralische« oder »gefährliche« Gehirne schon auf vergleichbare Schlussfolgerungen zu »kranken« Gehirnen.

Selbst wenn Wolf Singer (und andere renommierte Forscherinnen und Forscher) damit Recht hätte, dass Verschaltungen uns festlegen, wäre das noch keine vollständige Antwort. Denn wir können (und müssen) fragen, wer oder was eigentlich die Verschaltungen festlegt? Spontan neigen manche vielleicht zu der Antwort, dass diese sich eben selbst festlegen – man denke an das geflügelte Wort der »Selbstorganisation«. Das entspricht aber nicht dem, was Psychologen, Kognitions- und Hirnforscher seit Jahrzehnten tausendund abertausendfach tun: Nämlich durch die Kontrolle experimenteller Bedingungen oder direkte Eingriffe ins Gehirn – beispielsweise durch magnetische und elektrische Stimulationsverfahren, Psychopharmakologie oder (heutzutage meist nur noch im Tierversuch) das Zerstören bestimmter Hirnregionen – die Verschaltungen des Gehirns möglichst festzulegen, um damit ein bestimmtes Erleben oder Verhalten hervorzurufen. Dem Ergebnis, dass Verschaltungen uns (mehr oder weniger) festlegen, geht also die Festlegung der Verschaltungen von Menschenhand voraus; und damit sind wir beim

Kern meiner Antwort auf die Herausforderungen der Neurogesellschaft angekommen: dass das Gehirn allein nicht die Antworten gibt, die sich viele davon versprechen; und dass die Erklärungen, die wir überhaupt haben, nur im Licht von Verhalten und (vor allem sozialer) Umwelt einen Sinn ergeben.

Mein Dank

Mein Dank gilt den Menschen, die mich im Lauf meiner Ausbildung gefördert und herausgefordert haben. Mein Dank gilt ferner allen, die mir in persönlichen Gesprächen, auf Konferenzen oder in Diskussionen im Internet mit kritischen Anmerkungen weitergeholfen haben. Außerdem möchte ich allen Wissenschaftlerinnen und Wissenschaftlern, die bei ihrer Arbeit nicht die Grundlagen vergessen und (zumindest weitestgehend) auf »Gehirn-Übertreibung« verzichten, meinen Dank und Respekt ausdrücken.

Beim Verständnis der hier im Buch diskutierten Themen haben mir insbesondere die Hinweise der folgenden Personen weitergeholfen. Ich möchte jedoch besonders hervorheben, dass sie nicht notwendigerweise meine Meinung oder die hier im Buch vorgestellten Thesen und Schlussfolgerungen teilen: Craig M. Bennett (Psychologie, University of California at Santa Barbara, CA, USA), Jan Christoph Bublitz (Rechtswissenschaft, Universität Hamburg), Maarten Derksen (Theorie und Geschichte der Psychologie, Universität Groningen), Matthias Gamer (Kognitive Neurowissenschaft, Universität Hamburg), Jan-Hendrik Heinrichs (Philosophie, Forschungszentrum Jülich), Janke ten Holt (Soziologie, Universität Groningen), Thomas Metzinger (Philosophie, Universität Mainz), Stephen J. Morse (Rechtswissenschaft, University of Pennsylvania, PA, USA), Felix Schirmann (Theorie und Geschichte der Psychologie, Universität Groningen), Edward Vul (Psychologie, University of California at San Diego, CA, USA).

Ich danke auch den Teilnehmerinnen und Teilnehmern meines Workshops an der Deutschen Richterakademie 2010 sowie meiner Vorträge an der Universität Saarbrücken 2008, dem Institut für Recht, Technologie und Gesellschaft (TILT) an der Universität Tilburg 2010 und dem Forschungszentrum Jülich 2010 für hilfreiche Diskussionen. Mein Dank gilt ebenfalls den Redaktionen von *Gehirn&Geist* und *Telepolis*, die Artikel betreut haben, auf denen Teile dieses Buchs basieren. Für die gute Zusammenarbeit danke ich auch den Mitarbeiterinnen und Mitarbeitern des dpunkt.verlags in Heidelberg, allen voran der Lektorin, Susanne Rudi.

Inhaltsverzeichnis

»Ideologien, Philosophien, religiöse Doktrinen, Weltmodelle, Wertesysteme und Ähnliches werden mit den Antworten stehen und fallen, welche die Hirnforschung letztlich enthüllt. Es kommt alles im Gehirn zusammen. [...] Jüngste Entwicklungen in den Geist-Gehirn-Wissenschaften eliminieren die traditionelle Trennung von Wissenschaft und Werten und unterstützen eine revidierte Philosophie, in der die moderne Wissenschaft das effektivste und zuverlässigste verfügbare Mittel wird, um Gültigkeitskriterien für moralischen Wert und Bedeutung zu bestimmen.«

Roger W. Sperry, US-amerikanischer Neurobiologe,
ausgezeichnet mit dem Nobelpreis für Physiologie oder Medizin 1981[1]

1 Willkommen in der Neurogesellschaft

November 2007. In den Vereinigten Staaten von Amerika toben die Vorentscheidungen für die Präsidentschaftswahlen 2008. Die Kandidatinnen und Kandidaten müssen im eigenen Lager und in der breiten Gesellschaft für Unterstützung (und vor allem viel Geld) werben, um am Ende von ihrer Partei aufgestellt zu werden. Doch die ganze Welt schaut auf die USA: Wird das zukünftige Staatsoberhaupt wohl die unbeliebte Bush-Politik fortsetzen oder darf ein politischer Wandel erhofft werden? Vor diesem Hintergrund wollten Marco Iacoboni von der University of California in Los Angeles (USA), bekannt für seine Untersuchungen zu »Spiegelneuronen«, und seine Kollegen mithilfe neurowissenschaftlicher Verfahren Licht ins Dunkel des Wahlkampfs bringen. Wie würden die Gehirne von Wechselwählern, die sich keiner Partei fest zuordneten und deren Stimmen ausschlaggebend sein könnten, auf Fotos und Videos der Top-Politiker reagieren? Zwanzig von ihnen wurden in das Hirnforschungszentrum von Iacobonis Universität eingeladen und nahmen an einem Experiment mit der funktionellen Magnetresonanztomographie (fMRT, auch Kernspintomographie; im Folgenden auch »Hirnscanner«) teil.

Die fMRT gilt heute als die wichtigste Methode zur Untersuchung der menschlichen Psyche und zeichnet Veränderungen der Gehirndurchblutung auf, die mit neuronalen Vorgängen in Zusammenhang gebracht werden (eine Erklärung der Funktionsweise folgt in Abschnitt 6.1). Gemäß der verbreiteten Wissenschaftsdatenbank *Web of Science* hat das Verfahren inzwischen seine Konkurrenten abgehängt (siehe Abb. 1–1). Im Jahr 2009 erschienen demnach mehr als sechs wissenschaftliche Arbeiten pro Tag, die sich mit fMRT und dem Gehirn befassten, insgesamt 2321 an der Zahl. Von einfachen Wahrnehmungs- und Verhaltensaufgaben in Mensch und Tier bis hin zu komplexen »neuronalen Korrelaten von Kindesmisshandlung« wird inzwischen eine Vielfalt an Untersuchungen durchgeführt, die kein Einzelner mehr überblicken kann.

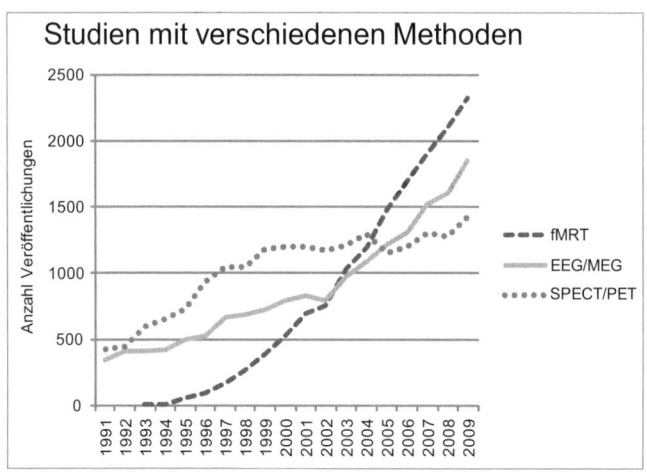

Abb. 1–1 Die fMRT hat andere Methoden überholt: Nach der Wissenschaftsdatenbank *Web of Science* werden inzwischen mehr wissenschaftliche Arbeiten zur fMRT als zur Elektro- oder Magnetoenzephalographie (EEG/MEG) sowie zur Einzelphotonen- oder Positronenemissionstomographie (SPECT/PET) veröffentlicht.

Die dabei gewonnenen Erkenntnisse bleiben nicht immer auf die wissenschaftliche Gemeinschaft beschränkt. Neben dem Beispiel der Wechselwähler, auf das ich gleich zurückkomme, sind hier im Buch zahlreiche einschlägige Fälle versammelt: Geht es darum, was moralisch richtig und falsch ist (Abschnitt 2.1), was Wahrheit und Lüge ist (Abschnitt 3.1 und 4.2) oder Menschen aggressiv macht (Abschnitt 3.2), ob wir frei sind oder nicht (Abschnitt 5.1), für unsere Taten verantwortlich oder nicht (Abschnitt 4.4) – zu allen Fragen scheint die bildgebende Hirnforschung und allen Verfahren voran die fMRT Antworten bieten zu können – Antworten, die in Einzelfällen bereits bis in Gerichtssäle vorgedrungen sind (Kap. 4). Auch die selbst von manchen Wissenschaftlern gebrauchte Sprache vom »Gedankenlesen« (vgl. dazu mein gleichnamiges Buch) suggeriert einen Durchbruch im Verständnis der menschlichen Psyche. Der Nobelpreisträger Roger Sperry griff bereits vor 30 Jahren in dem eingangs zitierten Aufsatz der Idee vor, die Hirnforschung habe das letzte Wort über Werte und Weltmodelle. Die Neurogesellschaft hat also bereits begonnen und dieses Buch ist geschrieben, um einige der weitreichendsten Aussage auf die Probe zu stellen. Es knüpft damit an eine Fachdiskussion unter Forschern an, die seit 2008 die wissenschaftliche Korrektheit mancher Vorgehensweisen öffentlich anzweifelt. Ein Schlagwort hierfür sind die »Voodoo-Korrelationen«.

1.1   Voodoo und Lachse in der Hirnforschung

> Über Gehirnmythologie: »In Gesprächen mit Studenten und Kollegen wurde uns klar, dass es viele solcher lieb gewonnener Dogmen gibt, die vielleicht über Generationen von Forschern aufrechterhalten wurden und sich deutlich darauf auswirken, wie wir das Gehirn verstehen (oder auch nicht). In allen Feldern der Neurowissenschaft bestehen Mythen.«
> Laszlo Zaborszky, Professor für Neurowissenschaft an der Rutgers-Universität in New Jersey (USA), und Karl Zilles, Professor für Neurowissenschaften am C. & O. Vogt-Institut für Hirnforschung der Universität Düsseldorf und Direktor des Instituts für Neurowissenschaften und Medizin des Forschungszentrums Jülich[2]

Voodoo – das Wort steht für Aberglauben und Hexenmagie, gerade für das Gegenteil von Wissenschaftlichkeit. Es war wohl eine bewusste Provokation, als Ed Vul vom Massachusetts Institute of Technology in Cambridge (USA) und Kollegen ihrer kritischen Arbeit den Titel »Voodoo-Korrelationen in der sozialen Neurowissenschaft« gaben.[3] Die Forscher argumentierten dafür, dass die Ergebnisse mancher fMRT-Untersuchungen zu gut seien, um wahr zu sein. Aufgrund der falschen Anwendung statistischer Methoden würden Ergebnisse erzeugt, die einen viel stärkeren Zusammenhang zwischen Gehirnaktivierung und Verhalten oder Persönlichkeit nahelegten, als eigentlich der Fall sein könne. Es erhöhte die Brisanz, dass die Kritiker eine Liste von 55 veröffentlichten Studien aus dem Gebiet der Sozialneurowissenschaft beilegten, von denen ihrer Meinung nach die Mehrheit den Fehler begangen hatte. Damit geriet nicht nur das abstrakte Forschungsgebiet in die Kritik, sondern waren die Namen der kritisierten Wissenschaftler bekannt.

Kurz nachdem die Zeitschrift *Perspectives on Psychological Science* die Arbeit von Vul und Kollegen zur Publikation angenommen hatte, verbreitete sich das kritische Manuskript schon per E-Mail. Es dauerte nicht lange, bis die Botschaft in den ersten Blogs öffentlich gemacht wurde. So nahm sich der Medienblog *mutually occluded* am 30. Dezember 2008 der »Voodoo-Korrelationen« an. Am 5. Januar 2009 meldete sich dazu der in der Szene bekannte »Neurokritiker« in seinem Blog *The Neurocritic* zu Wort. Vier Tage später schaltete das Nachrichtenmagazin *Newsweek*, das in den USA über einen breiten Leserkreis verfügt, einen Bericht. Spätestens jetzt dürften bei einigen der kritisierten Forscher die Telefone geklingelt haben. So beschwerte sich beispielsweise Tania Singer, Direktorin am Max-Planck-Institut für Kognitions- und Neurowissenschaften in Leipzig, in einem Bericht des Wissenschaftsmagazins *Nature* vom 15. Januar 2009 darüber, zuerst durch Journalisten von der Voodoo-Diskussion erfahren zu haben. Mehrere Forscher teilten die Ansicht, durch die Verbreitung im Internet voreilig und ohne die Möglichkeit einer Stellungnahme verurteilt worden zu sein; einige bemühten sich schleunigst um Gegendarstellungen. Willkommen in der Welt der Wissenschaft 2.0.

Kehren wir nun zu den Versuchspersonen zurück, die sich für Marco Iacoboni und seine Kollegen in den Hirnscanner begaben. Bereits die bloße Darstellung der Wörter »Demokrat«, »Republikaner« oder »unabhängig« setzte den Gehirnen zu. Bei allen drei Kategorien seien die Amygdalae (Mandelkerne) stärker aktiviert gewesen, so die Forscher. Dies deute auf eine allgemeine Ängstlichkeit gegenüber allen Parteien unter den Wechselwählern. Besonders schlecht sah es aber für Republikaner aus: Bei den untersuchten Männern seien hier nämlich auch die im Stirnlappen liegenden Inseln aktiv gewesen, die häufig mit Ekel in Zusammenhang gebracht werden. Hillary Clinton schnitt bei dem Test zweideutig ab. Wer von ihr nämlich kein allzu positives Bild gehabt habe, in dessen Gehirn habe sich ein Konflikt zwischen positiven und negativen Gefühlen widergespiegelt – gemessen in der Aktivierung des anterioren zingulären Kortex. Vielleicht könne die Politikerin durch Abmilderung der negativen Komponente die Wechselwähler für sich gewinnen, spekulierten die Wissenschaftler. Schlechter sah es aber für Clintons Parteikollegen John Edwards aus, der Aktivierungen in den Inseln ausgelöst habe. Hier seien negative Gefühle bis hin zu Ekel wohl fester im Gehirn verankert.

Neuro-Politik

Glücklich schätzen durfte sich hingegen der Republikaner Mitt Romney. Die Präsentation seines Konterfeis habe einerseits die stärkste Gehirnaktivierung hervorgerufen. Andererseits seien die anfangs beobachteten Zeichen von Ängstlichkeit – siehe Amygdalae – im Laufe der Zeit abgeklungen. Ironischerweise konnten Iacoboni und Kollegen ausgerechnet über die beiden Kandidaten, die letztlich die Vorentscheidungen für sich gewannen, am wenigsten aussagen. Weder die Materialien von Barack Obama noch die von

John McCain hätten in den Gehirnen der Wechselwähler große Reaktionen ausgelöst. Obamas Redetalent und seine positiven Bewertungen in Vorbefragungen zum Trotz habe das Betrachten seiner Fotos und Videoaufnahmen sogar zu einer Verringerung der Gehirnaktivierung geführt. Handelt es sich nun bei diesen Erklärungen um ein Beispiel von Voodoo-Neurowissenschaft?

Die Frage lässt sich gar nicht beantworten, denn die Untersuchung von Iacoboni und Kollegen ist nie in einer wissenschaftlichen Zeitschrift publiziert worden. Stattdessen haben sie ihre Ergebnisse in einem Artikel in der *New York Times* mit der weitreichenden Überschrift »So sieht Ihr politisches Gehirn aus« beschrieben.[4] Den Erklärungen wurden acht suggestive Abbildungen der Gehirnaktivierungen mit Überschriften wie »Clinton – Konflikt« oder »Edwards – Ekel« zur Seite gestellt. Es dauerte nur drei Tage, bis 17 amerikanische und britische Hirnforscher den Artikel in einem Leserbrief kritisierten. Vor allem könne niemand nachvollziehen, welche Berechnungen die Forscher durchgeführt hätten und sei die Arbeit nicht von wissenschaftlichen Kollegen überprüft worden; außerdem ließen sich psychische Zustände nicht einfach an den Hirnaktivierungen ablesen, da jede dieser Regionen eine ganze Reihe von Funktionen verarbeite (siehe dazu auch Abschnitt 6.3). Beispielsweise seien die Amygdalae nicht nur mit Ängstlichkeit, sondern ebenfalls mit Erregung und positiven Gefühlen in Zusammenhang gebracht worden.

Die akademische Selbstkontrolle scheint jedoch nicht immer zu funktionieren. Denn im Gegensatz zum »politischen Gehirn« sind die »Voodoo-Korrelationen« in zum Teil hoch angesehenen Fachzeitschriften publiziert worden. Weitere Munition erhalten Neuro-Skeptiker durch eine neue Arbeit von Craig Bennett von der University of California in Santa Barbara (USA) und Kollegen. Sie untersuchten die »Gehirnfunktion« eines toten Lachses im fMRT-Scanner und fanden hierbei »Aktivierungen«, wenn der Fisch Bilder von sozialen Szenen »sah«.[5] Diesen offensichtlichen Fehler konnten sie jedoch auf eine unzureichende statistische Korrektur zurückführen. Allerdings sind vergleichbare Probleme gemäß Bennett und Kollegen in der wissenschaftlichen Literatur verbreiteter, als man denken möchte. Der prüfende Blick von Fachkollegen führt also nicht automatisch zur Ausräumung von Fehlern. Wir werden diese theoretischen Probleme am Ende unserer Reise durch die Neurogesellschaft genauer untersuchen (Abschnitt 6.4).

1.2 Alles unter Neuro-Kontrolle?

»Das Denken verstehen ist immer noch eine der größten wissenschaftlichen Herausforderungen. Das Gehirn ist der Sitz all unserer geistigen Funktionen. Gleichzeitig ist es wohl die komplexeste Struktur, die die Natur hervorgebracht hat ... Diesen Herausforderungen begegnet die neue, hoch dynamische Forschungsdisziplin der Computational Neuroscience. ... Damit bietet Computational Neuroscience faszinierende neue Lösungsansätze für die aktuellen Herausforderungen der modernen Gesellschaft. ... Die Forschung der Computational Neuroscience wird unser Leben verändern.«

Aus der Selbstdarstellung des
Bernstein Netzwerk für Computational Neuroscience

Diese Reflexion der bildgebenden Hirnforschung ist deshalb von breitem Interesse, weil manche Neurowissenschaftler mit dem Erklärungsanspruch auftreten, die Natur des Menschen oder das Innerste unserer Psyche aufdecken zu können. Die neuere, öffentlich ausgetragene Debatte um die Willensfreiheit umfasst Positionen, die zentrale Aspekte von Menschenbildern oder unserer Rechtsordnung ins Wanken bringen wollen. Gleichzeitig stellen sie sich in die Tradition revolutionärer Entdeckungen und sogenannter Kränkungen, wie derjenigen von Kopernikus, Darwin und Freud. Solche Diskussionen stellen einen von zwei Wegen dar, auf denen uns die Hirnforschung verändern kann, indem sie nämlich unser Wissen von uns selbst verändert.

Eine verbreitete Strategie dafür besteht im Hervorheben von entdeckter Gehirndetermination und -konstruktion bei gleichzeitiger Unterminierung der Beweiskraft unserer Selbstbeobachtung. Ein Paradebeispiel sind die immer wieder von Gerhard Roth, Professor für Neurobiologie an der Universität Bremen, vorgebrachten Fälle. Er behauptet, elektrische Gehirnstimulation könne zu Täuschungen über eigene Willenshandlungen führen: Obwohl Versuchspersonen durch einen äußeren Eingriff in ihr Gehirn zu einer Handlung veranlasst würden, gäben sie auf Nachfrage irrtümlich an, sie selbst hätten diese Handlungen gewollt.[6] Die beiden Beispiele von Bewegungen durch elektrische Stimulation im motorischen Kortex, die ich in der Literatur finden konnte, kamen jedoch gerade zum gegenteiligen Ergebnis.[7] Das heißt, die Versuchspersonen haben die Bewegungen gerade *nicht* als gewollt erlebt. Eine Person sagte ausdrücklich: »Herr Doktor, ich schätze, dass Ihre Elektrizität stärker ist als mein Wille.«[8] Eine andere sagte: »Ich habe das nicht gemacht. Sie waren das.«[9] Das bestätigt selbst die Quelle, die Roth immer wieder für seine gegenteilige Behauptung anführt.

Ein ähnlicher Fehler passiert Kuno Kirschfeld, früherer Direktor am Max-Planck-Institut für Biologische Kybernetik in Tübingen. Er verweist auf einen Patienten von José Delgado, emeritierter Professor für Physiologie der

Yale-Universität in New Haven (US-Bundesstaat Connecticut) und Pionier auf dem Gebiet der elektrischen Hirnstimulation. Der Patient, dem mit einer Elektrode die innere Kapsel (*capsula interna*, ein Hirnbereich mit Verbindungen von Rückenmark und Großhirnrinde) angeregt wurde, bewegte daraufhin Kopf und Körper. Kirschfeld erklärt nun, fragte man den Patienten nach dem Grund der Bewegung, »so antwortete er nicht nur, *er* habe dies so gewollt, interessanterweise erfand er auch immer einen Grund«.[10] Delgado selbst räumte jedoch ein, das Versuchsergebnis nicht eindeutig interpretieren zu können. Es sei nicht klar, ob der Patient die durchgeführte Bewegung im Nachhinein rechtfertigte oder aber sich infolge einer Halluzination nach der Quelle der Wahrnehmungstäuschung umsah.[11]

Mehr als Neuro-Missverständnisse

Damit ist auch die Schlussfolgerung Kirschfelds, die sich in ähnlicher Weise bei Roth findet, es gebe ein Gehirnareal, »dessen Aktivierung einer Versuchsperson die Vorstellung vermittelt, sie hätte etwas gewollt, während es in Wirklichkeit jeweils der Experimentator war«[12], hinfällig. Die anschließende Mahnung, »daß wir subjektiven Gewißheiten nicht trauen können« und sie »deshalb nicht als Beweis für eine bestimmte Vorstellung des Zusammenhangs zwischen Gehirn und Geist« taugen, folgt jedenfalls nicht aus den experimentellen Beobachtungen. Im Übrigen nennt eine aktuelle Übersichtsarbeit zu den Effekten elektrischer Gehirnstimulation im Menschen für keine der 36 aufgezählten Regionen eine beobachtete Willenstäuschung, wie sie Roth oder Kirschfeld beschreiben.[13] Nach wie vor gilt, dass Hirnforscher meist erst *nach* einer Stimulation wissen, was dadurch passieren wird, und das Ergebnis gerade nicht vorhersagen können.

Ein noch größerer Fehler findet sich aber bei Daniel Dennett, Philosophieprofessor an der Tufts-University in Medford (US-Bundesstaat Massachusetts), der im deutschsprachigen Raum vor allem für seine Überlegungen zur Evolution und Naturalisierung der Religion bekannt ist. In seinem einschlägigen Buch *Consciousness Explained* (dt. *Philosophie des menschlichen Bewusstseins*) beschreibt er ein angebliches Experiment des britischen Neurochirurgen Grey Walter (1910–1977) aus dem Jahr 1963. Nachdem dieser einigen seiner Patienten Elektroden im motorischen Kortex implantiert habe, hätten sie sich mit einem Dia-Projektor Bilder ansehen sollen. Ihnen sei ein Knopf gegeben worden, um damit die Bilder des Projektors nach Belieben weiterzuschalten. In Wirklichkeit habe es sich dabei aber um eine Attrappe gehandelt und sei ohne das Wissen der Patienten die Gehirnelektrode mit dem Gerät verbunden worden. Die Patienten seien verblüfft gewesen, so Dennett, dass der Projektor bereits zum folgenden Bild umschaltete, als sie just dabei gewesen wären, den Knopf zu drücken.[14] Es scheint, als hätte das Gehirn bereits unbewusst entschieden, als die Menschen glaubten, eine Entscheidung zu treffen (vgl. dazu auch Abschnitt 5.1).

Viele Akademiker haben versucht, das Experiment des zum Zeitpunkt von Dennetts Bericht bereits seit 14 Jahren verstorbenen Neurochirurgen ausfindig zu machen – erfolglos. Dennoch zitieren es bis heute Hirnforscher und Philosophen als Beleg für die Determination von Entscheidungen durch das Gehirn. Auf Nachfrage berief sich Dennett auf einen Vortrag Walters, den er als Student – knapp 30 Jahre vor dem Zitat in seinem Buch – gehört habe. Er empfahl, die Suche nach der Quelle aufzugeben, da sie wahrscheinlich nicht zum Erfolg führe.[15] Ich gehe davon aus, dass dieses Experiment nie stattgefunden hat, sondern allenfalls als Idee diskutiert wurde. Nicht nur die fehlenden Daten, sondern auch die Komplexität von aus dem Gehirn abgeleiteten elektrischen Signalen macht es meines Erachtens unwahrscheinlich, dass es sich so im Jahr 1963 ereignet hat.

Von Neuro-Kontrolle zur Neuro-Intervention

Warum ist die Diskussion dieser Fälle wichtig? Die immer wieder wiederholten, jedoch falschen Beschreibungen legen zu Unrecht nahe, dass Entscheidungen und Bewusstseinsphänomene durch das Gehirn determiniert werden, die Versuchsleiter die Gehirnaktivierung im Experiment kontrollieren können und das Bewusstsein unserer Willensakte fehleranfällig ist. Ohne die Entdeckung der konkreten Determinanten ist die Redeweise von der Gehirndetermination jedoch nicht neurowissenschaftlich begründet, sondern vor allem Metaphysik. Damit ist sie zwar nicht unsinnig, erfordert aber andere Begründungen. Es spricht dann auch aus wissenschaftlicher Sicht weniger dafür, den Menschen als reines Gehirnprodukt oder -konstrukt zu sehen. Die Fälle betreffen also die oben erwähnte indirekte Art und Weise, wie uns die Hirnforschung verändern kann. Es gibt jedoch auch eine direkte Weise, in der es nicht nur um Theorien und Wissen von uns selbst, sondern um Technologien und Interventionen geht.

Das Gehirn ist Zielscheibe für eine ganze Reihe möglicher Interventionen. Wer sich selbst als Hirnprodukt begreift oder seine psychische Erkrankung als Hirnerkrankung, wird wahrscheinlich eher an dieser Stelle ansetzen, um eine Gehirnkapazität zu verändern. Das muss nicht falsch sein, könnte aber zu einer Vernachlässigung anderer Ebenen und anderer Ursachen für den betreffenden psychischen Zustand führen. Gerade in Zeiten von gesellschaftlicher Angst und Unsicherheit können die Auswirkungen enorm sein.

Auf das Risiko, soziale Probleme hirnphysiologisch lösen zu wollen und dabei soziale Lösungen aus dem Auge zu verlieren, habe ich bereits in der Diskussion um »Gehirndoping« hingewiesen[16]. Der bereits erwähnte Pionier der elektrischen Gehirnstimulation, José Delgado, hatte kaum Hemmungen vor Eingriffen ins Gehirn. Unter dem Stichwort der »psychozivilisierten Gesellschaft« entwickelte er eine ganze Utopie für die neurowissenschaftliche Kontrolle gesellschaftlicher und psychischer Probleme. Die von ihm und seiner Arbeitsgruppe entwickelten *stimoceiver* – eine Wortneuschöpfung aus *to stimulate* (stimulieren) und *to receive* (empfangen) – wurden folglich nicht nur im Tierversuch erprobt. Auch vier Menschen mit aggressivem Verhalten – darunter ein 14-jähriges Mädchen – wurden die Elektroden zur über Funk gesteuerten Aufzeichnung und Aktivierung neuronaler Vorgänge beispielsweise in die Amygdalae implantiert.[17]

Die heute vorhandenen Methoden zur elektrischen, magnetischen oder Tiefenhirnstimulation, der Psychopharmakologie sowie des *Neurofeedbacks*, also des Erlernens der Kontrolle unbewusster Hirnprozesse, sind viel feiner und weiter entwickelt als Delgados *stimoceiver* oder Operationen zur Zerstörung von Gehirnregionen psychisch Kranker und Krimineller. Forscher und Mediziner haben aus den Beispielen der jüngeren Geschichte gelernt und achten auf die Sicherheit, Reversibilität und Risiko-Nutzen-Abwägung der neuen Methoden zur Gehirnintervention. Dennoch bleibt es eine wichtige Frage für die Neurogesellschaft, wie viel von dem Gehirn bereits verstanden wird, in das auch heute tagtäglich Eingriffe erfolgen. Die besprochenen Untersuchungen in den Kapiteln 2, 3 und 5 sowie die theoretischen Überlegungen des Kapitels 6 sollen hierzu ihren Beitrag leisten.

1.3   Die Herausforderungen der Neurogesellschaft

»Die neue Neurowissenschaft wird das Recht verändern. Nicht indem sie seine gegenwärtigen Annahmen unterminiert, sondern indem sie die Intuitionen der Menschen über Willensfreiheit und Verantwortlichkeit transformiert.«
Joshua D. Greene, Psychologe an der Harvard-Universität, und Jonathan D. Cohen, Professor für Hirnforschung an der Princeton-Universität[18]

Ist das Gehirn das Maß aller Dinge? Ist die Neurogesellschaft so weit, Werte und Weltmodelle auf den neurowissenschaftlichen Prüfstand zu stellen? Ist die Autorität mancher Hirnforscher berechtigt, wenn sie das letzte Wort in der Beantwortung moralischer oder politischer Fragen für sich beanspruchen? Diese Fragen stehen im Zentrum des Buchs. Meine Kernthese ist dabei, *dass Gehirne – zumindest beim heutigen Kenntnisstand – keine eindeutigen*

Antworten auf die gesellschaftlichen Fragen geben. Selbst in weiten Teilen der wissenschaftlichen Disziplinen gelten meines Erachtens die beiden Teilthesen, dass (1) *die psychische Erklärung struktureller oder funktioneller Hirnzustände eines Lebewesens – zumindest beim heutigen Kenntnisstand – häufig im Auge des Betrachters liegt* und (2) *sich die psychische Erklärung meistens nur im Kontext von Verhalten und (vor allem sozialer) Umwelt erschließt.*

Diese Thesen werden anhand vieler Beispiele diskutiert. Begonnen wird mit der neurowissenschaftlichen Forschung zur Moral und direkten normativen Schlussfolgerungen, die manche Hirnforscher daraus ziehen (Abschnitt 2.1). Danach geht es auf ein normativ etwas anderes Parkett, nämlich das der juristischen Entscheidungen (Abschnitt 2.2), die inzwischen in zwei Experimenten untersucht wurden. Nach diesen eher abstrakten Untersuchungen geht es unter dem Stichwort der »gefährlichen Gehirne« sowohl um die Verarbeitung von Lügen im Gehirn und die Möglichkeit einer fMRT-basierten Lügendetektion (Abschnitt 3.1) als auch um historische Fälle und aktuelle Untersuchungen über den Beitrag des Gehirns zu aggressivem Verhalten und Gewalt (Abschnitt 3.2). Vom neurowissenschaftlichen Labor in den Gerichtssaal führt das anschließende Kapitel 4.

Nach einer kurzen Überlegung zur Beeinflussbarkeit von Entscheidungen durch Erklärungen der Hirnforschung (Abschnitt 4.1) stehen dort drei juristische Beispiele im Zentrum: Erstens die inzwischen zahlreichen Versuche, fMRT-basierte Methoden zur Lügenerkennung und Aussagenbeurteilung vor Gericht zuzulassen (Abschnitt 4.2); zweitens ein Fall, in dem genetische Funde zusammen mit einer neurowissenschaftlichen Erklärung zur Strafminderung eines Mörders führten (Abschnitt 4.3); und drittens die Frage, ob mithilfe der Hirnforschung eine verringerte juristische Verantwortlichkeit jugendlicher Straftäter begründet werden kann und muss (Abschnitt 4.4). Die unter dem Stichwort der »Neuro-Autorität« diskutierten beiden Untersuchungsgebiete freier Entscheidungen (Abschnitt 5.1) und gebrochener Versprechen (Abschnitt 5.2) gehen der Verbindlichkeit neurowissenschaftlicher Erklärungen in diesen einschlägigen Bereichen detailliert auf den Grund. Die bis dahin aufgeworfenen theoretischen Fragen führen zu Kapitel 6, in dem zuerst die Grundlagen der fMRT genauer thematisiert werden (Abschnitt 6.1), auf Aspekte individueller Gehirne eingegangen (Abschnitt 6.2), das gängigste Schlussverfahren vom Gehirn zum Geist auf die Probe gestellt (Abschnitt 6.3) und schließlich die fMRT-Hirnforschung methodisch und wissenschaftstheoretisch reflektiert wird (Abschnitt 6.4 und 6.5).

Die Reise durch die Neurogesellschaft ist manchmal beschwerlich. Die Untersuchung des oft so bezeichneten komplexesten uns bekannten Gegenstands des Universums fordert jedoch ihren Tribut. Als Belohnung warten dafür aber nicht nur Einsichten in die Funktionsweise dieses faszinierenden Organs unseres Körpers, sondern auch in einen der aufstrebendsten und erfolgreichsten Wissenschaftszweige der heutigen Zeit – die Hirnforschung. Dabei steht nicht weniger auf dem Spiel als herauszufinden, was es bedeutet, ein Mensch zu sein. Es ist also höchste Zeit, sich den Herausforderungen der Neurogesellschaft zu stellen.

»Ich möchte die Idee unterstützen, dass es eine Reihe universaler biologischer Reaktionen auf moralische Dilemmata geben könnte, eine Art Ethik, die in unsere Gehirne eingebaut ist. Meine Hoffnung ist, dass wir bald dazu in der Lage sein mögen, sie zu entdecken, zu identifizieren und damit anzufangen, in größerer Übereinstimmung mit ihr zu leben. Ich glaube, dass wir schon heute größtenteils unbewusst nach ihr leben, dass aber ein Gros an Leiden, Krieg und Konflikt vermieden werden könnte, wenn wir uns darüber verständigen könnten, im bewussteren Einklang mit ihr zu leben.«

Michael S. Gazzaniga, Professor für Psychologie an der University of California in Santa Barbara und Ethikberater des früheren Präsidenten George W. Bush[1]

2 (Un)moralische Gehirne

In diesem Kapitel werden wir tief in die Hirnforschung eindringen und uns vor allem auf dem Gebiet der Sozialneurowissenschaft mit neueren Funden zu »(un)moralischen« Gehirnen beschäftigen. Am Anfang stehen dabei Experimente, in denen Versuchspersonen vorgegebene Handlungen oder Geschehnisse als moralisch richtig oder falsch bewerten müssen. Es geht also darum, welche Gehirnvorgänge beim moralischen Wahrnehmen, Denken und Entscheiden stattfinden, um so diese Fähigkeiten des Menschen besser zu verstehen. Dabei ist wichtig, dass dieses wissenschaftliche Vorgehen zunächst rein beschreibend (deskriptiv) ist. Ziel der Untersuchungen ist dementsprechend eine Erklärung dafür, warum Menschen etwas für richtig oder falsch *halten*, und nicht, ob etwas moralisch richtig oder falsch *ist*. Wie wir später sehen werden, haben Wissenschaftler und Philosophen aber bereits versucht, aus den beschreibenden Untersuchungen der Hirnforschung vorschreibende (normative oder präskriptive) Schlussfolgerungen zu ziehen.

Eng damit verwandt ist das zweite Forschungsgebiet, bei dem es um juristisches Schließen geht. Ähnlich wie bei den Moralfällen kann man beispielsweise Versuchspersonen darüber entscheiden lassen, ob ein bestimmtes Verhalten juristisch gesehen richtig oder falsch ist. Solch ein Experiment habe ich zusammen mit Kollegen am Universitätsklinikum Bonn durchgeführt und dabei eine Gruppe von Juristen mit einer Gruppe anderer Akademiker verglichen. Eine Forschergruppe aus den Vereinigten Staaten hat in ihrer Untersuchung einen juristischen Aspekt untersucht, der vor allem für die Entscheidungen von Geschworenen relevant ist. Diese spielen zwar im deutschen Recht keine Rolle mehr, sind aber in vielen von der englischen Rechtskultur geprägten Ländern (z. B. Australien, Kanada, USA) zentral und beispielsweise auch in Österreich noch üblich.

2.1   Wie Hirnforscher Moral erklären

»Es ist ein Vorteil der Identifikation der neuronalen Korrelate des Denkens, dass sie uns erlauben könnte, bestimmte Moraltheorien als psychologisch und neurobiologisch unrealistisch zu eliminieren.«

William D. Casebeer & Patricia S. Churchland,
nordamerikanische Neurophilosophen[2]

Moral, die Frage nach gutem oder richtigem Handeln, ist wahrscheinlich schon so alt wie die Menschheit selbst. Aus der Vielzahl an Geschehnissen und möglichen Handlungsalternativen im Zusammenspiel mit unserem Reflexionsvermögen ergibt sich beinahe zwangsläufig die Frage, welche von einer Vielzahl an Möglichkeiten die beste Handlung ist oder – rückblickend – ob die zuvor gewählte tatsächlich die beste war. Unter Moral kann man aber auch die in einer bestimmten Gesellschaft zu einer bestimmten Zeit geltenden Verhaltensregeln verstehen. Daher kann sie auch auf verschiedene Arten und Weisen zum Gegenstand wissenschaftlicher Forschung werden.

Beispielsweise können Anthropologen untersuchen, inwiefern sich moralische Regeln zwischen Gesellschaften unterscheiden und ob es so etwas wie grundlegende Prinzipien gibt, die in allen menschlichen Gesellschaften bestehen. Entwicklungspsychologen können sich mit der Frage beschäftigen, wie sich unsere Moralfähigkeiten im Laufe der Zeit verändern, ob sich dieser Verlauf in unterscheidbaren Stufen vollzieht oder die Menschen schon mit einem angeborenen Sinn für Moral auf die Welt kommen, der dann nur noch an konkreten Fällen trainiert werden muss. Kognitionswissenschaftler können versuchen, Abläufe wie das Wahrnehmen, Verstehen und Beurteilen moralischer Sachverhalte in verschiedene Prozesse aufzuteilen und ihren Ablauf zu erklären. Hirnforscher – an anderer Stelle habe ich diese Wissenschaftler als *Moralphysiologen* bezeichnet – können schließlich nach den Hirnvorgängen suchen, die mit unseren Moralfähigkeiten zusammenhängen.

Moral ist gleich Moral?

Diesen Vorgehensweisen ist gemeinsam, dass sie die moralischen Phänomene vor allem beschreiben wollen und keine eigenen Urteile darüber voraussetzen, was richtig oder falsch ist. Man kann als Forscher völlig andere Meinungen darüber haben, welche die richtigen Handlungen sind, ohne darin in seiner beschreibenden Arbeit beeinträchtigt zu werden. Allerdings können manchmal bestimmte Bewertungen in die beschreibende Arbeit einfließen. Um beispielsweise »höhere« von »niedrigeren« moralischen Entwicklungsstufen zu unterscheiden oder die moralische Kompetenz eines Menschen zu bewerten, könnte es nötig sein, bestimmte Kriterien für die Messung dieser Fähigkeiten zu formulieren. Ein einfaches und wenig strittiges Beispiel hierfür ist etwa die Konsistenz. So könnte man fordern, dass moralisch äquivalente Situationen auch auf gleiche Art und Weise beurteilt werden sollen. Umgekehrt spricht viel dafür, für einen Unterschied in der Beurteilung auch einen moralisch relevanten Unterschied der Situationen zu verlangen.

Wenn man zum Beispiel die Lüge des Herrn A. für falsch hält, dann sollte man auch die Lüge der Frau B., die unter moralisch äquivalenten Bedingungen stattfand, ebenfalls für falsch halten. Vielleicht hält man aber die Lüge des Herrn A. für richtig, weil sie ein sehr großes Leid von einer dritten Person abwenden sollte, während die Lüge der Frau B. auf Eigennutz hinauslief. In diesem Fall könnte man den Unterschied in der Beurteilung damit rechtfertigen, dass es sich moralisch gesehen eben nicht um äquivalente Situationen handelt, sondern sehr wohl relevant ist, aus welchen Gründen und zu welchem Zweck gelogen wurde. Nun sind diese Überlegungen noch recht simpel. Die Meinungen gehen aber sehr schnell auseinander, wenn man die Güte einer moralischen Entscheidung an einer bestimmten, grundlegenden psychischen Fakultät festmachen möchte. Klassisch stehen sich hier beispielsweise vernünftiges Denken auf der einen Seite und Intuition oder Gefühl auf der anderen gegenüber. Immanuel Kant (1724–1804) gilt als einer der schärfsten Verfechter der Position, eine moralische Entscheidung dürfe einzig und allein in der Einsicht in ein Vernunftgesetz gegründet sein; demgegenüber verteidigte der schottische Philosoph David Hume (1711–1776) die entscheidende Rolle der Gefühle für moralisches Urteilen.

Ein anderer klassischer Streitpunkt ergibt sich aus der Frage, auf welchen allgemeinen Prinzipien – abgesehen von den oben genannten einfachen Beispielen der Konsistenz und relevanter Unterschiede – moralische Entscheidungen gründen sollen. Gibt es beispielsweise allgemeine Pflichten, wie diejenige, nicht zu töten oder nicht zu lügen, wie es Vertreter von Pflichtethiken (auch Deontologie genannt) schon vorgeschlagen haben? Auch für diese Position ist Immanuel Kant das Paradebeispiel. Demgegenüber vertreten Konsequenzialisten den Standpunkt, dass die Resultate (Konsequenzen) einer Handlung für ihre moralische Bewertung entscheidend sind. Konkreter ausformuliert haben das sogenannte Utilitaristen wie Jeremy Bentham oder Henry Sidgwick. Ihren Positionen zufolge ist aus einer Menge von Handlungsalternativen diejenige zu wählen, welche den Nutzen oder das Wohl der größten Zahl bedeute. Wichtig ist, dass es, anders als beim *homo oeconomicus* der Volkswirtschaftslehre, den man manchmal als rationalen Nutzenmaximierer bezeichnet, dem Utilitaristen gerade nicht um den Eigennutz geht, sondern um das Gemeinwohl.

Deontologische Ethiken (von griechisch δέον, *deon*: Pflicht)

Eine Handlung ist moralisch richtig oder falsch aufgrund bestimmter Eigenschaften der Handlung selbst (intrinsisch), die aus bestimmten Regeln oder Pflichten abgeleitet werden, und nicht aufgrund ihrer Auswirkungen. Beispiel: Man darf einen Menschen niemals als reines Mittel zum Zweck, sondern muss ihn auch als Zweck in sich betrachten (Instrumentalisierungsverbot). Entsprechend dürfte man kein von Terroristen entführtes Passagierflugzeug abschießen, solange Unschuldige an Bord sind. Bekannte Vertreter: Immanuel Kant, John Rawls.

Konsequenzialistische Ethiken

Eine Handlung ist aufgrund ihrer Auswirkungen beziehungsweise Konsequenzen richtig oder falsch. Oft geht es darum, Handlungen mit Blick auf das Erreichen eines idealisierten Zielzustands zu bevorzugen. Beispiel: Progressive Steuern sind richtig, um damit die materielle Gleichheit in einer Gesellschaft zu befördern. Bekannte Vertreter: Richard M. Hare, George E. Moore.

Utilitarismus (von lateinisch *utilitas*: Nutzen)

Spezialfall der konsequenzialistischen Ethiken. Gemäß dem Utilitarismus ist diejenige Handlung zu bevorzugen, welche den größten Nutzen der größten Zahl hervorruft. Dabei wird Nutzen oft als Glück verstanden. Beispiel: Der Deich sollte zuerst dort verstärkt werden, wo die meisten Menschen bedroht sind. Die Organe sollten den Patienten transplantiert werden, welche die höchste Lebenserwartung haben. Bekannte Vertreter: Jeremy Bentham, Henry Sidgwick, Peter Singer.

Was haben diese Überlegungen in einem Buch über die Neurogesellschaft zu suchen? Sicher wurde in der Moralphilosophie schon sehr viel über diese Fragen diskutiert und gestritten. Sie sind jedoch gerade für die jüngere Moralforschung der Hirnforscher von Bedeutung, weil sie nicht nur den Hintergrund für aktuelle Experimente bieten. Viel mehr noch schicken sich manche Neurowissenschaftler an, mit ihren Untersuchungen des Gehirns letztlich sogar die philosophischen Zwickmühlen zu lösen und Antworten auf die Frage nach dem richtigen Handeln zu finden. Es geht darum, nicht nur bei der Beschreibung zu bleiben, sondern letztlich moralische Vorschriften zu entdecken ganz so, wie es sich Michael Gazzaniga in seinem Zitat zu Beginn dieses Kapitels mit seiner Hirn-Ethik vorstellte.

Wie würden Sie sich entscheiden?

Arbeiten wir uns aber Schritt für Schritt an die Antworten heran. Um ein besseres Gefühl dafür zu bekommen, worum es in diesen Experimenten überhaupt geht, betrachten wir ein paar konkrete Beispiele. Zwar handelt es sich im Folgenden um hypothetische Fälle, doch geht es letztlich um allgemeine moralische Prinzipien, die sich auf viele andere Fälle und auch in die Lebenswelt übertragen lassen. Stellen Sie sich also diese Situation vor:

> Ein außer Kontrolle geratener Eisenbahnwaggon rast auf fünf Menschen zu, die auf den Schienen arbeiten. Es ist deutlich, dass der Waggon die fünf tötet, wenn er nicht vorher aufgehalten wird. Sie stehen zufällig auf einer Fußgängerbrücke, die zwischen dem Waggon und den Bahnarbeitern über die Schienen führt. Neben Ihnen befindet sich ein großer und schwerer fremder Mann.
>
> Es gibt nur eine Möglichkeit, das Leben der fünf Bahnarbeiter zu retten: Den fremden Mann neben Ihnen auf die Schienen hinunterzustoßen, sodass sein Körper den Waggon aufhalten oder wenigstens verlangsamen würde. Der Fremde würde dabei ums Leben kommen, aber die fünf Arbeiter würden gerettet.

Was halten Sie in dieser Situation für die moralisch richtige Alternative? Und wie würden Sie sich verhalten, wenn Sie in dieser Lage wären? Würden Sie es für angemessen halten, den fremden Mann von der Brücke zu stoßen, um damit die fünf anderen zu retten? Denken Sie einen Moment darüber nach. Am besten notieren Sie sich Ihre Antworten, bevor Sie mit dem folgenden Beispiel fortfahren.

> Sie sitzen am Steuer eines außer Kontrolle geratenen Eisenbahnwaggons, der schnell auf eine Weiche zufährt. Auf den Schienen, die nach links führen, befindet sich eine Gruppe von fünf Bahnarbeitern; auf den Schienen nach rechts ist ein einzelner Bahnarbeiter.
>
> Wenn Sie nichts unternehmen, wird der Zug nach links weiterfahren und den Tod der fünf Arbeiter verursachen. Es gibt nur einen Weg, den Tod dieser fünf zu vermeiden, indem Sie nämlich auf einen Knopf auf Ihrem Armaturenbrett drücken. Dadurch würde die Weiche umgestellt,

der Waggon würde nach rechts weiterrasen und dort den Tod des einen Bahnarbeiters verursachen.

Wieder stellt sich die Frage, was Sie in dieser Situation für die moralisch richtige Alternative halten? Wie würden Sie sich verhalten, wenn Sie in dieser Lage wären? Würden Sie es für angemessen halten, durch den Knopfdruck die Weiche umzustellen, um damit die fünf Bahnarbeiter auf der linken Schiene zu retten, auch wenn dadurch der eine auf der rechten stürbe? Beim Überlegen können Sie vielleicht nachvollziehen, warum man bei diesen Fallbeispielen auch von moralischen Dilemmata spricht: Am liebsten würde man natürlich eine Alternative wählen, in der niemand sein Leben verliert. Die Fälle sind aber gerade so konstruiert, dass es keine solche Möglichkeit gibt und selbst ein Nichthandeln zu einer unangenehmen Konsequenz führt. Egal, wie man sich entscheidet, man wird mit dem Ausgang nie zu hundert Prozent zufrieden sein.

Diese Fallbeispiele sind ursprünglich von Philosophen vorgestellt worden, um damit bestimmte moralische Positionen auf den Prüfstand zu stellen.[3] Beispielsweise scheint eine utilitaristische Position, der es um das Glück der größten Zahl geht, hier einfache Antworten zu bieten: Unterlässt man in beiden Situationen die Handlung, dann werden fünf Menschen sterben; verwirklicht man jedoch die Alternative, dann stirbt nur einer. Wenn man durch seine Handlung also einen Zustand erzielen kann, in dem vier Menschen mehr leben als in einem anderen, trägt das dann nicht zu größerem Glück bei?

Man rechne seine Moral

Utilitaristische Argumente sind gerade dafür bekannt, Moral als eine Art Rechenaufgabe zu betrachten und am Ende diejenige Möglichkeit zu stützen, die unterm Strich die beste Bilanz aufweist. In der Realität sind diese moralischen »Ableitungen« aber schon durch unser begrenztes Wissen eingeschränkt. Ein Blick in die Zukunft könnte beispielsweise verraten, dass von den fünf geretteten Bahnarbeitern einer eine Woche später bei einem Autounglück ums Leben kommt, ein weiterer Selbstmord begeht, ein dritter an einem Herzinfarkt stirbt, ein vierter unheilbar an Krebs erkrankt ist und bald sterben wird und der fünfte schon so alt ist, dass er bald eines natürlichen Tods sterben wird, während der eine Mensch auf dem anderen Gleis jung und gesund ist sowie fünf Kinder zeugen wird, die sich alle in sozialen Projekten engagieren und damit sehr viele Menschen glücklich machen werden.

Ähnliche Fälle sind auch mit einem Blick auf mangelnde Spenderorgane angeführt worden. Wen der dicke Fremde auf der Fußgängerbrücke wenig schert, der wird sich vielleicht eher von einer Konstellation angesprochen fühlen, bei der per Zufall einige gesunde Menschen ausgewählt werden, um per Organspende die Leben vieler Kranker zu retten. Herz, Leber, Nieren, Lungenflügel … in jedem Körper steckt viel, womit sich theoretisch andere Leben retten ließen. Spätestens bei diesem Beispiel dürfte sich bei vielen ein innerer Widerstand regen, auf den wir später zurückkommen. Mit Blick auf den Utilitarismus möchte ich hier nur noch erwähnen, dass es viele Menschen sehr unglücklich machen könnte, in einer konsequent auf das Glück der größten Zahl gerichteten Welt zu leben. Zum Beispiel müssten viele dann fürchten, jeden Moment für das ihr Glück überwiegende Wohlergehen anderer geopfert zu werden. Psychologisch gesehen ist also nicht nur aufgrund unseres allzeit begrenzten Wissens, sondern auch wegen der Angst, einen selbst könnte der Schwarze Peter treffen, eine durch und durch utilitaristische Welt unplausibel – und gerade das wollen manche Philosophen mit solchen Gedankenexperimenten wie dem Fußgängerbrücken- oder dem Organspendebeispiel auch zeigen.

Eine andere einflussreiche moralische Position, eine deontologische Ethik nach Kant, scheint daher auf den ersten Blick plausibler zu sein. Nach der sogenannten Instrumentalisierungsform seines Kategorischen Imperativs muss man nämlich einen anderen Menschen stets auch als Zweck in sich und darf man ihn nicht nur als Mittel zum Zweck eines anderen behandeln. Daraus folgt, dass weder der Mann auf der Fußgängerbrücke noch der Gesunde mit seinen Organen zum Wohl anderer Menschen geopfert werden dürften. Allerdings wurde Kants Ethik mit ihren strikten Prinzipien als zu streng kritisiert. Wer würde schon zustimmen, dass man auch der diktatorischen Geheimpolizei auf der Suche nach unschuldigen Flüchtlingen die Wahrheit sagen muss, wenn das für die Menschen den sicheren Tod zur Folge hätte? Wenn Sie jetzt noch einmal an Ihre Entscheidungen zurückdenken, sehen Sie diese nun in einem anderen Licht? Machte es für Sie einen Unterschied, ob Sie den Mann eigenhändig in den Tod stoßen oder einen unpersönlichen Knopf drücken konnten, der nur durch eine längere Kette kausaler Prozesse den Tod des einen Menschen herbeiführt? Oder haben Sie sich vor allem darauf konzentriert, dass es in beiden Situationen um die Leben einer Mehrheit ging?

Moral im Hirnscanner

Mit diesen Gedanken berühren wir den Kern von Experimenten des Philosophen und Neurowissenschaftlers Joshua Greene, welche die Moralpsychologie und -physiologie stark beeinflusst haben.[4] Als Orientierungspunkt nahmen Greene und seine Kollegen, die damals an der Princeton-Universität in den Vereinigten Staaten arbeiteten, im Jahr 2001 klassische Beispiele aus der Moralphilosophie wie die oben dargestellten moralischen Probleme. Damit wollten sie ihren Versuchspersonen im Kernspintomographen moralische Antworten entlocken und die entsprechenden Gehirnaktivierungen aufzeichnen. Tatsächlich handelt es sich bei den beiden von mir ausgewählten Fällen um Originalmaterial aus dem Experiment, das ich übersetzt und sprachlich etwas vereinfacht habe.

Für die US-amerikanischen Forscher warfen Umfragen, in denen man diese moralischen Probleme verwendet hatte, ein Rätsel auf: Warum entscheiden sich viele Befragte bei dem einen Fall für das Umstellen der Weiche, bei dem anderen aber gegen das Stoßen? Die einfache Erklärung, dass viele Menschen die Fälle eben nicht nach der utilitaristischen Rechenmethode lösen, schien die Forscher nicht zufriedenzustellen. Das lag vielleicht daran, dass Greene selbst eine utilitaristische Perspektive vertrat und in beiden Fällen – ebenso wie bei ähnlich gelagerten Problemen wie der Organspende – das Opfer des Einen für die Rettung der Vielen für moralisch richtig hielt. Tatsächlich bezeichneten die Forscher es als ein Rätsel für Moralphilosophen, warum es nur in der einen Situation akzeptabel sein sollte, das Leben von einem für fünf andere zu opfern, nicht aber in der anderen. Das macht schon ihren Fokus auf den Ausgang beziehungsweise die Konsequenzen der jeweiligen Situationen deutlich, der andere Überlegungen außen vor lässt. Als moralpsychologisches Rätsel fassten sie es demgegenüber auf, welche psychischen oder Gehirnprozesse die Entscheidungsunterschiede zwischen diesen Fällen erklären.

Zur Lösung dieses psychologischen Rätsels wählten Greene und Kollegen jeweils ca. 20 Dilemmata, die sie in die drei Kategorien »moralisch-unpersönlich« (z. B. Weiche umstellen), »moralisch-persönlich« (z. B. dicker Mann auf Brücke) sowie »neutral« (aus dem Alltag ohne moralische Komponente) unterteilten. Diese Vorgehensweise ergibt sich aus methodischen Anforderungen an fMRT-Untersuchungen, da das gemessene Signal sehr verrauscht ist und mehrere Messungen pro Kategorie nötig sind, über die man dann statistisch Mittelwerte bildet.[5] Im Gegensatz zu einfachen Wahrnehmungsexperimenten, in denen man Versuchspersonen etwa geometrische Figuren in verschiedenen Farben oder Töne verschiedener Höhe und Länge vorführt, haben wir es hier mit komplexen sozialen Fällen zu tun. Daher muss jede Fallgeschichte einzigartig sein, weil bei einer wiederholten Verwendung schlicht die erinnerte Entscheidung abgerufen werden könnte und dann nicht dieselben kognitiven Prozesse des moralischen Denkens ablaufen würden.

Daher ist es wichtig, sich die drei Kategorien etwas genauer zu betrachten. Vor allem für die moralisch-persönlichen Fälle haben Greene und Kollegen sich an eine bestimmte Definition gehalten. Ihr zufolge fiel ein Fall in diese Kategorie genau dann, wenn die beschriebene Handlung a) wahrscheinlich zu ernstem körperlichen Schaden b) für eine bestimmte Person oder Mitglieder einer bestimmten Gruppe von Personen führte und c) dieser Schaden nicht bloß das Ergebnis einer Umleitung einer bestehenden Bedrohung auf eine andere Partei war.[6] Verletzte ein moralisches Dilemma eine dieser Bedingungen, wurde es in die Kategorie der moralisch-unpersönlichen Fälle eingeordnet. Fallgeschichten ohne moralische Komponente, die alltägliche Probleme widerspiegelten, machten schließlich die neutrale Kategorie aus.

Erst das Gefühl, dann die Moral

Mit Blick auf das psychologische Rätsel, das sie in der unterschiedlichen Lösung der Weichen- und Fußgängerbrücken-Dilemmata sahen, erwarteten die Forscher Unterschiede in den Gefühlsreaktionen ihrer Versuchspersonen für die beiden unterschiedlichen moralischen Kategorien. Insbesondere würde es bei den moralisch-persönlichen gegenüber den unpersönlichen Fällen zu einer starken Gefühlsreaktion kommen. Dies würde sich einerseits in einer stärkeren Aktivierung in gefühlsbezogenen Gehirnregionen bei den moralisch-persönlichen Fällen äußern, andererseits auch in einem bestimmten Muster der im Experiment benötigten Antwortzeiten. Nämlich dann, wenn die Versuchspersonen – trotz ihrer vermuteten starken Gefühlsreaktionen – eine »Opferhandlung« in einem moralisch-persönlichen Fall für angemessen hielten, würden sie für ihre Entscheidungen besonders viel Zeit benötigen. Die Forscher sprachen hier von einem »emotionalen Interferenzeffekt«.

Greene und Kollegen legten in ihrer ersten Untersuchung in zwei Durchläufen jeweils neun Bachelor-Studenten ihre sechzig Fälle der drei verschiedenen Kategorien im Kernspintomographen vor. Das eben formulierte Ergebnis haben sie dabei tatsächlich beobachtet: Antworten bei den moralisch-persönlichen Fällen führten zu verstärkter Aktivität in Gehirnbereichen, die mit Emotionsverarbeitung in Zusammenhang gebracht werden – nämlich den medialen präfrontalen Kortex (MPFC), anterioren (ACC) und posterioren zingulären Gyrus (PCC) (siehe Abb. 2–1). Die Entscheidungen der moralisch-unpersönlichen Fälle führten demgegenüber zu stärkeren Aktivitäten in Bereichen, die mit dem Arbeitsgedächtnis in Zusammenhang gebracht werden.

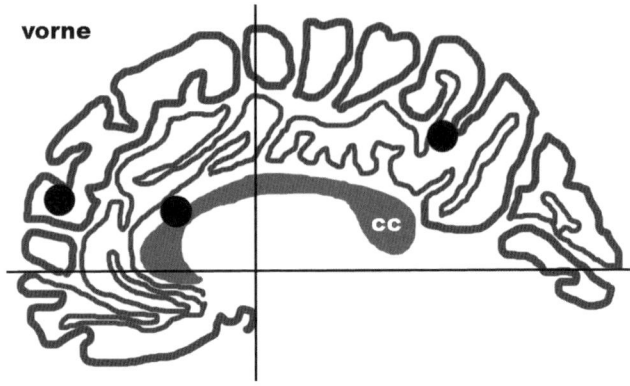

Abb. 2-1 Gehirnaktivierungen beim moralischen Urteilen: Gezeigt sind in der Gehirnmitte gefundene Aktivierungsunterschiede. Die Kreise markieren die emotionalen Zentren für moralisch-persönliche gegenüber moralisch-unpersönlichen Urteilen, von vorne nach hinten: medialer präfrontaler Kortex, anteriorer und posteriorer zingulärer Gyrus (nach der Replikation in Greene et al., 2004). Der ausgefüllte Raum ist der Balken, der beide Hirnhälften verbindet (*corpus callosum, cc*). Das Kreuz markiert den Nullpunkt im Talairach-Raum (vgl. Abschnitt 6.2; anatomische Karte nach Talairach & Tournoux, 1988).

Bei den Reaktionszeiten gab es tatsächlich einen entsprechenden Unterschied bei den moralisch-persönlichen Fällen, den erwarteten Interferenzeffekt. Mit knapp sieben Sekunden dauerten die Entscheidungen, dass die beschriebene »Opferhandlung« angemessen sei, im Mittel zirka zwei Sekunden länger als die Entscheidungen für »unangemessen« (siehe Abb. 2–2). So einen Unterschied gab es bei den moralisch-unpersönlichen oder nichtmoralischen Entscheidungen nicht. Die emotionale Reaktion, so die Autoren, begründe daher den Unterschied zwischen moralisch-persönlicher und -unpersönlicher Kategorie sowie folglich zwischen Dilemmata des Weichen- und des Fußgängerbrücken-Typs. Die Versuchspersonen, die sich für die »Opferhandlung« entscheiden, würden dies in den moralisch-persönlichen Fällen entgegen ihren Gefühlsreaktionen tun und für diese »Überwindungsarbeit« mehr Zeit benötigen.

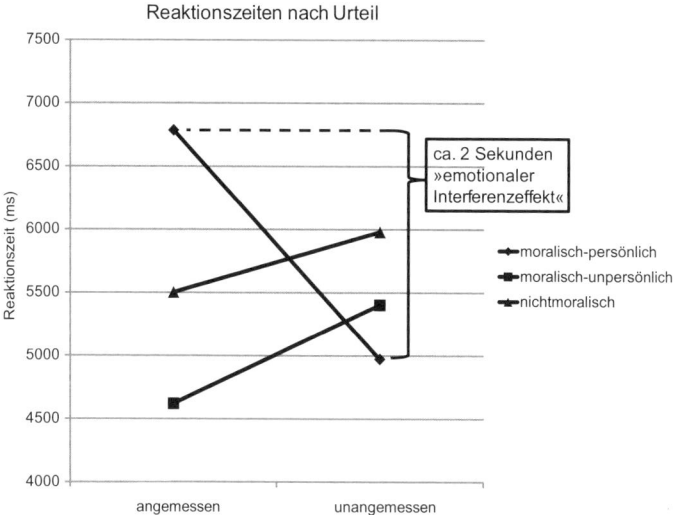

Abb. 2–2 **Emotionaler Konflikt:** Nach Greene und Kollegen äußert sich die Kontrolle des Konflikts in den ca. 2 Sekunden, welche Versuchspersonen länger für das Akzeptieren einer Opferhandlung bei den moralisch-persönlichen Fällen benötigen.

Dieses Ergebnis hat ein zweistufiges Modell moralischen Urteilens nahegelegt, das in den anschließenden Jahren in zahlreichen philosophischen, psychologischen und neurowissenschaftlichen Vorträgen weltweit präsentiert wurde. Die Idee ist, dass die meisten Menschen bei den moralisch-persönlichen Dilemmata durch starke Gefühlsreaktionen – siehe Gehirnaktivierungen – daran gehindert würden, die »Opferhandlung« gutzuheißen. Schließlich würde dies mit einem Tötungsverbot kollidieren, das in unseren Gesellschaften eine große Rolle spiele. Einigen gelänge es jedoch, diese Gefühlsreaktion zu überwinden – siehe Interferenzeffekt der Reaktionszeiten – und schließlich die Alternative gutzuheißen, einige wenige zum Wohl der Mehrheit zu opfern. Dass dieses Ergebnis und seine Interpretation einschlägig sind, erkennt man schon daran, dass die 2001 in *Science* veröffentlichte Studie bereits mehr als vierhundert Mal von anderen Forschern zitiert wurde. Ein durchschnittlicher Forscher würde sich wahrscheinlich schon über zehn Zitationen seiner Arbeit außerordentlich freuen. Auch liegen die inzwischen erreichten 70 Zitationen pro Jahr deutlich über den durchschnittlichen 30, die ein aktueller Artikel in *Science* jährlich erhält.

Greene und Kollegen zum Zweiten

Greene und Kollegen haben es aber nicht bei ihrem Lösungsvorschlag des oben beschriebenen moralpsychologischen Rätsels belassen, sondern wollten mit einer zweiten Studie noch einen großen Schritt weitergehen. Dabei spielt unsere anfängliche philosophische Diskussion eine große Rolle. Denn anstatt lediglich ein psychologisch-neurowissenschaftliches Modell moralischer Entscheidungen zu entwickeln, versuchten sich die Forscher im zweiten Anlauf daran, Rätsel der Moralphilosophie gleich mit zu lösen. Eine Erklärung dafür, warum viele Menschen die Weichen- und Fußgängerbrückenfälle unterschiedlich beurteilen, scheint ihnen nicht ausgereicht zu haben; sie wollten letztlich auch einer normativen Antwort darauf näherkommen, welche der Entscheidungen – beispielsweise »stoßen« oder »nicht stoßen« – nun die moralisch richtige ist.

Für diese Untersuchung unterteilten sie zunächst die moralisch-persönlichen Fälle in die zwei Kategorien der einfachen und der schwierigen Entscheidungen. Dabei orientierten sie sich an den Reaktionszeiten. Eine schnelle Entscheidung (im Mittel 2,83 s, darunter übrigens häufig der Fußgängerbrückenfall)[7] wurde als einfach, eine langsame (8,38 s) als schwierig eingestuft. In einem zweiten Schritt unterteilten die Forscher die so gewonnenen schwierigen moralisch-persönlichen Fälle anhand der Entscheidung der Versuchspersonen. Antwortete jemand, dass er die »Opferhandlung« für angemessen hält, wurde dies als utilitaristische Entscheidung gewertet. Ausdrücklich meinten Greene und Kollegen damit Urteile, welche die aggregierte Wohlfahrt maximieren. Mit direkterem Bezug auf ihre eigenen Fälle bedeutete das solche Urteile, bei denen die Versuchspersonen eine moralisch-persönliche Verletzung zugunsten eines größeren Guts akzeptierten. Unter einer nicht utilitaristischen Entscheidung verstanden sie umgekehrt das Verbieten einer solchen Verletzung trotz ihres utilitaristischen Werts. Psychologisch gesprochen würden sich utilitaristische Entscheidungen wie folgt darstellen:

> »Eine Entscheidung aus utilitaristischen Gründen zu tätigen hat zwei Verarbeitungsanforderungen: Erstens muss das abstrakte Schließen durchgeführt werden, das eine utilitaristische Analyse ergibt. Zweitens muss kognitive Kontrolle ausgeübt werden, um das Verhalten zu unterstützen, welches das Ergebnis der vorangegangenen Analyse bevorzugt. Dies geschieht im Widerstreit gegen alle inkompatiblen Verhaltenszwänge (z.B. eine emotionale Reaktion, die das gegenteilige Verhalten bevorzugt).«[8]

Die Forscher formulierten damit also eine notwendige Bedingung für utilitaristisches Schließen, aus der sie dann ihre Hypothesen über die zu erwartende Hirnaktivierung ableiteten. Ob die verwendeten Fallgeschichten sowie das

Vorliegen dieser psychischen Prozesse hinreichend sind, um tatsächlich von utilitaristischen Entscheidungen zu sprechen, darauf werde ich später zurückkommen. Jedenfalls erwarteten Greene und Kollegen gemäß diesen Hypothesen insbesondere im dorsolateralen präfrontalen Kortex (DLPFC), also dem äußeren vorderen und eher oberen Rand des links und rechts gelegenen Bereichs des Frontallappens, stärkere Hirnaktivität. Diese fanden sie schließlich nach der Auswertung ihres zweiten Experiments, das diesmal die Daten von 41 Bachelorstudenten umfasste (siehe Abb. 2–3). Der DLPFC war zuvor mit verschiedenen kognitiven Prozessen in Zusammenhang gebracht worden, darunter beispielsweise der Gebrauch des Arbeitsgedächtnisses, abstraktes Denken und kognitive Kontrolle von Emotionen. Insbesondere im Licht der Emotionskontrolle verstehen sie schließlich ihre Ergebnisse.

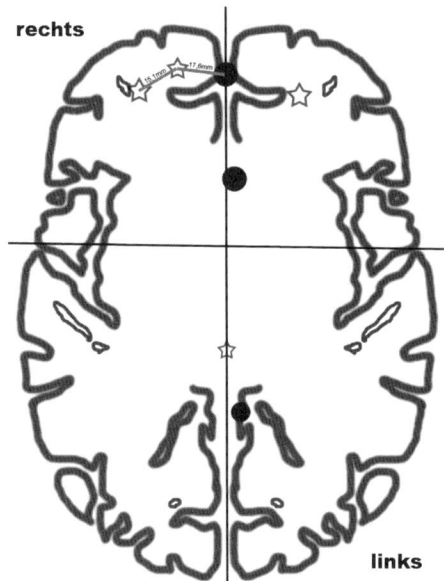

Abb. 2–3 Utilitaristisches Schließen im Gehirn: In diesem horizontalen Schnitt sind zusätzlich zu den vorigen drei Aktivierungen für moralisch-persönliche Urteile (Kreise) die stärkeren Aktivierungen für »utilitaristische« gegenüber »nicht utilitaristischen« Entscheidungen (Sterne) eingezeichnet. Je kleiner die Symbole, desto höher liegen sie über der Schnittebene z = 8 mm; gemäß radiologischer Konvention seitenverkehrt. Problematisch: Die beiden äußeren Zentren im Frontalhirn erstrecken sich zwar in den DLPFC, das innere auf der rechten Seite liegt aber genau in der Mitte zwischen der Aktivierung im MPFC (Entfernung 17,6 mm) und dem rechten DLPFC (15,1 mm; siehe auch Text weiter unten). Außerdem berichten Greene und Kollegen eine Aktivierung im PCC (unterer Stern). Sowohl MPFC als auch PCC wurde von ihnen aber zuvor mit emotionaler Informationsverarbeitung in Zusammenhang gebracht (anatomische Karte nach Talairach & Tournoux, 1988).

Vom Gehirn-Befund zur Moral

Auf den Punkt gebracht sticht nach Greene und Kollegen utilitaristisches Urteilen also dadurch hervor, dass dabei die angesichts der »Opferhandlungen« hervorgerufenen ablehnenden Emotionen stärker kontrolliert würden. Dies ermögliche manchen Versuchspersonen bei der Konfrontation mit den Dilemmata für »angemessen« zu votieren, also das Opfern zu bevorzugen, während andere Versuchspersonen den Emotionsreaktionen eher ausgeliefert seien und daher »nicht angemessen« wählten. Von diesem Befund verallgemeinern Greene und Kollegen auf konsequenzialistisches, also auf die Folgen abzielendes – gegenüber deontologischem, von Pflichten her argumentierendes – moralisches Schließen überhaupt und interpretieren ihr Ergebnis mit Blick auf den traditionellen Streit zwischen diesen moralphilosophischen Lagern wie folgt:

> »Wir schlagen vor, dass die Spannung zwischen den utilitaristischen und deontologischen Perspektiven eine fundamentalere, aus der Struktur des menschlichen Gehirns entstehende Spannung reflektiert. Die sozial-emotionalen Reaktionen, die wir von unseren Vorfahren aus dem Primatenreich geerbt haben (weil sie vermutlich einen Anpassungsvorteil boten) und durch kulturelle Erfahrungen geformt und verfeinert wurden, unterliegen den absoluten Verboten, welche für die Deontologie zentral sind. Im Gegensatz dazu wird das ›moralische Rechensystem‹, das den Utilitarismus ausmacht, durch in jüngerer Zeit entwickelte Strukturen in den Frontallappen ermöglicht, die abstraktes Denken und höherstufige Kontrolle ermöglichen.«[9]

Angesichts dieser Interpretation stellt sich die Frage, zu welchem moralischen Lager man gehören möchte: zu demjenigen der Philosophen, deren moralische Urteile auf den von den Vorfahren aus dem Primatenreich geerbten Hirnstrukturen basieren und die ihre Gefühle nicht im Griff haben (nach dieser Interpretation also den Deontologen wie Immanuel Kant)? Oder doch lieber zu demjenigen derer, welche die neuer entwickelten Kontrollstrukturen besitzen und gebrauchen, um abstrakt zu denken und das »Primatenhirn« im Zaum zu halten (also den Utilitaristen wie Jeremy Bentham oder Henry Sidgwick)? Sollten die Forscher mit ihrer Interpretation richtig liegen, so führen Greene und Kollegen weiter aus, würde dies die »ironische Implikation« haben, dass die rationalistische Ethik Kants nicht in Vernunft, sondern in im Nachhinein rationalisierten emotionalen Reaktionen gegründet sei. In einem neueren Artikel bezeichnet Greene dies in Anlehnung an den Philosophen Friedrich Nietzsche als »den geheimen Witz von Kants Seele«.[10]

Fest verdrahtete Moral

In der Diskussion der ethischen Implikationen seiner Forschung verweist Greene an anderer Stelle auf das Phänomen, dass manche Menschen sich unnötigen Luxus leisteten, während andernorts Menschen am Mangel stürben.[11] Auch bei diesem Vergleich spielt er den Utilitarismus gegen deontologische Ethiken aus:

> »Nicht etwa, weil wir die feine Struktur moralischer Pflicht implizit anerkennen, ignorieren wir die missliche Lage der ärmsten Menschen der Welt; sondern weil, aufgrund der Art und Weise, wie unsere Gehirne verdrahtet sind, die armen Menschen in unserer persönlichen Nähe auf unsere emotionalen Knöpfe drücken, während diejenigen, die außer Sicht sind, in unserer Vorstellung verblassen.«[12]

Neurowissenschaft und Evolutionsgedanken werden hier gemeinsam gegen ethische Überzeugungen in Stellung gebracht, die der utilitaristischen Lösung widersprechen. Nicht mit Gründen wird hier für oder gegen die Richtigkeit einer bestimmten Handlung argumentiert, sondern mit Blick auf die »Verdrahtung« unserer Gehirne. Mit der »persönlichen Nähe« spielt Greene auf den Vergleich zwischen den beiden Eisenbahn-Dilemmata an. Gerade dass man auf der Fußgängerbrücke dem fremden Mann persönlich näher stehe, würde die starken Gefühle erzeugen und den meisten Menschen die utilitaristisch richtige Lösung unmöglich machen.

Dabei ist das Problem, das Greene hier anspricht, durchaus ein interessantes psychologisches und gesellschaftliches Rätsel. Dass uns das Leid anderer Menschen nicht berührt, dürfte aber oft daran liegen, dass wir davon nichts wissen. Große Spendenaktionen, wie wir sie nach Naturkatastrophen in fernen Ländern schon mehrmals erlebt haben, würden wohl kaum ohne die Berichterstattung der Medien stattfinden. Mir scheint aber ein Unterschied zwischen dem Mitgefühl zu bestehen, das diese Berichte in einigen Menschen erzeugt, und der Abneigung gegenüber Greenes »Opferhandlungen«. Um es aber noch einmal deutlich zu wiederholen: Das eigentliche Problem in seiner Argumentation besteht nicht in seiner Lösung des psychologischen Problems, sondern darin, den Utilitarismus anhand Hirnaktivität und Evolution als rationale Alternative darzustellen, die Deontologie dagegen als irrational.

Der Philosoph und die Moralphysiologie

Dieser Aspekt wird auch in der Argumentation Peter Singers deutlich, der Professor an der Princeton-Universität (US-Bundesstaat New Jersey) und einer der einflussreichsten heutigen Utilitaristen ist. Er greift die Forschung von Greene und Kollegen sowie die des Moralpsychologen Jonathan Haidt[13] auf. Dieser vertritt die These, dass wir moralische Probleme nicht rational lösten. Stattdessen würden Entscheidungen auf intuitiven und gefühlsmäßigen Reaktionen basieren, die wir erst im Nachhinein rationalisierten. Demzufolge führten Argumente und Gründe nicht zu moralischen Entscheidungen, sondern legten wir uns erst nach dem Entscheiden die passenden Argumente und Gründe zurecht.

Gerade bei den hier vorgestellten Dilemmata sind Intuitionen wichtig, wenn sich beispielsweise aus dem Utilitarismus die für viele unplausible Handlung ergibt, den fremden Mann in den Tod zu stürzen oder auch in anderen Fällen eine Minderheit zum Wohl einer Mehrheit zu opfern. Könnte man zeigen, dass solche Intuitionen irrational sind, würde man damit eine intuitive Ablehnung des Utilitarismus unterminieren. Tatsächlich legen für Peter Singer die Untersuchungsergebnisse Greenes und Haidts die Möglichkeit nahe, zwischen unmittelbar emotional basierten, unserer evolutionären Vergangenheit geschuldeten Reaktionen und eher vernunftbasierten Schlussfolgerungen zu unterscheiden.[14] Damit könne gezeigt werden, dass Intuitionen, die beispielsweise im Fußgängerbrückenfall gegen das Opfern des fremden Mannes sprächen, irrational seien. In seinen eigenen Worten:

> »Das scheint zumindest der plausibelste Weg zu sein, um den längeren Reaktionszeiten derjenigen Versuchspersonen Rechnung zu tragen, die im Beispiel der Fußgängerbrücke zu dem Ergebnis kamen, dass man im Stoßen des Fremden vor den Waggon gerechtfertigt ist. Diese Menschen scheinen dieselben Gefühlsreaktionen gegen das Stoßen des Fremden gehabt zu haben, jedoch führte sie weiteres Nachdenken dazu, die Gefühlsreaktion abzulehnen und eine andere Antwort zu wählen. Die vorläufigen Befunde von stärkerer Aktivität in Gehirnregionen, die mit kognitiven Prozessen in Verbindung gebracht werden, legten dieselbe Schlussfolgerung nahe. Darüber hinaus ist die Antwort dieser Versuchspersonen sicher die rationale, denn der Tod einer Person ist eine geringere Tragödie als der Tod der fünf Personen.«[15]

Überzeugt Sie Singers Argumentation? Davon abgesehen, dass ich – und mit mir sicher viele andere – seiner Der-Zweck-heiligt-die-Mittel-Position nicht folgen würde, ist es nun an der Zeit, die empirischen Daten von Greene und Kollegen genauer zu hinterfragen.

Ist damit das moralische Problem gelöst?

Wenn es um Schlüsse von dieser Tragweite geht, bei denen letztlich richtiges menschliches Handeln zur Disposition und in der Praxis sogar Menschenleben auf dem Spiel stehen, sind besondere Vorsicht und Sorgfalt geboten. Zur Verteidigung Singers muss man erwähnen, dass er seine Schlussfolgerungen unter den Vorbehalt stellt, dass die Forschungsergebnisse durch weitere Untersuchungen bestätigt würden. Die Ergebnisse sind bisher von keiner anderen Gruppe repliziert worden, was jedoch nicht unbedingt Greene und Kollegen vorzuwerfen ist. Letztlich ist es eine Mode der Forschung, neue Experimente gegenüber den Wiederholungen alter zu bevorzugen, auch wenn gerade für die theoretische Beurteilung der einzelnen Ergebnisse Replikationen unerlässlich sind (darauf komme ich in Abschnitt 6.5 zurück).

Doch auch ohne weitere Untersuchungen lassen sich die konzeptuelle und methodische Qualität sowie die innere Konsistenz der hier vorgestellten Interpretationen prüfen. Dieser Prüfung haben sich in der Zwischenzeit einige Forscher angenommen. Der US-amerikanische Psychologe Adam B. Moore und Kollegen haben beispielsweise anhand der von Greene und Kollegen eingeführten Unterscheidung moralisch-persönlicher und -unpersönlicher Dilemmata und unter Orientierung an den Eisenbahnbeispielen eigene Fallgeschichten entwickelt. In einem Experiment, an dem 113 Bachelorstudenten teilnahmen, suchten sie dann nach weiteren entscheidenden Faktoren, welche die Reaktionen der Versuchspersonen beeinflussen. Darunter befanden sich individuelle Unterschiede in Anforderungen der verschiedenen Fälle ans Arbeitsgedächtnis, ob man beispielsweise selbst von dem drohenden Schaden betroffen oder der Schaden unausweichlich ist.

Bei ihrer Untersuchung zeigte sich etwa, dass für das Akzeptieren von »Opferhandlungen« von Bedeutung war, ob das Leben der Akteure selbst in den Fallgeschichten bedroht war. Wenig überraschend, aus utilitaristischer Perspektive aber problematisch, fanden die Versuchspersonen so eine Handlung nämlich dann vorzugsweise unangemessen, wenn ihr eigenes Leben dabei nicht auf dem Spiel stand.[16] So gab es beispielsweise unter den moralisch-persönlichen Fallgeschichten Greenes auch solche, bei denen man ein Familienmitglied töten musste, um den Rest der Familie *inklusive sich selbst* zu retten. Ging es hingegen nicht auch um das eigene Leben, waren Versuchspersonen in dem Experiment von Moore und Kollegen weniger geneigt, einen anderen zu opfern. Diesen Einflussfaktor, auch jenseits von Moral schlicht sein eigenes Überleben retten zu wollen, hatten Greene und Kollegen nicht kontrolliert. Utilitaristen verteidigen traditionell aber gerade den Punkt, dass es abstrakt um das Glück der größten Zahl geht und es für die moralische

Beurteilung keine Rolle spielen darf, ob man selbst oder ein anderer von den Konsequenzen betroffen ist. Einen solchen moralischen Egoismus wollte man gerade überwinden.

Die neueren Ergebnisse der Psychologen widersprechen auch der starken Betonung auf Kontrolle emotionaler Reaktionen bei der Beurteilung einer moralisch-persönlichen »Opferhandlung« als angemessen. Sie konnten nämlich den zuvor berichteten Interferenzeffekt nicht replizieren. Stattdessen dauerten die Entscheidungen bei den persönlichen Dilemmata sogar kürzer, obwohl Greene und Kollegen hier den stärksten Konflikt vermuteten. Damit ist ein wesentlicher Bestandteil der ursprünglichen Erklärung anhand der Verhaltensdaten des ersten Experiments, die im Übrigen nur auf den Messungen von gerade einmal neun Bachelorstudenten beruhten, stark infrage gestellt.

Gleiches gleich bewerten?

Neben dieser neueren Untersuchung haben die australischen Kognitionswissenschaftler Jonathan McGuire und Kollegen die originalen Verhaltensdaten von Greene und Kollegen unter anderen Gesichtspunkten genauer untersucht. Dabei hinterfragten sie die aufgestellten notwendigen und hinreichenden Bedingungen für die moralisch-persönliche Kategorie (siehe S. 21), da diese ihrer Meinung nach weder notwendig mit stärkeren emotionalen Reaktionen korrespondieren müssten noch etablierten philosophischen Kategorien entsprächen.[17] So haben die Forscher die Homogenität innerhalb der experimentellen Kategorien genauer untersucht: Inwiefern ist jedes einzelne Dilemma in einer der beiden moralischen Bedingungen wirklich Repräsentant einer eng umgrenzten Kategorie? Oder gibt es innerhalb der Kategorien vielleicht weitere Unterscheidungen, die einen Effekt verursachen? Im letzteren Fall wäre es gar nicht das Moralisch-Persönliche selbst, sondern ein anderer Faktor, der die Ergebnisse erklärt.

Bei ihrer Auswertung ergab sich, dass der von Greene und Kollegen berichtete Interferenzeffekt beim Akzeptieren moralisch-persönlicher »Opferhandlungen« nicht von einer länger dauernden Überwindung von Gefühlen, sondern im Gegenteil von einer sehr schnellen Ablehnung eines Teils der moralisch-persönlichen Fälle getrieben wurde. Wir erinnern uns daran, dass laut der zweiten Untersuchung von Greene und Kollegen der in der Diskussion so häufig hervorgehobene Fußgängerbrückenfall gerade deshalb oft nicht in die Kategorie der schwierigen Fälle aufgenommen wurde, weil die meisten Versuchspersonen hier sehr schnell antworteten. Aufgrund ihrer Ergebnisse empfehlen die australischen Wissenschaftler, der in der Literatur so häufig gefolgten Unterscheidung in moralisch-persönliche und -unpersönliche Dilemmata endlich ein Ende zu bereiten.

Gehirn-Erklärung nicht schlüssig

Aus neurowissenschaftlicher Sicht ist beispielsweise von den brasilianischen Hirnforschern Jorge Moll und Ricardo de Oliveira-Souza kritisiert worden, dass die von Greene und Kollegen als besonders aktiv beim utilitaristischen Schließen ausgewiesene Hirnregion gar nicht im DLPFC liegt, sondern stattdessen im MPFC (siehe die Abb. 2–3 auf Seite 25).[18] Dabei sind medial (zur Mitte) und lateral (zur Seite) zwei Kategorien, die sich gegenseitig ausschließen. Auch wird der MPFC häufig allgemein mit sozialer Kognition in Zusammenhang gebracht,[19] in der früheren Studie von Greene und Kollegen selbst noch mit emotionaler Verarbeitung und gerade nicht mit Emotionskontrolle.

Greene und Kollegen behaupteten ferner, in ihrer zweiten Untersuchung die Ergebnisse aus der ersten repliziert zu haben. Tatsächlich fanden sie in der ersten Untersuchung aber eine stärkere Aktivierung im PCC bei moralisch-persönlichen Entscheidungen,[20] die sie mit stärkeren Emotionen in Zusammenhang brachten. In der zweiten Studie war dieser Hirnbereich aber bei den unpersönlichen Fällen stärker aktiv,[21] die sich gerade durch weniger emotionale Verarbeitung auszeichnen sollten. Davon abgesehen war im direkten Vergleich utilitaristischer und nicht utilitaristischer Entscheidungen bei ersteren der PCC stärker aktiv. Wenn aber Aktivierungen im MPFC und PCC von Greene und Kollegen erst mit stärkeren Emotionen in Zusammenhang gebracht wurden, nun aber auch bei utilitaristischen Entscheidungen stärker aktiv sind, wieso sollen dann ausgerechnet deontologische Entscheidungen auf Emotionen gründen und die utilitaristischen rational sein?

Von den einschlägigen, zusammengenommen über 600 Mal von anderen Forschergruppen zitierten und mit bedeutenden Schlussfolgerungen für die Moral interpretierten Befunden bleibt daher wenig übrig: Der Interferenzeffekt, der für die Vorstellung vom Überwinden der Gefühlsreaktionen entscheidend war, ließ sich nicht nur im Verhaltensexperiment der US-amerikanischen Psychologen nicht replizieren, sondern scheint laut den australischen Kognitionswissenschaftlern im Gegenteil von besonders einfachen und schnell beantworteten moralisch-persönlichen Dilemmata getrieben. Auch der zweite Stützpfeiler des beschriebenen Widerstreits von Gefühl und Vernunft bricht weg, denn die von Greene und Kollegen und in ihrer Folge auch von Peter Singer als besonders rational hervorgehobenen utilitaristischen Entscheidungen lassen sich bei näherer Betrachtung der Hirnaktivierungen auch als emotional verstehen. Die auf Verhaltensdaten basierende Erklärung ist also nicht repliziert beziehungsweise ein Konstrukt der ausgewählten Fallgeschichten, ihr auf neurowissenschaftlichen Daten basierender Teil ist in sich nicht schlüssig.

Moralphilosophie im Gehirn?

Inzwischen sind von anderen Forschern und auch mir eine Reihe anderer gewichtiger Gegeneinwände vorgebracht worden. Ich will zum Schluss nur noch auf einen zentralen Aspekt eingehen, nämlich die Frage, wie sich überhaupt utilitaristisches und deontologisches Schließen im Experiment untersuchen lässt. Bisher haben wir stillschweigend das Vorgehen von Greene und Kollegen akzeptiert, anhand des Stimulusmaterials würden sich utilitaristische und nicht utilitaristische Entscheidungen voneinander unterscheiden lassen. Die Forscher haben dabei aber einen logischen Fehlschluss begangen, denn aus der Tatsache, dass ein typischer Utilitarist die Alternative A wählt (z.B. den Mann zu opfern), folgt nicht, dass jemand, der die Alternative A wählt, eine utilitaristische Entscheidung fällt. Wenn für das Wählen der Alternative A ferner ein explizit nicht utilitaristischer Grund vorhanden ist, beispielsweise die Bevorzugung des eigenen Überlebens gegenüber dem der anderen, dann kann diese Entscheidung schwerlich als utilitaristisch bezeichnet werden.

Davon abgesehen gibt es in der Auswahl von Greene und Kollegen Dilemmata, in denen Utilitaristen und Deontologen wohl gleichermaßen für die Angemessenheit einer Handlung votieren dürften. So verhält es sich beispielsweise beim Fall des am Wegrand liegenden blutenden Wanderers. Seine Mitnahme würde die teuren Lederpolster des eigenen Autos ruinieren, andernfalls würde er aber sterben. Welche Moraltheorie rechtfertigt es, nicht die Lederpolster zugunsten des Menschenlebens zu opfern? Tatsächlich hat eine Befragung unter Moralphilosophen an der Oxford University ergeben, dass nur 45 Prozent der unpersönlichen und 48 Prozent der persönlichen Dilemmata eine Wahl zwischen utilitaristischen und nicht utilitaristischen Alternativen zulassen. Angesichts dieser Überlegungen ist es also recht sinnlos, Greenes Ergebnisse auf die moralphilosophischen Kategorien anzuwenden.[22]

Zusätzlich zu den methodischen Problemen scheint das Experiment von Greene und Kollegen also überhaupt nicht dazu geeignet gewesen zu sein, die von den Forschern beantworteten Fragen zu untersuchen. Joshua Greene hat inzwischen auch selbst die Unterscheidung in moralisch-persönliche und -unpersönliche Fälle aufgegeben.[23] Dass sich diese Erkenntnis zu den mehr als 600 Forschergruppen durchspricht, die sich auf die ursprünglichen Ergebnisse berufen, sowie zu den zahllosen Wissenschaftsinteressierten weltweit, die über Jahre hinweg die Geschichte von den moralisch-persönlichen Dilemmata und Gefühl und Vernunft erzählt bekommen haben, ist leider mehr als fraglich. Im Gegenteil wird die Forschung mit den umstrittenen Kategorien fortgesetzt, ohne dabei auch nur ansatzweise auf die ernsthaften Kritikpunkte einzugehen.[24]

Noch ein wichtiger Punkt zum Schluss: Selbst wenn uns diese Studien Informationen darüber liefern, aufgrund welcher psychischen Fähigkeiten ein paar Dutzend Menschen moralische Urteile fällen, so bleibt doch eine zentrale normative Frage offen. Nämlich die Frage danach, ob das nun *gut* oder *richtig* ist, dass diese Menschen es so oder anders tun. Diese Frage lässt sich meines Erachtens immer wieder stellen, ganz gleich, welcher Art der empirische Fund auch ist. Mit anderen Worten, auch wenn die Forschung manchmal suggeriert, Moralphilosophen und Ethiker könnten demnächst von Hirnforschern arbeitslos gemacht werden, halte ich aufgrund der offenen normativen Frage zumindest einen Teil der moralphilosophischen Fragen und Diskussionen für irreduzibel.

Auf einen Blick
Greene und Kollegen haben moralische Entscheidungen untersucht. Dafür bekamen Studenten Dilemmata zur Beurteilung vorgelegt. Laut den Forschern werden viele Versuchspersonen durch emotionale Reaktionen beeinflusst. Allerdings könnten manche Personen dank kognitiver Kontrolle eine utilitaristische Lösung wählen. Alternative Entscheidungen würden vor allem auf mangelnder Emotionskontrolle basieren. Diese stark popularisierten Schlussfolgerungen müssen nach einer genaueren Analyse jedoch abgelehnt werden.

2.2 Vom moralischen zum juristischen Entscheiden

»Juristische Macht beinhaltet einen Zwang für andere Menschen und dieser Zwang bedarf einer Rechtfertigung sowie einer legitimen Basis. Die zentrale Rechtfertigung für diesen Zwang ist, dass er durch vorher vorhandene juristische Texte und Regeln sowie juristische Argumentation festgelegt oder zumindest eingeschränkt wird, die in einer geschriebenen Entscheidung münden. Von dieser Perspektive her ist die Ausübung juristischer Macht nicht legitim, wenn sie eher auf den persönlichen Vorlieben eines Richters basiert als auf Gesetzen, die dem Fall vorausgehen, eher auf subjektivem Willen als auf objektiver Analyse, eher auf Gefühl als auf vernunftgeleitete Reflexion.«

Paul Gewirtz, Professor an der Yale Law School in New Haven
(US-Bundesstaat Connecticut)[25]

Das Gebiet der Moral ist nicht das einzige, bei dem wir uns die Frage nach der Rolle von Gefühl und Vernunft stellen können. Mitunter von größerer praktischer Relevanz sind sogar juristische Entscheidungen, die im kleinen Maßstab für einen konkreten Einzelfall, aber auch beispielsweise im großen von einem Gerichtshof für Menschenrechte für alle verbindlich festgelegt werden können. Ähnlich wie bei moralischem Urteilen gibt es auch hier eine Art Stereotyp, dem einer verbreiteten Meinung nach juristisches Urteilen genügen muss. Der US-amerikanische Rechtswissenschaftler Paul Gewirtz hat das mit der Aufzählung von Gesetz, objektiver Analyse und vernunftgeleiteter Reflexion auf den Punkt gebracht. Dabei vertritt er selbst den Standpunkt, Richterinnen und Richter dürften sich in ihren Entscheidungen durchaus *auch* von irrationalen oder emotionalen Erwägungen leiten lassen.

Zum Anlass seiner Argumentation nahm er ein Urteil des Obersten Gerichtshofs der USA aus dem Jahr 1964, das dortzulande viel Beachtung erfahren hat. So mussten sich die höchsten Richter im Fall *Jacobellis gegen Ohio* mit der Frage auseinandersetzen, ob ein bestimmter Kinofilm mit einer erotischen Liebesszene obszön ist. Es ging um *Die Liebenden* (im Originaltitel: *Les amants*), eine Produktion des französischen Regisseurs Louis Malle aus dem Jahr 1958. Dieser Film löste aufgrund der Darstellung einer Liebesszene der verheirateten Jeanne mit dem jungen Bernard im Kino einen Skandal aus. Der Kinobetreiber wurde daraufhin von einem Gericht des US-Bundesstaats Ohio wegen der öffentlichen Darstellung obszönen Materials verurteilt, ging dagegen jedoch bis zur höchsten Instanz in Berufung. Mit 6:3 Stimmen kippten die höchsten Richter die Verurteilung, waren sich in ihrer Begründung aber völlig uneins. So gab es sieben unterschiedliche Meinungen, aber keiner davon konnten sich mehr als zwei der höchsten Richter anschließen.

In seiner dem allgemeinen Votum zustimmenden Entscheidung begründete der Richter Stewart seine Meinung damit, der Film sei vom ersten Zusatz der US-amerikanischen Verfassung geschützt, da es sich bei der strittigen Darstellung um keine »harte Pornographie« handle. Der erste Zusatz gewährt unter anderem Pressefreiheit sowie die Freiheit der Meinungsäußerung. Der Richter schrieb sehr offen, er könne womöglich nie eine verständliche Definition dessen liefern, was harte Pornographie ist, doch er würde sie erkennen, wenn er sie sähe (»I know it when I see it«) und das sei in *Die Liebenden* nicht der Fall gewesen. In der Literatur hat diese Begründung viel Kritik erfahren, scheint sie doch den oben skizzierten Anforderungen zu widersprechen und der Willkür des Richters geschuldet: Wenn er sagt, es sei harte Pornographie, dann ist sie es, wenn nicht, dann nicht.

Gewirtz zählt jedoch nicht zu diesen Kritikern, sondern unterstützt die angemessene Rolle von Gefühl und nichtrationalen Elementen bei juristischen Entscheidungen. Einen guten Richter machten nicht nur seine analytischen Fähigkeiten aus, sondern beispielsweise auch sein Mitgefühl, seine

Geistesruhe, Aufgeschlossenheit und Zuhörenkönnen. Hier geht es mir jedoch nicht um die vollständige Diskussion dieses Urteils oder der juristischen Fachfrage. Das Problem mit einer Untersuchung im Hirnscanner lösen zu wollen, würde zudem einen der gravierenden Fehler wiederholen, den Greene und Kollegen begangen haben. Der Fall veranschaulicht aber den Hintergrund, vor dem unsere Untersuchung stattgefunden hat, nämlich das Gebiet der Sozialneurowissenschaft auf den Bereich juristischen Schließens auszudehnen. Denn ein verbreitetes Vorurteil über solche Entscheidungen ist die eine Sache. Eine andere ist es, ob unsere empirischen Daten das Stereotyp stützen oder unterminieren können.

Juristen in den Hirnscanner

In die Hirnforschung übertragen beschäftigten uns vor allem drei Fragen: Erstens, inwiefern werden moralische und juristische Urteile im Gehirn in ähnlicher Art und Weise verarbeitet? Vor allem vor dem Hintergrund, dass einige Sozialneurowissenschaftler von einem »moralischen Gehirn« sprechen und mit dem Gedanken daran, dass es sich bei moralischem und juristischem Schließen um zwei Arten normativer Entscheidungen handelt, gingen wir von großen Gemeinsamkeiten zwischen den beiden Kategorien aus. Insbesondere erwarteten wir eine Überlappung von Aktivität in Hirnregionen, die allgemein mit sozialer Kognition in Zusammenhang gebracht werden. Zielregionen waren hierfür der MPFC sowie die temporo-parietale Kreuzung (englisch *temporo-parietal junction*, TPJ), also der Bereich, an dem sich Schläfen- und Scheitellappen treffen.

Diese Frage allein hätte aber noch nicht viele Neuigkeiten versprochen. Daher ging es uns bei einer zweiten Frage darum, inwieweit sich juristische und moralische Urteile voneinander unterscheiden. Mit Blick auf das traditionelle Stereotyp juristischen Schließens gingen wir davon aus, dass die Entscheidungen dieser Kategorie Hinweise auf rationale Regelanwendung liefern. Daher erwarteten wir stärkere Aktivierung im DLPFC, der mit regelbasierten Entscheidungen in Zusammenhang gebracht wurde. Obwohl dies eigentlich schon für eine Untersuchung mit dem fMRT-Scanner ausgereicht hätte, wollten wir auch noch einer dritten Frage auf den Grund gehen, ob sich nämlich die Entscheidungen von ausgebildeten Rechtsexperten von denjenigen hoch ausgebildeter rechtlicher Laien unterscheiden würden. Insbesondere dachten wir, dass sich die Juristen mehr auf die normativ relevanten Faktoren konzentrieren würden und deshalb weniger auf emotionale Reize ansprächen. Man sollte erwarten dürfen, dass sich dies in einer verringerten Aktivität in denjenigen Hirnregionen äußern würde, die gemeinhin mit emotionaler Informationsverarbeitung in Zusammenhang gebracht werden, beispielsweise den Amygdalae.

Für die Untersuchung luden wir 40 Juristen und Nichtjuristen im Alter von 25 bis 40 Jahren in unser damaliges Labor am Universitätsklinikum Bonn ein. Bei den Juristen war eine notwendige Voraussetzung, dass sie das zweite Staatsexamen abgeschlossen hatten, also bereits über Praxiserfahrung verfügten und offiziell Rechtsanwälte waren. Unseren Bemühungen zum Trotz konnten wir für die Untersuchung keine Richterinnen und Richter gewinnen, jedoch ein paar Staatsanwältinnen und Staatsanwälte. Es wäre sicher interessant, in einer zukünftigen Untersuchung mit verschiedenen Hypothesen nach einer unterschiedlichen Herangehensweise bei Richtern, Rechtsanwälten und Staatsanwälten zu suchen. Das war bei unserem ersten Experiment zum Thema aber weder geplant noch aufgrund der Zusammensetzung der Gruppe von Experten möglich. Neben den üblichen Einschlusskriterien für fMRT-Untersuchungen war vor allem noch die Kontrolle möglicher Einflussfaktoren wie Alter, Geschlecht (in beiden Gruppen waren jeweils neun Frauen) und Bildungsniveau zwischen den Juristen und Nichtjuristen von Bedeutung.

Bei dem zu verwendenden Stimulusmaterial waren wir uns zunächst nicht ganz sicher, an welchen Vorbildern wir uns orientieren sollten. Fallgeschichten nach dem Vorbild von Greene und Kollegen schienen uns zu lang, da diese jeweils über drei Bildschirme präsentiert werden mussten, was den Versuchspersonen zusätzliche Knopfdrücke im Scanner abverlangte und die Variabilität der Hirnaktivität erhöhte. Kurze normative Sätze wie etwa »A fährt mit öffentlichen Verkehrsmitteln, ohne zu bezahlen« schienen uns hingegen für unsere Fragestellung zu kurz. Mit solchen Stimuli hat sich insbesondere Hauke Heekeren, inzwischen Professor für Emotionspsychologie und affektive Neurowissenschaft an der Freien Universität Berlin, der Verarbeitung moralischer Entscheidungen im Gehirn genähert.[26] Letztlich entschieden wir uns für einen Zwischenweg von Fallgeschichten, die durchaus ein paar Sätze lang sein durften und daher ein gewisses Maß an normativen Inhalten transportieren konnten, ohne jedoch so lang zu sein, dass man sie in der Darstellung über mehrere Bildschirme verteilen musste.

Moral? Legal? Nicht egal!

Um einen besseren Eindruck für unser Experiment zu erhalten, widmen wir uns am besten wieder ein paar konkreten Beispielfällen. Beginnen wir mit einem moralischen Fall:

Der niedergelassene Arzt A erhält Besuch von der 15-jährigen Schwangeren S. Sie ist völlig verzweifelt und bittet um eine Abtreibung, da ihre Eltern aus religiösen Gründen nichts von ihrer Schwangerschaft erfahren dürfen. Obwohl S noch nicht an dem gesetzlich vorgeschriebenen Beratungsgespräch teilgenommen hat, führt A die Abtreibung unter Berufung auf seinen Hilfs- und Heilauftrag durch.

Sie sollen aus moralischer Sicht als Bürger darüber entscheiden, ob der Arzt A richtig gehandelt hat.

Nehmen Sie sich kurz Zeit, über Ihre Entscheidung nachzudenken. Fahren Sie dann mit diesem juristischen Fall fort:

Rechtsanwalt R berät einen Fabrikanten F bei der Genehmigung einer chemischen Fabrik. Bei einem Gespräch mit Behördenvertretern fällt R auf, dass in den dortigen Akten nicht die neuesten Messergebnisse vorliegen, die der Genehmigung entgegenstehen. R weist die Behördenvertreter nicht auf die falsche Aktenlage hin, um die Genehmigung nicht zu gefährden.

Sie sollen aus juristischer Sicht als Richter darüber entscheiden, ob der Rechtsanwalt R richtig gehandelt hat.

Nehmen Sie sich wieder einen Moment Zeit, über Ihre Entscheidung nachzudenken. Genau diese Aufgaben hatten unsere Versuchspersonen, während der Kernspintomograph ihre Gehirnaktivität aufzeichnete. Im Mittel brauchten sie pro Fall, von dem es jeweils 18 für jede der beiden Kategorien gab, 20,5 Sekunden für eine moralische und 22 Sekunden für eine juristische Entscheidung. Unsere Probanden wussten nicht und auch Ihnen habe ich bislang bewusst vorenthalten, dass es zwischen den moralischen und juristischen Fällen keine Unterschiede gab. Wir hatten nämlich nur eine einzige Kategorie und haben mit den Fragen am Ende der Beschreibung gesteuert, unter welchem Gesichtspunkt die Fälle zu beurteilen waren. Zwischen den Versuchspersonen wurde dies so ausbalanciert, dass jeder Fall von der Hälfte der Versuchspersonen juristisch, von der anderen moralisch beurteilt werden sollte.

Denken Sie an die oben beschriebenen Probleme zurück, die sich Greene und Kollegen mit ihren moralisch-persönlichen und moralisch-unpersönlichen Fällen eingehandelt haben. Nach einer genaueren Analyse musste konstatiert werden, dass die ursprünglichen Befunde auch aufgrund der Probleme mit dem Stimulusmaterial nicht aussagekräftig sind. Durch unser Vorgehen wollten wir genau dieses Problem vermeiden. Die Unterschiede, die wir zwischen moralischem und juristischem Urteilen finden, sind also tatsächlich nur durch die unterschiedlichen Herangehensweisen der Versuchspersonen bedingt und nicht etwa durch komplexe Unterschiede zwischen den Fallgeschichten der beiden Kategorien. So konnten wir vermeiden, dass unsere Ergebnisse im Vergleich der beiden normativen Entscheidungen von uns in das Untersuchungsmaterial gelegt wurden, anstatt etwas über unser untersuchtes Phänomen auszusagen.

Stereotyp im Gehirn bestätigt

Was waren aber nun unsere Ergebnisse? Nicht überraschend fanden wir für beide normative Bedingungen eine stärkere Hirnaktivierung unter anderem im vorderen MPFC sowie der linken TPJ.[27] Da wir davon ausgegangen waren, dass sowohl moralische als auch juristische Entscheidungen mit allgemeinen Prozessen sozialer Kognition einhergehen, sollte diese Gemeinsamkeit auch in den Hirnaktivierungen nachvollziehbar sein. Interessanter war aber der direkte Vergleich der beiden normativen Bedingungen. Allerdings konnten wir hier – auf einem hinreichend strengen statistischen Signifikanzniveau – zunächst keine Unterschiede feststellen, wenn wir die gesamten Zeiträume von zirka 21 Sekunden miteinander verglichen. Das spricht weiter für die Ähnlichkeit der normativen Verarbeitungsprozesse und rührt auch daher, dass unser Stimulusmaterial durch unsere verdeckte Strategie bei beiden Arten von Entscheidungen identisch war. Da die Versuchspersonen am Anfang die Fälle erst einmal lesen und verstehen mussten, war es eine plausible Annahme, Unterschiede vor allem am Ende zu erwarten, wenn sie tatsächlich die entweder moralische oder juristische Entscheidung treffen sollten.

Bei Auswertung der letzten zehn Sekunden vor den Entscheidungen fanden wir fürs juristische Urteilen tatsächlich die erwartete stärkere Aktivierung im DLPFC, allerdings nur auf der linken Seite (siehe Abb. 1 Umschlaginnenseite). Das bestätigt unsere Vermutung, dass diese Beschlüsse eher der Hirnaktivierung entsprechen, wie man sie zuvor bei regelbasierten Entscheidungen gefunden hatte. Umgekehrt ergaben sich durch diesen direkten Vergleich jedoch keine stärkeren Aktivierungen für die moralischen Urteile. Eine Erklärung hierfür könnte sein, dass unsere Forschungsmethode nicht gut genug war, um feinkörnigere Unterschiede festzustellen. Da die Reaktionszeiten für die juristischen Antworten im Mittel etwas länger waren, spekulierten wir aber über die Möglichkeit, dass selbst bei der Beurteilung aus der Sicht eines Richters implizit auch eine moralische Entscheidung gefällt werden könnte. Die Analyse der Entscheidungen ergibt aber, dass die Perspektive der Versuchspersonen durchaus einen Unterschied machte.

So wurde ein Verhalten im Mittel häufiger aus moralischer Sicht für richtig gehalten als aus der juristischen. Also selbst dann, wenn der Meinung der Probanden zufolge etwas gegen die Gesetze verstieß, bewerteten sie es manchmal als moralisch richtig. Das kann man anhand des oben geschilderten Beispiels des Arztes durchdenken, der bei der Minderjährigen ohne Zustimmung der Eltern eine Abtreibung vornimmt. Aus juristischer Sicht abzulehnen, da die gesetzlich vorgeschriebene Prozedur hier offensichtlich nicht eingehalten wurde, lässt man dem Arzt das Verhalten aus moralischer Sicht mit Blick auf die Verzweiflung der 15-Jährigen sowie die guten Absichten des Mediziners vielleicht durchgehen. Dieser Gedanke würde natürlich voraussetzen, dass man eine Abtreibung überhaupt für moralisch richtig hält, was jedoch nicht Gegenstand unserer Untersuchung war. Was letztlich die *Gründe* der Entscheidungen der Versuchspersonen gewesen sind, wurde meines Wissens bisher in keinem fMRT-Experiment zu normativen Entscheidungen berücksichtigt und lässt sicher noch viele Forschungsfragen offen.

Juristen »ticken« nicht unbedingt anders

Allerdings haben wir unsere Probanden nicht nur in den Scanner gebeten, sondern auch noch an einer Nachbefragung zum Experiment teilnehmen lassen. Dabei wurden ihnen alle Fälle inklusive ihrer Entscheidungen noch einmal vorgelegt. Anhand fünfstufiger Skalen sollten sie an einem Computer unter anderem beurteilen, wie schwierig sie ihre Entscheidungen fanden und ob die Fälle sie emotional berührt hatten. Interessant war hierbei, dass sich Juristen ihrer normativen Entscheidungen generell sicherer waren – also selbst dann, wenn sie moralisch urteilten und man diesen Unterschied nicht erwarten würde (siehe Abb. 2–4). Vielleicht trauen sich Rechtsexperten auf dem moralischen Feld mehr zu; vielleicht ist dieses Ergebnis aber auch dadurch bedingt, dass durch unsere Strategie natürlich auch bei der moralischen Beurteilung juristische Sachverhalte in den Fallgeschichten vorkamen. Von den Unterschieden zwischen den Bedingungen sind wir nun zu den Unterschieden zwischen den Gruppen gekommen. Wie verhält es sich aber mit den von uns erwarteten Hirnaktivierungen von Juristen?

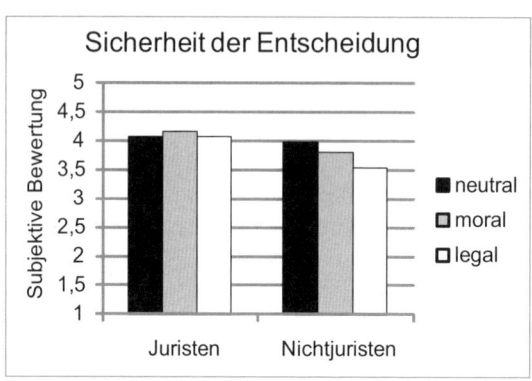

Abb. 2–4 Juristen fühlen sich sicherer: Während bei den Nichtjuristen die Sicherheit bei den normativen Entscheidungen leicht abnimmt, bleibt sie bei den Juristen auf einem hohen Niveau. Bei den legalen Entscheidungen ist das wenig überraschend, doch warum sollten sich Juristen beim moralischen Urteilen signifikant sicherer fühlen?

Erinnern wir uns kurz noch einmal daran, vor welchem Hintergrund die Untersuchung durchgeführt worden ist. Gemäß dem von Gewirtz dargestellten Stereotyp ist juristisches Urteilen durch Gesetz, objektive Analyse und vernunftgeleitete Reflexion geprägt. Darauf aufbauend erwarteten wir, dass sich die untersuchten Rechtsexperten eher mit den abstrakteren normativen Aspekten beschäftigen und weniger auf emotionale Aspekte achtgeben würden. Falls das stimmt, sollte sich dies in geringeren Aktivierungen in Gehirnbereichen äußern, die mit emotionaler Informationsverarbeitung zusammenhängen. Diesen Befund konnten wir im Vergleich der Hirnaktivität von Juristen und Nichtjuristen allerdings *nicht* nachweisen. Allein in einem Bereich des ACC fanden wir einen schwer zu erklärenden Unterschied. Dieser war zudem nicht auf eine Zunahme an Hirnaktivierung, sondern im Gegenteil durch größere *Signalabfälle* bedingt, die keine eindeutige Interpretation zulassen.

Diese sogenannten Deaktivierungen liegen zwar in einem Bereich, in dem Signalabfälle häufiger mit emotionalen Aufgaben in Zusammenhang gebracht wurden.[28] Dieser Interpretationsmöglichkeit zufolge hätte emotionale Informationsverarbeitung nämlich bei Juristen beim moralischen und den anderen Akademikern beim juristischen Urteilen stärker ausgeprägt sein müssen. Zu unseren Erwartungen über die Hirnaktivierung der Rechtsexperten würde das zwar passen, doch warum sollten in der Vergleichsgruppe die juristischen Urteile emotionaler sein? Da wir die Versuchspersonen auch nach der Selbsteinschätzung ihrer emotionalen Betroffenheit befragt haben, müssen wir die hirnphysiologischen Ergebnisse in diesem Licht sehen. Die Auswertung der Verhaltensdaten ergab hier sehr wohl ein signifikantes Ergebnis in der erwarteten Richtung: Auf unserer fünfstufigen Skala hielten sich die Juristen nämlich im Mittel für um einen halben Punkt weniger emotional betroffen als die anderen Akademiker (siehe Abb. 2–5). Da dieser Unterschied nicht enorm ist und sich beide Gruppen in ihrer Bewertung der nicht normativen Kontrollfälle nicht signifikant voneinander unterschieden, sollte man Juristen aufgrund unserer Ergebnisse (sowie idealerweise eigener Lebenserfahrungen) aber nicht für gefühllos halten. Innerhalb der beiden Gruppen unterschieden sich die Bewertungen der beiden Fallkategorien aber nicht, sodass wir das Rätsel der Aktivierung im ACC durch die Befragung nicht auflösen konnten.

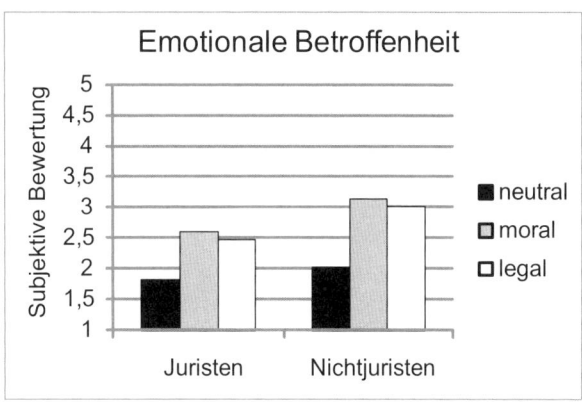

Abb. 2–5 **Sind Juristen weniger emotional?** Wie von uns erwartet haben sich die Juristen bei den normativen Entscheidungen signifikant als emotional weniger betroffen beschrieben. Ob sie damit dem Stereotyp des rationalen und objektiven Rechts entsprechen wollen oder den emotionalen Inhalt der Fälle tatsächlich anders verarbeiten, konnten wir mit unseren Untersuchungen nicht endgültig klären.

Gehirn im Kontext des Verhaltens

Wie können wir dann aber die fehlende Übereinstimmung zwischen Gehirn- und Verhaltensbefund auflösen? Schenken wir der Selbsteinschätzung unserer Versuchspersonen zunächst einmal Glauben; gehen wir also davon aus, dass die Rechtsexperten von unseren Fallbeispielen tatsächlich emotional weniger vereinnahmt wurden. Dann besteht die Möglichkeit, dass unser Messverfahren nicht fein genug war, um die eher subtilen Unterschiede im Gefühlsleben der beiden Gruppen aufzuspüren. Dafür würde auch sprechen, dass unser Fallmaterial – im Gegensatz zu den dramatischen Opferbeispielen von Greene und Kollegen – eher an realistischen Geschehnissen aus dem gesellschaftspolitischen Alltag orientiert war. Schließlich wurden sie auf der Fünfpunkteskala zu Gefühlen eher im Mittelfeld eingeordnet.

Die Versuchspersonen könnten sich in ihrer nachträglichen Selbsteinschätzung aber auch irren. Vielleicht hielten sich die Juristen zwar emotional für weniger berührt, waren es in Wirklichkeit aber gar nicht. Probanden reagieren oft »sozial erwünscht«, was gemäß dem Stereotyp gerade für Rechtsexperten weniger Betroffenheit vorsieht. Dann würde der Hirnbefund korrekterweise keine Unterschiede in der emotionalen Verarbeitung ergeben. In diese Richtung weist auch ein methodischer Einwand, an den weder wir noch die Gutachter bei der Veröffentlichung gedacht haben. Streng genommen muss man solche Skalen, die Aussagen wie »überhaupt nicht« bis »sehr stark« einen Zahlenwert zuordnen, nämlich kalibrieren.[29] Anders als etwa bei der Einordnung in Gehaltsklassen von 0 bis 15.000 Euro, 15.001 bis 30.000 und so weiter, bewerten Menschen Kategorien wie Schwierigkeit oder emotionale Betroffenheit natürlich unterschiedlich. Vielleicht gehen Juristen hier anders vor? Tendenziell spricht aber dagegen, dass es bei den Kontrollfällen keine Gruppenunterschiede gab.

Zwar konnten wir das Rätsel um die Gefühle beim normativen Schließen nicht lösen. Dennoch haben wir einen Beitrag dazu geliefert, inwiefern sich normative Urteile aus moralischer und juristischer Sicht unterscheiden. Perspektive und Kontext, in denen Menschen identische Situationen beurteilen, spielen unseren Ergebnissen gemäß eine Rolle – die stärkere Aktivierung im DLPFC ist konsistent mit der Annahme, dass juristische Entscheidungen eher regelbasiertem Schließen entsprechen. Daraus lässt sich aber nicht folgern, dass diese Urteile *nur* auf dem Buchstaben des Gesetzes basieren und sich Rechtsexperten nicht wenigstens zum Teil von Faktoren leiten lassen, die auch bei anderen gebildeten Menschen normalerweise vorkommen. Weitergehende Interpretationen würden verkennen, dass es sich in unserem Experiment nur um eine Annäherung an normative Urteile handelte, wie sie in der Lebenswelt vorkommen.

Auf einen Blick

Schleim und Kollegen haben moralische und juristische Urteile untersucht. Juristen und Nichtjuristen bekamen dafür entsprechende Fallgeschichten vorgelegt. Bei beiden Arten von Entscheidungen fanden die Forscher Aktivierungen im Einklang mit allgemeiner sozialer Kognition. Gemäß der Hirnaktivierung ähneln juristische Entscheidungen eher regelbasiertem Schließen. Juristische Experten scheinen aber nur gemäß ihrer Selbsteinschätzung weniger durch Gefühle beeinflusst zu sein als Nichtexperten.

Bitte strafen Sie jetzt

Eine andere Untersuchung zu juristischen Entscheidungen wurde von einer Forschergruppe um Joshua Buckholtz von der Vanderbilt-Universität (US-Bundesstaat Tennessee) durchgeführt. Die Prägung durch das US-amerikanische Rechtssystem wird hier deutlich, denn der Studie liegt die Trennung der Schuld- und Straffrage zugrunde, die im dortigen Strafprozess stärker vorhanden ist. Im sogenannten Erkenntnisverfahren muss dort eine Jury von zwölf Geschworenen zuerst feststellen, ob die Schuld des Angeklagten jenseits berechtigter Zweifel bewiesen worden ist. Ist dies der Fall, dann wird in einem getrennten Bestrafungsverfahren über die angemessene Strafe verhandelt. In besonders schweren Fällen muss auch hier wieder eine Jury aus »Normalbürgern« beteiligt werden.

Der Schuldfrage haben Buckholtz und Kollegen die Feststellung der rechtlichen Verantwortlichkeit für eine Tat vorangestellt. Dafür sei nicht nur relevant, ob der Beschuldigte tatsächlich eine bestimmte Handlung begangen hat, sondern auch, ob dies in einem strafbaren Geisteszustand geschehen ist. Im US-amerikanischen Recht spricht man hier von der *mens rea*, wörtlich dem »schuldigen Geist«. Für bestimmte Verbrechen, beispielsweise einen Mord, ist dann ein bestimmter Vorsatz nötig. Ohne diesen Vorsatz kann es sich zwar noch um ein minder schweres Tötungsdelikt handeln, jedoch nicht mehr um einen Mord. Allerdings haben die Forscher ihre Versuchspersonen nicht getrennt nach Verantwortlichkeit und Strafe gefragt, sondern die erste Kategorie implizit in ihr Experiment eingebaut. Anhand der folgenden zwei Beispiele soll verdeutlicht werden, was es damit auf sich hat. In jeder Fallgeschichte geht es dabei um einen unbekannten John, der sich auf eine bestimmte Art und Weise verhält.

John lebt seit beinahe sechs Monaten mit Heather zusammen. Am Mittwoch erzählt Heather ihm, dass alles vorbei ist und sie sich von ihm trennt. Zuerst fleht John sie an, doch als das nicht hilft, wird er sehr wütend. John knebelt daraufhin Heather, bindet sie am Bett fest und vergewaltigt sie.

Bewerten Sie jetzt auf einer zehnstufigen Skala von 0 für keine Strafe bis 9 für eine extreme Strafe, wie viel Bestrafung John Ihrer Meinung nach verdient. Lesen Sie danach den folgenden Fall:

John kauft in einer Tierhandlung eine Schlange, die laut dem Verkäufer nicht giftig ist. John hat keinen Grund zur gegenteiligen Annahme, obwohl die Schlange in Wirklichkeit giftig ist. Als einer von Johns Gästen ins Terrarium greift, um die Schlange aufzuheben, beißt sie ihn. Der Gast stirbt durch das Gift.

Bewerten Sie wieder das Strafmaß Johns wie zuvor. Sicher gibt es hier einen deutlichen Unterschied. Hat John im ersten Beispiel seine Freundin absichtlich vergewaltigt, wusste er im zweiten Fall nicht, dass die Schlange giftig ist – und hatte er nach der falschen Angabe des Verkäufers keinen Grund zu dieser Annahme. Diese beiden Fälle sind zwei aus einer Sammlung von 50, die jede Versuchsperson für Buckholtz und Kollegen im Hirnscanner beurteilen musste. Sie stammen jedoch aus den beiden unterschiedlichen Zielkategorien, erstens den Fällen mit voller und zweitens denjenigen mit eingeschränkter Verantwortlichkeit. Dieser Versuchsaufbau ermöglichte es den Forschern, verschiedene Analysen anzustellen. Einmal ging es ihnen speziell darum, welche Hirnaktivierung insbesondere die Fälle mit voller Verantwortlichkeit begleitet; zum anderen konnten sie nach Hirnaktivierungen suchen, die allgemein mit dem gewählten Strafmaß übereinstimmen.

Prinzipielles Strafen und Strafmaß im Gehirn

Im Vergleich der beiden Zielbedingungen fanden Buckholtz und Kollegen eine stärkere Aktivierung im rechten DLPFC, wenn Versuchspersonen die Fallgeschichten mit voller Verantwortlichkeit lasen und beurteilten.[30] Auf der Skala von 0 bis 9 hatten sich die Probanden hier im Mittel für ein Strafmaß von ca. 5,5 entschieden, während es bei den Fällen mit eingeschränkter Verantwortlichkeit nur 1,5 betrug. Die Forscher erklären die Aktivierung in dieser Hirnregion daher mit der Entscheidung, den Akteur zu bestrafen. Diese Vermutung überprüften sie auch mit einem Vergleich innerhalb der Kategorie der eingeschränkten Verantwortlichkeit. Im Kontrast derjenigen Fälle, bei denen die Probanden überhaupt straften – also einen Wert größer null wählten –, mit den völlig straffreien Fällen ergab sich ebenfalls eine stärkere Aktivierung in derselben Hirnregion. Allerdings gab es hier keinen signifikanten Zusammenhang zwischen Hirnaktivität und Höhe der Strafe. Also nicht, *wie viel* Strafe die Versuchspersonen für angemessen hielten, sondern nur, *ob* gestraft wurde oder nicht spiegelt sich nach Buckholtz und Kollegen im DLPFC wider.

Um der hirnphysiologischen Berechnung des Strafmaßes näher zu kommen, mussten die Forscher schon etwas subtiler vorgehen, denn diese Antwort ermöglichte die Untersuchung des Blutflusses nur auf indirektere Weise. Zunächst unterteilten Buckholtz und Kollegen dafür die Fälle mit voller Verantwortlichkeit in zwei Kategorien, nämlich die mit hoher und niedriger Strafe. Bei der Analyse auf einem etwas schwächeren statistischen Niveau als beim vorherigen Test fanden sie unter anderem in der (rechten) Amygdala, dem MPFC und PCC stärkere Aktivierungen bei den Fällen mit höheren Strafen. Diese Regionen sind für uns inzwischen alte Bekannte. Die Forscher erklären diese Funde durch verstärkte emotionale Verarbeitung, die schließlich zu höheren Strafen führe.

In einem etwas größeren Maßstab erklären Buckholtz und Kollegen ihre Funde mit Blick auf zwei unterschiedliche neuronale Systeme. Diese würden mit den getrennten juristischen Schritten einhergehen, ob gestraft wird und, wenn ja, wie hoch die Strafe ausfällt. In Abhängigkeit von der rechtlichen Verantwortlichkeit des Akteurs gehe die grundlegende Entscheidung mit der größeren Aktivierung im DLPFC einher, das näher bestimmte Strafmaß hingegen mit Aktivierungen in Regionen, die mit emotionaler (aber auch allgemeiner sozialer) Informationsverarbeitung in Zusammenhang gebracht werden. Darin sehen die Forscher auch einen Hinweis auf die Rolle von Emotionen beim juristischen Entscheiden.

Ferner spekulieren sie über die Bedeutung ihrer Ergebnisse im Licht jüngerer Untersuchungen bei sozialen Kooperationsspielen sowie der Evolution. Insbesondere der rechte DLPFC ist schon zuvor mit der Ablehnung und Bestrafung unfairer Angebote in Verbindung gebracht worden. Buckholtz und Kollegen unterscheiden hier die direkte Bestrafung eines Mitspielers in der Zweite-Person-Perspektive von dem institutionalisierten Bestrafen aus der Dritte-Person-Perspektive des Rechts. In der Menschheitsgeschichte sei soziale Kooperation und damit einhergehend auch die soziale Bestrafung von Regelverstößen viel älter als unsere modernen rechtlichen Institutionen. Aufgrund dieser Gedanken äußern sie schließlich eine Vermutung über die Evolution unseres Rechtssystems. In ihren eigenen Worten:

»Insbesondere auf Grundlage der Übereinstimmung zwischen neuronalen Schaltkreisen, welche die Normdurchsetzung gegenüber einer zweiten Partei sowie unparteiisches Bestrafen einer dritten Partei vermitteln, vermuten wir Folgendes: Unser modernes Rechtssystem könnte sich entwickelt haben, indem es auf bereits existierenden kognitiven Mechanismen aufbaute, die auf Fairness gerichtete Verhaltensweisen in zweigliedrigen Wechselbeziehungen unterstützen.«[31]

An dieser Spekulation finde ich (neben der kryptischen Sprache) allerdings problematisch, dass es sowohl bei der experimentellen Aufgabe der Forscher als auch in der Rolle eines Geschworenen um die Bestrafung eines bestimmten Gegenübers geht. Der abstrakte und kommunikative normative Entscheidungsprozess für die Ausgestaltung eines Rechtssystems ist aber nicht dasselbe wie die individuelle Entscheidung für die Verantwortlichkeit und Strafe eines bestimmten Menschen. Dass umgekehrt das Recht die vorhandenen psychischen Kapazitäten seiner individuellen Entscheidungsträger – Richter oder auch (in manchen Ländern) Geschworene – berücksichtigen muss, ist wenig überraschend. Dass zudem unser Rechtssystem nicht nur ein verlängerter Arm der biotischen Evolution ist, macht schon die Institutionalisierung der Ausbildung von Rechtsexperten deutlich. Würden wir Menschen schon als kompetente juristische Entscheidungsträger auf die Welt kommen, würde schwerlich ein Bedarf an jahrelangem Studium und jahrelanger praktischer Ausbildung bestehen.

Zu schnell erklärt?

So interessant der Grundgedanke von Buckholtz und Kollegen auch ist, möchte ich hier am Rand noch auf ein Erklärungsproblem in ihrer Studie eingehen. Ein weiterer, statistisch noch deutlicher ausgeprägterer Fund war nämlich eine stärkere Aktivierung in der beidseitigen TPJ – auch dies eine bekannte Region in der Sozialneurowissenschaft. Allerdings war hier gerade in der Bedingung mit der eingeschränkten Verantwortlichkeit die Aktivierung am größten. Warum gerade bei diesen Fällen die soziale Kognition am stärksten ausgeprägt sein sollte, erklären die Forscher allerdings nicht. Stattdessen weichen sie überraschend auf eine andere Strategie aus. Haben sie sonst – wie allgemein in der bildgebenden Hirnforschung üblich – ihre Diskussion auf die *relativen* Aktivierungsunterschiede gestützt, also dass man die Aktivierung in Bedingung A von derjenigen in Bedingung B abzieht, und das Überbleibsel als spezifisch für B interpretiert, konzentrieren sie sich nun auf die *absoluten* Unterschiede.

Erinnern wir uns an den Befund aus der Untersuchung von meinen Kollegen und mir. Indem wir der aufs Gehirn projizierten Darstellung der statistischen Ergebnisse die Zeitverläufe an die Seite stellten (siehe Abb. 1 Umschlaginnenseite), ließ sich zeigen, dass juristisches und moralisches Schließen gemäß unserer Aufgabe auf der hirnphysiologischen Ebene nicht radikal verschieden sind. Der linke DLPFC war beim juristischen Urteilen lediglich etwas stärker aktiviert, was uns zu der Interpretation führte, dass diese *eher* auf regelbasiertem Schließen beruhen. Buckholtz und Kollegen weichen nun darauf aus, dass beide TPJ bei allen experimentellen Bedingungen stärker aktiviert waren. Genauso verhielt es sich tatsächlich aber auch bei ihrem Fund im rechten DLPFC, den sie doch spezifisch mit der Beurteilung der rechtlichen Verantwortung in Zusammenhang brachten.

Würden die Forscher konsequent bei einer der beiden Erklärungsstrategien bleiben, absolut oder relativ, dann würde dies jeweils weitere Fragen aufwerfen. Denken wir zuerst absolut: Warum war der rechte DLPFC dann auch bei den Fällen mit eingeschränkter Verantwortung und selbst den Kontrollaufgaben ohne Verbrechen stärker aktiviert? Der absolute Unterschied im positiven Ausschlag des Signals zwischen voller und eingeschränkter Verantwortung beträgt im Mittel gerade einmal bei 0,2 bis 0,3 Prozent. Dann würde also die Interpretation der beiden getrennten neuronalen Systeme für die beiden getrennten juristischen Entscheidungsprozesse an Plausibilität verlieren. Denken wir stattdessen relativ: Dann fehlt eine Erklärung, was die Fälle eingeschränkter Verantwortlichkeit besonders sozial macht. Dieser Strategiewechsel lässt jedenfalls den Verdacht aufkommen, dass man sich seine Erklärung in gewissem Maß zurechtlegen kann. Hat man eine spezifische Hypothese, dann kann man Aktivierungen als relative Unterschiede erklären und dabei vernachlässigen, dass es absolute Gemeinsamkeiten gibt; in Ermangelung einer spezifischen Idee hingegen kann man die relativen Unterschiede vernachlässigen und hervorheben, dass alle Bedingungen sich in gewisser Weise ähneln.

Auf einen Blick
Buckholtz und Kollegen haben juristische Entscheidungen untersucht. Dafür sollten sich Versuchspersonen in die Lage von Geschworenen versetzen. Den beiden juristischen Stufen der Beurteilung der Verantwortlichkeit und der Festlegung des Strafmaßes entsprächen zwei unterschiedliche neuronale Mechanismen. Geteilte Hirnregionen könnten zudem eine evolutionäre Verankerung rechtlicher Institutionen in grundlegenderen sozialen Mechanismen nahelegen. Die Erklärungen werfen jedoch eine Reihe weiterer Fragen auf.

2.3 Zusammenfassung

In diesem Kapitel haben wir uns das erste Mal in die Tiefen der bildgebenden Hirnforschung vorgewagt, insbesondere in die Untersuchung sozialer Fähigkeiten wie moralischem Urteilen, juristischen Entscheidungen und Strafen. Dabei sind insbesondere zwei Aspekte deutlich geworden: Erstens ist es oft nicht einfach, aus im Gehirn gefundenen Aktivierungsunterschieden eine in sich schlüssige psychische Erklärung abzuleiten – je mehr Unterscheidungen und Vergleiche man einführt, desto schwieriger wird es, den Gesamtzusammenhang schlüssig zu halten. Dazu könnte beitragen, dass sich selbst die reduzierten experimentellen Bedingungen in diesen Versuchen in ihrer Komplexität kaum kontrollieren lassen. Zweitens können aufgrund der Probleme auf der neurowissenschaftlichen und psychologischen Seite weitreichende Schlüsse etwa über die evolutionäre Herkunft einer geistigen Fähigkeit oder die normativen Folgen eines Gehirnfundes schnell in die Irre führen.

Die hier behandelten Arbeiten – insbesondere diejenigen zum moralischen Urteilen – stellen zwar nur einen kleinen Teil des gesamten Gebiets der Moralphysiologie dar. Dennoch befinden sich darunter die prominenten Vertreter, was sich schon an den populären Zeitschriften erkennen lässt, in denen Greene und Kollegen sowie Buckholtz und Kollegen ihre Arbeiten veröffentlicht haben. Natürlich bleiben noch viele Schätze zu bergen und gibt es viel mehr Forschung zu den psychischen und physiologischen Begleitumständen unserer normativen Urteile. So gibt es eine Reihe anderer Wissenschaftler, die sich moralischen Denk- und Entscheidungsprozessen in kleinen Schritten nähern. Zu den Fragen, inwiefern Gefühl oder Vernunft, die Bewertung von Absichten oder auch bestimmte Persönlichkeitseigenschaften diese Prozesse steuern, wird es daher in Zukunft sicher noch viele interessante Funde geben. Dennoch werden schon heute neurowissenschaftliche Ergebnisse dazu verwendet, um Entscheidungen über richtig und falsch zu rechtfertigen; Entscheidungen, bei denen es um Menschenleben gehen kann. In der Analyse ist hoffentlich deutlich geworden, dass dabei mit größter Vorsicht vorgegangen werden muss. Das gilt in noch stärkerem Maße auf dem Gebiet der »gefährlichen Gehirne«, um das es im folgenden Kapitel geht.

»Die Quelle des Lügens ist das Gehirn – das ist es, was wir von Cephos mit unserem Service zur Wahrheitsermittlung mithilfe der Hirnbildgebung (fMRT-Technologie) messen. Wir bieten eine unabhängige, wissenschaftliche Bestätigung dafür, dass jemand die Wahrheit sagt.«

Aus der Selbstdarstellung der nordamerikanischen Firma *Cephos*[1]

3 Gefährliche Gehirne

In Anlehnung an den seit rund 100 Jahren von Psychologen entwickelten Polygraphen, der als Mittel zur Lügendetektion von den meisten Gerichten weltweit als unwissenschaftlich abgelehnt wird (mehr dazu in meinem Buch *Gedankenlesen*, Kap. 2), sollen die neuen technischen Verfahren die alten Probleme lösen. Hoffnung verspricht vor allem, dass man im Gegensatz zum Polygraphen (wörtlich altgriechisch für »Vielschreiber«), mit dem man beispielsweise die Herzfrequenz, Atmung oder elektrische Eigenschaften der Haut aufzeichnet, bei der Untersuchung des Gehirns viel näher an der Lüge ist.

Dass hirnbasierte Verfahren schon wunderbar funktionieren, versprechen die beiden US-amerikanischen Firmen *No Lie MRI* und *Cephos*. Sie bieten ihre Dienste bereits Privatkunden, Firmen und Angeklagten vor Gericht an. Es ist davon auszugehen, dass es außerhalb des Rampenlichts zahlreiche weitere Gruppen gibt, die für Regierungsstellen oder Privatunternehmen an ähnlichen Verfahren arbeiten. Aus einer Gegenüberstellung der Aussagen über die Möglichkeiten auf der einen Seite und die Ergebnisse der Experimente auf der anderen sowie einige theoretische Überlegungen erhoffe ich mir ein besseres Verständnis davon, ob der »Neurogesellschaft« in naher Zukunft ein sicheres Mittel zur Lügenerkennung beziehungsweise zur Wahrheitsfindung zur Verfügung stehen wird.

Am Ende dieses Kapitels wird es richtig kriminell und unmoralisch. Nicht nur, ob eine Person gerade die Wahrheit sagt oder lügt, sondern eine allgemeine Tendenz zu Gewaltverbrechen lässt sich einigen Forschern und Psychiatern zufolge im Gehirn erkennen. In unserer heutigen Gesellschaft ist Sicherheit ein wichtiges Thema und bei jedem schweren Verbrechen stellt sich die Frage, ob es nicht hätte verhindert werden können. Eine der politischen Antworten auf die Sicherheitsproblematik der letzten Jahre war in vielen Ländern die Zunahme von Überwachungsmaßnahmen im öffentlichen Raum. Zwar lassen sich dadurch Verbrechen meistens nicht verhindern, aber womöglich im Nachhinein einfacher rekonstruieren und aufklären.

Im Gegensatz zu dem auf Video aufgezeichneten Blick in die Vergangenheit geht es bei der neurowissenschaftlichen Erforschung von Gewalttendenzen um die Zukunft. Schon heute sieht das deutsche Strafrecht die Möglichkeit vor, einen für die Allgemeinheit gefährlichen Täter schwerer Verbrechen durch eine psychiatrische Unterbringung oder eine Sicherungsverwahrung am Begehen weiterer Straftaten zu hindern. Zur Beurteilung der Gefährlichkeit können Richter den Rat von Sachverständigen einholen, beispielsweise Psychologen oder Psychiatern. Diese stützen sich heute zwar vor allem auf Beobachtungen, Gespräche, Experimente oder den Lebensweg eines Täters. Doch steht die Frage zunehmend im Raum, ob die neueren Verfahren der Hirnforschung diese Beurteilung in Zukunft verbessern können. In ähnlicher Weise verhält es sich mit der Frage, ob ein Täter zum Tatzeitpunkt vermindert oder gar nicht schuldfähig war. Die Diskussion einschlägiger Fälle und Studien soll die Möglichkeiten und Grenzen der Hirnforschung in diesem Bereich aufdecken.

3.1   Beim Lügen ertappt

»No Lie MRI bietet unverfälschte Methoden, um Täuschung und andere im Gehirn gespeicherte Information zu erkennen. Unsere Technologie stellt das erste und einzige direkte Verfahren zur Wahrheitsüberprüfung und Lügenerkennung in der menschlichen Geschichte dar.«
Aus der Selbstdarstellung der nordamerikanischen Firma *No Lie MRI*[2]

Ed hat seiner Frau Marie vier Affären gestanden. Sie ist allerdings davon überzeugt, dass er ihr noch nicht die ganze Wahrheit gesagt hat. Daher besuchen beide *Cephos*, das Unternehmen von Steven Laken. Laken bietet dem Paar an, anhand von Blutflussmessungen im Gehirn die ganze Wahrheit über Eds Affären herauszufinden. Einen umfangreichen Fragenkatalog muss der verdächtigte Ehemann in der engen Röhre des Kernspintomographen beantworten. Fragen wie: »Gibt es etwas über Ihr Verhalten in Ihrer Ehe, das Sie gegenüber Marie absichtlich verbergen?« »Haben Sie jemals etwas Unmoralisches getan?« »Dauerte Ihre Beziehung mit X. länger als neun Monate?« »Hatten Sie mehr als einmal Sex mit X.?«

Im ersten Durchlauf soll Ed auf alle Fragen über sein Eheverhalten lügen. Beim zweiten Durchlauf bekommt er alle ein weiteres Mal angezeigt und soll diesmal wahrheitsgemäß antworten. Innerhalb einer Stunde ist das Ergebnis fertig. Auf dem Bildschirm eines Laptops werden nun die Hirnaktivierungen angezeigt, links eine Projektion der Auswertung von Eds Gehirnaktivierungen beim Lügen, rechts bei den ehrlichen Antworten. Gut für Ed: Laken ist zu der Schlussfolgerung gekommen, dass er die Wahrheit sagte, »nur« vier Affären gehabt zu haben. Bei der Frage, wie oft er mit X. Sex hatte, macht ihm sein Gehirn allerdings einen Strich durch die Rechnung. Der fMRT-Scan zeigt hier verstärkten Blutfluss an, was nach Laken auf eine Lüge deutet. Dabei hatte Ed noch in einem Vorgespräch hoch und heilig beteuert, dass es mit ihr nur einmal passiert sei. Wem soll die skeptische Ehefrau nun mehr glauben? Steven Laken und seinem Computer oder ihrem Ehemann, der sie schon mehrmals betrogen hat?

Marie hört die Erklärung von Laken. Zuerst schüttelt sie den Kopf, dann ist ihr düsterer Blick nach unten gerichtet. Als Ed sagt, dass er mit diesem Ergebnis nicht übereinstimmt, schauen die beiden aneinander vorbei. Seiner Meinung nach muss es sich um einen Computerfehler handeln. »Ich werde diese Tests bis zu dem Tag durchführen, an dem ich sterbe, um zu beweisen, dass ich mit X. nur einmal Sex hatte«, sagt Ed voller Überzeugung. Mit Nachdruck fügt er hinzu: »Und das schwöre ich!« Eine Sprecherin erklärt, dieser Lügendetektor werde als wissenschaftlicher angesehen, da die Fragen von einem Computer gestellt würden und nicht von einem »subjektiven Menschen«. Das Verfahren werde sogar schon in Gerichtsverfahren verwendet. In Marie hat der Test neue Zweifel geweckt – vielleicht hat ihr Ed doch nicht alle Details seiner Affären gestanden. Sie fragt sich, ob es vielleicht Lügen und Täuschungen geben könnte, von denen sie nichts weiß. Sie bezweifelt, dass ihre Ehe diese Unsicherheit überstehen kann.

Lügenerkennung leicht gemacht

Was sich nach einer Szene aus einem Science-Fiction-Film anhört, ist ein Auszug aus einer Fernsehsendung zum Thema Ehebruch, die der Fernsehsender NBC im Mai 2009 ausstrahlte.[3] Steven Laken, Präsident der Firma *Cephos*, ist selbst Koautor einiger wissenschaftlicher Publikationen zu den hirnphysiologischen Veränderungen beim Lügen. Er fasst in der Sendung die Idee wie folgt zusammen: »Beim Lügen benötigt das Gehirn mehr Energie als beim Sagen der Wahrheit.« Die Sprecherin bringt es an einer anderen Stelle so auf den Punkt: »Es funktioniert ganz einfach. Weil das Äußern einer Lüge mehr Blutfluss im Gehirn erfordert, kann die Maschine das feststellen.« Ist die Entscheidung zwischen Wahrheit und Lüge wirklich so einfach?

In einem engeren wissenschaftlichen Rahmen haben sich in den letzten zehn Jahren vor allem zwei Forschergruppen um die Entwicklung eines Lügendetektors mithilfe der fMRT bemüht: Die Gruppe um den Psychiater Daniel Langleben von der University of Pennsylvania in Philadelphia (USA) hat mehrere Experimente mit Spielkarten durchgeführt, über deren Besitz die Versuchspersonen Informationen besaßen. An dieser Forschung orientiert sich *No Lie MRI,* und einige der Forscher aus dieser Gruppe waren oder sind mit der Firma assoziiert. Die Gruppe um den Psychiater Andrew Kozel von der Southwestern University in Dallas (US-Bundesstaat Texas) hat ihre Probanden hingegen Verbrechenssituationen nachspielen lassen und anschließend mit dem Hirnscanner versucht, über die Auswertung von Aussagen auf die begangene Tat zu schließen. Einige dieser Forscher verfolgen eigene finanzielle Interessen und haben ihre Arbeiten zusammen mit Steven Laken von *Cephos* publiziert.

Wie sich Forscher den Lügen annähern

Wie eingangs erwähnt, ist heute die Idee verbreitet, dass die Untersuchung des Gehirns eine bessere Unterscheidung von Wahrheit und Lüge zulässt als frühere Methoden. Wenn alle Gedankenvorgänge durch bestimmte Vorgänge im Gehirn realisiert sind oder sie wenigstens zuverlässig begleiten, müssten dort dann Lügen und Täuschungsabsichten nicht erkennbar sein? Theoretisch ja – aber es ist auch eine praktische Frage, ob beispielsweise die Auflösung des Verfahrens gut genug ist, um entscheidende Merkmale dieser Vorgänge zu erkennen. Es ist ferner eine empirische Frage, ob die Verarbeitung von Lüge und Täuschung zwischen und innerhalb von Versuchspersonen hinreichend stabil ist, um charakteristische Muster aufzuweisen. Eine experimentelle Frage ist es schließlich, ob sich Versuchspersonen in einer Laborsituation in realistischer Weise in die Lage eines Lügners bringen lassen, sodass die Ergebnisse in die Lebenswelt übertragbar sind.

In Experimenten haben sich in der wissenschaftlichen Welt vor allem zwei Vorgehensweisen etabliert: Bei der ersten geht es um ein besseres Verständnis der (hirn-)physiologischen und letztlich psychischen Vorgänge im Zusammenhang mit Lüge und Täuschung (daher englisch *Differentiation of Deception*, DoD). Hier sollen die Versuchspersonen eine Reihe von Fragen mal ehrlich, mal unehrlich beantworten. Einen Schritt weiter gedacht, legt diese Forschung ein Umdrehen des Schlussverfahrens nahe. Hat man erst einmal robuste (hirn-)physiologische Korrelate von Wahrheit und Täuschung gefunden, dann lässt sich das Verfahren vielleicht auf Situationen übertragen, in denen Wahrheit und Lüge nicht bekannt sind.

Auf der Suche nach verborgenem Wissen

Die zweite Vorgehensweise zielt nicht an sich auf unehrliche Antworten ab, sondern soll Hinweise auf verborgene Informationen liefern (daher Tatwissentest, englisch *Guilty Knowledge Test*, GKT; auch *Concealed Information Test*, CIT). Hier geht es darum, ob Versuchspersonen auf bestimmte kritische Details, wie sie beispielsweise neben Opfern und Ermittlungsbeamten nur der oder die Täter wissen können, anders reagieren als auf irrelevante Details.[4] Ob Versuchspersonen eine konkrete Frage beantworten und bewusst die Wahrheit sagen oder lügen, ist beim CIT daher nachrangig. Allerdings verschwimmt die Grenze zwischen CIT und DoD, wenn die Probanden zusätzlich zum Informationsabruf wahre oder unwahre Auskünfte erteilen sollen. Ein Beispiel dafür sind die im Folgenden vorgestellten Arbeiten aus der Langleben-Gruppe, die sich unter beiden Gesichtspunkten verstehen lassen. Die Forscher selbst sprechen vom GKT, also dem Test auf verborgenes Wissen, interpretieren ihre Ergebnisse aber vor allem in Hinsicht auf die kognitiven Prozesse der Täuschung.

Eine Minderheit hält ferner am sogenannten Kontroll- oder Vergleichsfragentest fest (englisch *Control Question Test*, CQT), der aufgrund einer festgelegten Vorgehensweise Wahrheit oder Lüge bei bestimmten Antworten identifizieren soll. Hier wird der oder die Verdächtigte direkt mit der Tat konfrontiert, etwa mit einer Frage wie: »Haben Sie am 23. Oktober den Supermarkt in der Bahnhofstraße überfallen?« Neben üblicherweise drei tatbezogenen Fragen dieser Art sind die in etwa vier Vergleichsfragen von entscheidender Bedeutung. Diese handeln von sozial missbilligtem Verhalten, das demselben Normenbereich der Tatfragen angehört und die untersuchten Personen unter Druck setzen soll. Daher bieten sich unangenehme Fragen an, die sich idealerweise auf ihre eigenen Biografien beziehen. Bei einem Raubüberfall könnten beispielsweise frühere Diebstähle thematisiert werden, bei einem sexuellen Verbrechen sozial unerwünschte oder unangenehme sexuelle Vorlieben.

Der Theorie zufolge werden Täter von der Bedrohung der tatbezogenen Fragen derart vereinnahmt, dass bei ihnen die (polygrapisch) gemessenen Reaktionen am stärksten ausfallen. Demgegenüber würden bei Unschuldigen die Reaktionen bei den unangenehmen Kontrollfragen stärker sein.[5] Dieses Verfahren ist also sehr viel individueller und durch die Interaktion zwischen Fragendem und Befragtem geprägt. Man kann dies als Vorteil sehen, da Lügen nun einmal in sozialer Interaktion besonders authentisch sind; man kann dies aber auch als Nachteil sehen, weil das Ergebnis dadurch subjektiver wird. In der jüngeren Hirnforschung haben jedenfalls bisher nur die ersten beiden Verfahren, DoD und GKT/CIT, eine nennenswerte Rolle gespielt. Demgegenüber bildet die *American Polygraph Association* mit dem Ziel, »gültige und zuverlässige Mittel der Wahrheitsüberprüfung anzubieten und die höchsten moralischen, ethischen und professionellen Standards im Gebiet der Polygraphie durchzusetzen«, ihre Mitglieder vor allem im CQT aus.[6]

Bitte lügen Sie jetzt!

In ihrer früheren Untersuchung haben Langleben und Kollegen 23 rechtshändige Versuchspersonen im Alter von 22 bis 50 Jahren aus dem Umfeld ihrer Universität ins Labor geladen. Sie sollten einen von drei Umschlägen auswählen, in denen sich eine Spielkarte und ein 20-Dollar-Schein befanden. Sie sollten den Umschlag im Geheimen öffnen, sich die Spielkarte merken, den Umschlag wieder verschließen und in ihrer Tasche verstecken. Falls sie die Information über die gewählte Karte im Experiment erfolgreich vor einem Computer verbergen könnten, dann dürften sie das Geld behalten. Diese Anweisung war aber ebenso ein Trick wie die drei Umschläge, denn in jedem befand sich dieselbe Karte, nämlich jedes Mal die Kreuz 5. Dadurch sollten die Versuchspersonen lediglich höher motiviert werden. Während des Experiments selbst lagen sie im Hirnscanner und bekamen auf einem Computerbildschirm verschiedene Spielkarten gezeigt. Anhand von zwei Tasten sollten sie die Frage beantworten, ob sie die gezeigte Spielkarte besaßen.

Die ganze Prozedur dauerte 22 Minuten, in denen insgesamt 88 Spielkarten gezeigt wurden. Damit die Versuchspersonen bei der wenig spannenden Aufgabe nicht abschweiften, gab es noch eine Zusatzbedingung. Erschien nämlich die Pik 10, dann war die Frage im Gegensatz zu den restlichen Karten, ob es sich dabei um die Pik 10 handelte. Darüber hinaus gab es noch weitere irrelevante Spielkarten, deren Besitz verneint werden sollte, die jedoch seltener als in den anderen Kategorien gezeigt wurden. Befolgte ein Proband die Anweisung, dann drückte er also bei allen Karten außer der Pik 10 die Taste für »nein«. Einer wurde aus dem Experiment ausgeschlossen, da er die Tasten verwechselt hatte. Vier weitere wurden aufgrund zu großer Bewegungen von der Analyse ausgeschlossen. So blieben die Daten von 18 Versuchspersonen übrig.

Der von den Forschern schließlich vorgenommene Vergleich der hirnphysiologischen Reaktionen für Kreuz 5 mit der ebenso häufig gezeigten Herz 2 könnte als ein Spezialfall eines CIT/GKT angesehen werden. Schließlich hatten die Versuchspersonen nur die erste, nicht aber die zweite Spielkarte zuvor gesehen. Ein solcher Versuchsaufbau mit nur *einem* Ziel- und Kontrollgegenstand ist allerdings kritisiert worden, da auch »unschuldige« Versuchspersonen ohne Tatwissen schon mit 50-prozentiger Wahrscheinlichkeit eine stärkere Aktivierung beim Zielgegenstand aufweisen könnten. Ferner spricht das monotone »nein«-Klicken bei fast allen Karten nicht gerade für eine anspruchsvolle Verarbeitung einer Lüge. Langleben und Kollegen interpretieren ihre Ergebnisse jedoch nicht mit Blick auf verborgene Informationen, obwohl sie ihr Experiment selbst als GKT bezeichnen, sondern auf die kognitiven Prozesse von Täuschung und Lüge (DoD).

So fanden die Forscher stärkere Aktivierungen im Zusammenhang mit der gezeigten Zielkarte (also Kreuz 5) in zwei ausgedehnten Bereichen im Gehirn. Der erste lag vor allem im anterioren zingulären Gyrus (ACC) und dehnte sich nach oben und rechts in den Frontallappen aus, genauer gesagt den superioren frontalen Gyrus. Der zweite umfasste den linken postzentralen Gyrus und angrenzende Bereiche im frontalen und parietalen Kortex (siehe Abb. 3–1).[7] Für die Kontrollkarte ließ sich keine erhöhte Aktivierung finden. Die Aktivierung im ACC erklären sie vor allem mit Blick auf einen Konflikt und das Unterdrücken einer vorschnellen ehrlichen Antwort. Da der zweite Bereich Regionen einschließt, die mit Bewegungssteuerung zusammenhängen, erklären sie diese durch ein erhöhtes Maß an Kontrolle beim Knopfdruck. Dazu passt, dass sich diese höheren hirnphysiologischen Signale auf der linken Seite fanden. Schließlich mussten die Versuchspersonen mit dem rechten Daumen drücken und werden Körperbewegungen im Gehirn auf den kontralateralen (gegenüberliegenden) Seiten verarbeitet.

Im größeren psychologischen Rahmen verstehen Langleben und Kollegen die Vorgänge wie folgt: Die Versuchspersonen hätten die automatische Neigung, mit der wahrheitsgemäßen Reaktion zu antworten. Das dürfen sie im Experiment jedoch nicht. Dadurch würde es zu einem Reaktionskonflikt kommen und sei Kontrolle zur Überwindung der unterdrückten wahrheitsgemäßen Antwort nötig. Im Gegensatz dazu sprechen sie von Wahrheit als kognitivem Grundzustand, da sich keine verstärkte Aktivierung für das wahrheitsgemäße Verneinen bei der Kontrollkarte fand. Mit dieser optimistischen Vermutung werden wir uns im Folgenden noch näher beschäftigen. Betrachten wir aber zunächst das zweite Experiment dieser Forschungsgruppe etwas genauer.

Bitte noch einmal lügen

In ihrer Folgeuntersuchung modifizierten sie den Versuchsaufbau etwas. Die Probanden – diesmal handelte es sich um 26 rechtshändige Bachelorstudenten mit einem mittleren Alter von zirka 19 Jahren – bekamen dafür nur einen Briefumschlag ausgehändigt. Neben der Kreuz 5 und dem 20-Dollar-Schein

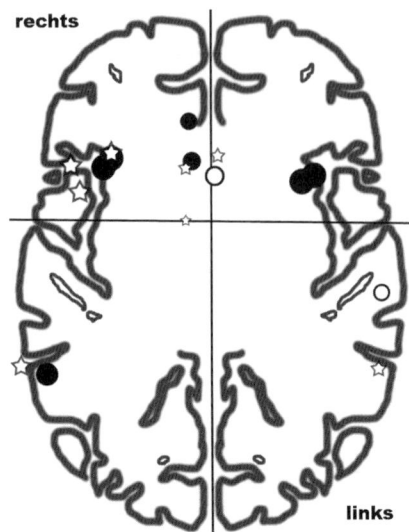

rechts

links

Abb. 3-1 Kein einfaches Lügenzentrum im Gehirn: Gezeigt sind hier die Ergebnisse der ersten (hohle Kreise) sowie eine Auswahl aus der zweiten (gefüllte Kreise) Untersuchung von Langleben und Kollegen. Außerdem sind die wichtigsten Aktivierungszentren aus der ersten Untersuchung von Kozel und Kollegen (Sterne; siehe Text unten) eingezeichnet. Auch wenn sich manche Übereinstimmungen finden, vor allem im ACC, unterscheiden sich die Ergebnisse zwischen den Studien enorm. Je kleiner die Symbole, desto höher liegen sie über der Schnittebene z = 8 mm (anatomische Karte nach Talairach & Tournoux, 1988).

befand sich aber noch eine zweite Spielkarte darin, nämlich die Pik 7. Die Teilnehmer durften nun frei wählen, den Besitz welcher der beiden Karten sie im Experiment (wahrheitsgemäß) zugeben und (lügend) verneinen wollten. Ansonsten änderte sich nicht viel. So kam weiterhin die Herz 2 in gleicher Häufigkeit wie die Zielkarten vor und gab es die seltener gezeigten irrelevanten Spielkarten. Auf einen Aufmerksamkeitstest wie zuvor, bei dem plötzlich eine andere Frage beantwortet werden sollte (Pik 10), verzichteten die Forscher jedoch diesmal. Die Stimuli wurden abweichend für nur jeweils zwei Sekunden gezeigt und von einer variablen Pause von null bis 16 Sekunden unterbrochen, sodass das zweite Experiment mit 14,4 Minuten knapp acht Minuten kürzer war.

Angesichts der Ähnlichkeit der Versuchsaufbauten verblüfft die Unterschiedlichkeit der experimentellen Resultate: Im Vergleich der Durchläufe mit der Zielkarte und Herz 2 (Lüge gegen Kontrolle), der am ehesten der vorherigen Studie entspricht, konnten die Forscher nur noch einen der beiden vorherigen Bereiche finden, nämlich den ACC mit angrenzenden Regionen im Frontallappen.[8] Die erhöhte Aktivierung um die motorischen Areale auf der linken Seite fanden sie aber nicht mehr. Im zweiten Experiment musste die Hälfte der Versuchspersonen die Aufgabe allerdings mit der linken Hand lösen, während es im ersten immer die rechte gewesen war. Stattdessen waren nun große Bereiche im linken und vor allem rechten Frontallappen stärker aktiv, die einige frontale Gyri und auch die Inseln umfassten. Außerdem fand sich nun im Grenzbereich von Temporal- und Parietallappen stärkere Aktivität, also auch in der bereits bekannten TPJ (siehe Abb. 3–1 auf S. 56).

Die eigentliche Neuerung des Experiments bestand aber im direkten Vergleich vom (wahrheitsgemäß) bestätigten und (gelogen) bestrittenen Besitz der beiden Spielkarten aus dem Umschlag. Die Subtraktion von Lüge und Wahrheit ergab jedoch zunächst einmal gar keine stärkere Aktivierung beim Lügen. Umgekehrt fanden sich nun bei den wahrheitsgemäßen Antworten fünf verschiedene, zum Teil weit im Gehirn ausgedehnte Aktivierungen. Diese konnten die Forscher in nicht weniger als 35(!) verschiedene anatomische Regionen unter anderem im oberen und unteren Parietallappen links und rechts, im Kleinhirn sowie im linken und rechten Frontallappen unterteilen. Erinnern wir uns an das vorgeschlagene kognitive Modell, wonach die wahren Antworten einer Art Standardmodus des Gehirns entstammten und nur beim Lügen stärkere Aktivierung nötig werde.

Einzelne Lügen erkennen

Erst auf einem wesentlich schwächeren statistischen Niveau konnten Langleben und Kollegen schließlich auch stärkere Aktivität in vier Bereichen des linken Frontalhirns mit den Lügen in Zusammenhang bringen (Lüge gegen Wahrheit). Dabei lag einer dieser vier in der Nähe einer schon in der ersten Studie gefundenen Hirnregion. Diese Unterschiede führen deutlich vor Augen, wie viel sich plötzlich im Gehirn der Versuchspersonen ändern kann, wenn das Experiment selbst nur ein wenig abgewandelt wird. Die Forscher gingen in der zweiten Untersuchung aber noch einen Schritt weiter und versuchten mit weiteren Analyseverfahren, sogar auf der Ebene einzelner Antworten eine Unterscheidung zu treffen, wann eine Versuchsperson die Wahrheit sagte und wann sie log. Auf der Basis von Messungen in 14 Regionen gelang dies in 78 Prozent der Fälle. Dabei wurden rund 76 Prozent der gelogenen und 80 Prozent der wahren Antworten korrekt zugeordnet. Die erste Kenngröße nennt man in diesem Beispiel auch die Sensitivität (oder auch Richtigpositiv-Rate), die zweite die Spezifität (Richtignegativ-Rate) der Methode.

Ein Problem solcher Berechnungen ist, dass sie allein rückwärtsgewandt die Daten zuordnen, die als Grundlage für das Modell dienen und von denen das Ergebnis schon bekannt ist. Das heißt, auf Grundlage des Wissens um die wahrheitsgemäßen und gelogenen Antworten – darauf basierte ja die Auswahl der 14 Hirnregionen –, lassen sich wahrheitsgemäße und gelogene Antworten mit den angegebenen Trefferquoten anhand der Hirnaktivierungen voneinander unterscheiden. Wer dabei den Eindruck gewinnt, sich im Kreis zu drehen, liegt ganz richtig. Schließlich handelt es sich mehr um eine »Nachhersage« als um eine Vorhersage. Dass die Unterscheidung auch bei anderen Versuchspersonen funktioniert, ist damit noch lange nicht gezeigt (vgl. dazu auch *Gedankenlesen*, Kap. 3 und 4). Daher haben Langleben und Kollegen vier weitere Studenten an dem Experiment teilnehmen lassen und ihr Modell anhand dieser neuen Daten überprüft. Dabei war die Unterscheidung in ca. 77 % der Fälle zutreffend. Hier wurden allerdings nur ca. 69 % der Lügen korrekt als solche identifiziert, dafür aber beinahe 84 % der wahrheitsgemäßen Antworten richtig zugewiesen.

Diese Quoten sind nicht schlecht. Allerdings darf man zwei Aspekte nicht vergessen: Erstens muss man die Zahlen damit vergleichen, dass gemäß einer ausführlichen und bekannten Überblicksarbeit von Psychologen zum CIT/GKT mit dem Polygraphen knapp 84 % der »schuldigen« und ca. 94 % der »unschuldigen« Versuchspersonen korrekt erkannt wurden, die Zuordnung damit im Mittel in ca. 89 % der Fälle richtig funktionierte.[9] Dennoch wird das Verfahren nur von äußerst wenigen Gerichten anerkannt. Außerdem weist es auch zu hohe Erwartungen an die Hirnforschung zurück. Mit einer neurowissenschaftlichen Untersuchung muss man den Lügen also nicht zwangsläufig näher sein. Dies räumt auch die Forschungsgruppe um Izuru Nose von der Bunkyo-Universität in Saitama (Japan) ein. In ihrem Experiment haben sie das klassische CIT/GKT-Vorgehen möglichst genau mit dem fMRT-Scanner nachvollzogen, liegen mit einer mittleren Genauigkeit in Höhe von ca. 84 % aber ebenfalls niedriger als die entsprechenden Polygraphentests. Zweitens bleibt die Frage offen, wie genau das Experiment mit ein paar Bachelorstudenten realistische Täuschungsversuche in der Lebenswelt widerspiegelt. Nicht zuletzt wurden die Versuchspersonen immer zum Lügen aufgefordert.

Auf einen Blick

Langleben und Kollegen haben Versuchspersonen den Besitz einer Spielkarte leugnen lassen. Ihrer Meinung nach entspricht die ehrliche Antwort dem Grundzustand des Gehirns. Lügen würde demnach vor allem im Unterdrücken der Wahrheit und in verstärkter Kontrolle der Antwort bestehen. Die Ergebnisse einer zweiten Untersuchung stellen diese Erklärung aber schon infrage. Dennoch konnten sie mit einer weiteren Analyse 77% der ehrlichen und unehrlichen Antworten korrekt als Wahrheit oder Lüge identifizieren.

Stehlen Sie die Uhr oder den Ring

Insbesondere dieser Aspekt der Realitätsnähe ist von der Forschungsgruppe um Andrew Kozel ernst genommen worden. Dafür haben sie aus dem größeren Umfeld ihrer Universität ganze 66 Versuchspersonen im Alter von 18 bis 50 Jahren untersucht: Männer und Frauen, Links- und Rechtshänder sowie Menschen mit unterschiedlichen Bildungsniveaus und verschiedenem ethnischen Hintergrund – afroamerikanisch, asiatisch oder westeuropäisch. Bevor die Versuchspersonen mit dem Kernspintomographen untersucht wurden, mussten sie auf Anweisung einen »Diebstahl« begehen und entweder einen Ring oder eine Uhr aus einer Schublade nehmen. Ihr »Diebesgut« mussten sie danach zusammen mit ihren eigenen Sachen in einem Schrank einschließen. Im Scanner wurden ihnen dann über einen Computerbildschirm Fragen zum Verbleib der beiden Gegenstände gestellt. Zum Beispiel: »Haben Sie die Uhr gestohlen?«, »Ist der Ring in Ihrem Schrank?«, »Haben Sie die Uhr aus der Schublade behalten?«, »Haben Sie einen Ring genommen, der Ihnen nicht gehört?«

Neben diesen beiden Zielkategorien gab es noch eine neutrale Kategorie mit allgemeinen Fragen, ob man beispielsweise einen Hund oder eine Katze besitze, Schokolade möge oder gerne Kinofilme sehe. Schließlich gab es noch Kontrollfragen über Normverstöße, ob man etwa ein gesetzestreuer Bürger sei, zu schnell fahre oder schon einmal einen geliebten Menschen getäuscht habe. Die Fragen der Zielkategorien sollten die Versuchspersonen immer verneinen, die neutralen und Kontrollfragen aber ehrlich beantworten. Hatte also jemand den Ring genommen, musste er oder sie auf alle Ring-Fragen dessen Besitz unehrlich verneinen, bei den Fragen zum Verbleib der Uhr aber ehrlich verneinen. Genau umgekehrt verhielt es sich, wenn die Versuchsperson die Uhr aus der Schublade nehmen musste.

Ein entscheidender Aspekt der Untersuchung von Kozel und Kollegen ist, dass sie ihre über 60 Versuchspersonen in zwei Gruppen unterteilten. Anhand der ersten haben sie ein Modell über die Verarbeitung von Lügen im Gehirn aufgebaut; dieses sollte dann mit den neuen Messdaten der Probanden aus der zweiten Gruppe überprüft werden. Nachdem fünf Personen vom Experiment oder der Auswertung ausgeschlossen wurden, waren 30 Probanden in der ersten und 31 in der zweiten Gruppe eingeteilt. In dem Vergleich von Lüge und Wahrheit fanden sie eine stärkere Aktivierung in sieben verschiedenen Bereichen, welche die Autoren 30 einzelnen anatomischen Regionen zugeordnet haben. Von besonderer Bedeutung waren die drei Bereiche im und um den rechten ACC sowie den rechten orbitofrontalen und den mittleren frontalen Gyrus, denn hier waren die Unterschiede zwischen den beiden Bedingungen besonders groß (siehe Abb. 3–1 auf S. 56).[10] Als Maßstab diente den Forschern dabei nicht der Ausschlag des fMRT-Signals in diesen Zielregionen, sondern die räumliche Ausbreitung des Aktivierungsunterschieds. Das heißt, sie zählten die dreidimensionalen Würfel, »Voxel« genannt, aus denen bei der fMRT das gesamte Gehirn zusammengesetzt wird und die den statistischen Vergleich auf einem bestimmten Signifikanzniveau überstanden (mehr dazu in Abschnitt 6.1).

Auf dem Prüfstand

Um ihr Modell zunächst bei der ersten Gruppe auf die Probe zu stellen, berechneten sie für jede der Versuchspersonen die Anzahl der aktivierten Voxel in den Vergleichen Lüge/Neutral und Wahrheit/Neutral. Nach einigem Ausprobieren stellte sich heraus, dass der erste Bereich – im und um den rechten ACC – sowie alle drei Bereiche zusammengenommen hier die deutlichsten Unterschiede ergaben. Dadurch konnten sie bei 27 von 30 Personen (90 %) für den ersten Bereich beziehungsweise 28 von 30 (93 %) für alle drei zusammen korrekt bestimmen, welchen der Gegenstände jede einzelne Person genommen hatte. Die spannende Frage war nun aber, ob sich dieses Verfahren auch auf die 31 neuen Versuchspersonen der zweiten Gruppe übertragen lassen würde. Durch die Auswertung ihrer hirnphysiologischen Vorgänge konnte sich nun bei 25 von 31 (81 %) beziehungsweise 28 von 31 Personen (90 %) der »entwendete« Gegenstand korrekt bestimmen lassen. Die Anzahl der aktivierten Voxel lag dafür im Mittel um etwa 50 für den ersten (ca. 150 gegenüber 100) und 150 für alle drei Hirnbereiche (ca. 350 gegenüber 200) auseinander. Um eine genauere Vorstellung von diesen Dimensionen zu erhalten: Bei der hier verwendeten Auflösung stand ein Voxel für ein Volumen von $3,25 \text{ mm} \times 3,25 \text{ mm} \times 3 \text{ mm} = 31,69 \text{ mm}^3$. Wenn im ersten Bereich bei den ehrlichen Antworten etwa 100 Voxel aktiv waren, geht es also um 3169 mm^3 Gehirngewebe. Das entspricht in etwa einem Würfel mit einer Kantenlänge von 15 mm. Im neuronalen Maßstab von Mikrometern (einem tausendstel Millimeter) sind das riesige Dimensionen.

Die Ergebnisse zur Lügenerkennung sind aber recht gut. Allerdings sind auch hier wieder zwei Aspekte zu bedenken: Erstens wurden für die wahrheitsgemäßen und gelogenen Antworten Aktivierungen in denselben Hirnregionen gefunden, wenn man diese Bedingungen mit den neutralen Fragen verglich. Nach diesen Funden sind Wahrheit und Lüge hirnphysiologisch also nicht prinzipiell unterschiedlich, sondern unterscheiden sich vor allem in der räumlichen Ausbreitung der statistisch signifikanten Aktivierungsunterschiede. In beiden Gruppen gab es zudem jeweils eine Person, bei der sich die Anzahl der Voxel im ersten Hirnbereich überhaupt nicht unterschied. Das ist ein Beispiel dafür, dass sich die Aktivitätsunterschiede im Einzelfall sehr stark vom Gruppenergebnis unterscheiden können.

Zweitens verwendete die Studie zwar nun ein realistischeres Szenario, da die Versuchspersonen ein Verbrechen zumindest spielen mussten. Ein Problem ist allerdings, dass bei dieser Vorgehensweise alle Teilnehmerinnen und Teilnehmer »Verbrecher« waren. In der praktischen Anwendung ist das aber gerade nicht so – dürfte man nämlich bereits voraussetzen, dass alle Verdächtigen schuldig sind, bräuchte man ein solches Verfahren (und einen Großteil der Ermittlungs- und Gerichtsarbeit) nicht mehr. Was genau passieren würde, wenn man eine unschuldige Person dem Test unterzieht, lässt die Studie also offen. Würde man dieselbe Vorgehensweise blind auf eine Gruppe von Versuchspersonen anwenden, die weder den Ring noch die Uhr genommen haben, würden dennoch 50 % falsch als Dieb identifiziert. Denn dann wären rein zufällig in etwa bei der Hälfte der Versuchspersonen bei den Fragen nach dem Ring, bei der anderen bei denen nach der Uhr mehr Voxel aktiviert. Daran lässt sich der statistische Punkt verdeutlichen, wie zentral die Anfangswahrscheinlichkeit (a priori Wahrscheinlichkeit) für die Zuverlässigkeit dieses Verfahrens ist. Je mehr »Verbrecher« sich darunter befinden, desto mehr wird sich die Trefferquote an die gemessenen 90 % annähern; je mehr unschuldige Versuchspersonen daran teilnehmen, desto näher wird sie bei 50 % sein.

Sabotage im Auftrag der Forschung

Dieser Einschränkungen dürften sich auch Kozel und Kollegen bewusst gewesen sein, als sie ihre 2009 publizierte Folgeuntersuchung durchführten.[11] Diese war in mehreren Punkten verbessert. Erstens mussten die Versuchspersonen jetzt ein komplexeres Verbrechen nachspielen, als einfach den Ring oder die Uhr aus der Schublade zu nehmen. Zweitens gab es diesmal auch eine Vergleichsgruppe unschuldiger Versuchspersonen. Drittens ließen die Forscher die neuen Teilnehmerinnen und Teilnehmer zusätzlich zu dem neuen auch ihr vorheriges Experiment durchspielen, um damit eine direkte Kontrolle für den neuen Test zu erhalten.

Die Versuchspersonen mussten das Labor der Forscher ganze drei Mal besuchen. Beim ersten Mal wurden sie über das Vorgehen aufgeklärt und nach ihrem Gesundheitszustand befragt und medizinisch untersucht. Beim zweiten Besuch wurden sie zufällig in eine der beiden Gruppen eingeteilt, die das gestellte Verbrechen durchführen sollte oder nicht. Dementsprechend informierte sie die Forscherin Emily Gresenko, eine Mitarbeiterin Kozels, über das weitere Vorgehen. Für die erste Gruppe sah das Versuchsprotokoll eine ganze Reihe von Aufgaben vor. Zunächst sollten sie in das Hauptgebäude der Universitätsklinik gehen und sich dort einen Brief mit der Aufschrift »vertraulich« geben lassen. Diesen sollten sie Gresenko beim dritten Termin ungeöffnet zurückgeben. Ihre nächste Aufgabe bestand darin, ein Beweisvideo zu vernichten, auf dem ein Dritter beim Überfall einer Drogerie zu beobachten sei. Dafür sollten sie in ein Büro im Gebäude der forensischen Psychiatrie gehen, wo die Beweise für eine weitere Auswertung aufbewahrt würden. Sie sollten so schnell wie möglich vorgehen und dort auf keinen Fall länger als 30 Minuten bleiben.

In dem Raum sollten sie nach einem bestimmten Aktenordner suchen, in dem sich eine CD mit dem Videomaterial befinde. Zuerst sollten sie sich das Video ansehen, um sicherzustellen, dass es sich um die richtige CD handle. Danach sollten sie diese zerstören. Gresenko schlug vor, dafür den Aktenvernichter zu verwenden, der dort ebenfalls stehe. In Wirklichkeit funktionierte dieser aber absichtlich nicht, um die Versuchspersonen nach einer eigenen Lösung suchen zu lassen. Als Beweis für den Erfolg ihres Auftrags sollten sie der Forscherin zusammen mit dem Briefumschlag ein Bruchstück der CD überbringen. Außerdem bat Gresenko sie noch um einen ganz persönlichen Gefallen. Sie habe nämlich kürzlich selbst den Laptop eines Professors entwendet, aber erst später erfahren, dass es dort Überwachungskameras gegeben habe. Sie wisse jedoch, dass sich die CD mit dem Beweisvideo in einem anderen Ordner im selben Büro befinde. Auch dieses Video sollten sich die Probanden zunächst ansehen, die CD aber zusammen mit den anderen zwei Sachen mitbringen. Während die Versuchspersonen die Tat durchführten, beobachtete Gresenko das Büro mit den CDs mithilfe versteckter Kameras. In einem bestimmten Moment würde sie dort das Telefon klingeln lassen, um den Probanden einen zusätzlichen Schrecken einzujagen.

Oder nur eine kleine Lüge

Verglichen damit hatten es die Mitglieder der zweiten Gruppe wesentlich einfacher. Diese bekamen erzählt, es würde eine Untersuchung über das Vernichten einer Beweis-CD geben und dafür bräuchten sie ein Alibi. Deshalb sollten sie behaupten, sie hätten sich im Hauptgebäude der Universitätsklinik einen vertraulichen Umschlag geben lassen. Im Gegensatz zu den anderen Versuchspersonen mussten sie diese Aufgabe aber nicht selbst durchführen. Die Idee von Kozel und Kollegen war, die Kontrollgruppe auf diese Art und Weise auch auf ein paar der Fragen lügen zu lassen, da sie die Sabotage ja nicht selbst durchführen mussten und Fragen dazu wahrheitsgemäß verneinen konnten. Die Sabotagegruppe sollte jedoch umgekehrt den Erhalt des Briefumschlags (ehrlich) zugeben, die Beteiligung an dem gespielten Verbrechen aber (unehrlich) leugnen.

Beim dritten Besuch – bei den meisten Versuchspersonen war dieser einige Tage später – mussten die Probanden beider Gruppen wieder zu Emily Grenesko gehen. Sie nahm gegebenenfalls die Materialien entgegen und stellte noch einmal sicher, dass die Instruktionen richtig verstanden worden waren. Danach brachte sie die Versuchspersonen zum Scanner und war übrigens die einzige, die im Voraus über die zufällige Aufteilung in die beiden Gruppen Bescheid wusste. Vor dem fMRT-Experiment wurden die Teilnehmerinnen und Teilnehmer über einen Computerbildschirm mit jeweils 20 Fragen konfrontiert, ob sie den Briefumschlag genommen oder die Sabotage durchgeführt hätten. Auch hier gab es wieder eine neutrale Bedingung mit 20 allgemeinen Fragen. Dieser Durchlauf diente zur Probe. Danach wurden ihnen diese Fragen in zwei getrennten Durchläufen im Hirnscanner alle noch einmal gestellt, sodass die hirnphysiologischen Vorgänge für 120 Antworten aufgezeichnet wurden. Die Mitglieder der Sabotagegruppe logen also bei allen Sabotagefragen und sagten die Wahrheit bei den Umschlagfragen; bei den Mitgliedern der Kontrollgruppe verhielt es sich gerade umgekehrt. Die neutralen Fragen sollten sie alle wahrheitsgemäß beantworten.

Damit war ihre Beteiligung aber noch nicht beendet. Hatten sie nämlich die Untersuchung über die Sabotage hinter sich, dann mussten sie – nach einer kurzen Pause – noch das ganze Experiment mit der Uhr und dem Ring durchspielen. Nach der gesamten Prozedur wurden die Probanden schließlich von Emily Grenesko abgeholt, bekamen noch ein paar abschließende Fragen gestellt und erhielten den Rest ihrer finanziellen Kompensation. Insgesamt waren das für alle drei Besuche übrigens satte 120 US-Dollar.

Die Stunde der Wahrheit

Insgesamt wurden 70 Versuchspersonen in diese Studie aufgenommen. Bereits 13 wurden jedoch schon im Vortest aussortiert, weil sie beispielsweise nicht die medizinischen Einschlusskriterien erfüllten. Von den verbleibenden 57 kamen 27 in die Sabotage- und 30 in die Kontrollgruppe ohne gespieltes Verbrechen. Vor dem dritten Termin sind jedoch fünf beziehungsweise vier Mitglieder dieser beiden Gruppen herausgefallen. Die Daten der verbleibenden 48 Versuchspersonen wurden nun von Andrew Kozel und Steven Laken, dem *Cephos*-Chef, getrennt analysiert. Dabei orientierten sie sich an den Ergebnissen der früheren Studie. Wieder wurden die aktivierten Voxel der drei Gehirnbereiche gezählt. Waren bei den Sabotagefragen verglichen mit neutral mehr davon aktiviert als bei den Briefumschlagfragen verglichen mit neutral, dann wurde darauf getippt, dass diese Person das »Verbrechen« begangen hatte. Gab es keine Differenz, war das Ergebnis undefiniert. Andernfalls wurde darauf getippt, dass dieser Proband die Sabotage wahrheitsgemäß verneine, also unschuldig sei. Analog wurde mit dem zweiten Experiment verfahren, bei dem es um die Uhr und den Ring ging.

Die beiden Forscher führten dann einige Qualitätsprüfungen mit den Daten durch. Hatte sich jemand im Scanner zu stark bewegt oder war es bei den Messungen zu Ausfällen gekommen, wurde er oder sie ausgeschlossen. Wer beim Beantworten der Fragen zu viele Fehler gemacht oder das Versuchsprotokoll auf andere Weise nicht genau eingehalten hatte, dessen Ergebnisse wurden ebenfalls entfernt. Nun verglichen Kozel und Laken ihre Auswertungen miteinander. Kamen sie bei einer Versuchsperson zu unterschiedlichen Ergebnissen, mussten beide für diesen Fall die gesamte Auswertung noch einmal durchführen. Waren sie sich danach weiterhin uneins, wurde auch dieser Proband ausgeschlossen. Das ist in zwei Fällen geschehen. Am Rande sei hier darauf verwiesen, dass die Möglichkeit eines solchen Falls überraschend ist, waren die Kontrollkriterien doch klar vorgegeben. Die durchschnittliche fMRT-Auswertung wird jedoch im Vergleich dazu nur von einer Person durchgeführt. Wenn man nun davon ausgeht, dass die Software bei jedem Durchlauf dasselbe rechnet, dann muss man zu dem Ergebnis kommen, dass selbst Datenanalysten wie Kozel und Laken mit mehrjähriger Erfahrung hier Fehler passieren können, die das Ergebnis der Auswertung beeinflussen.

Der Qualitätskontrolle fielen weitere zwölf Versuchspersonen zum Opfer, acht in der Sabotage-, vier in der Kontrollgruppe. Damit bleiben in der ersten nur noch 14, in der zweiten immerhin 22 übrig. Von den ursprünglich 70 Menschen, die am Experiment teilnehmen wollten, ist also gerade noch einmal die Hälfte vorhanden. Selbst dies war den Forschern aber noch nicht genug.

Schließlich haben sie die Aufgabe mit der Uhr und dem Ring noch einmal durchführen lassen, um die Eignung ihres Modells für die neuen Versuchspersonen zu testen. Nur wer in diesem Test richtig klassifiziert wurde, der sollte auf den Sabotageakt hin ausgewertet werden. Tatsächlich wurden durch diesen Schritt noch einmal fünf Versuchspersonen aus der Sabotagegruppe und sechs der Kontrollpersonen ausgeschlossen. Nur bei 25 der 36 geprüften Probanden ließ sich also korrekt bestimmen, ob sie die Uhr oder den Ring mitgenommen hatten. Das bedeutet auch, dass die Zuverlässigkeit des Verfahrens von zuvor 93 % (Modellbildung) beziehungsweise 90 % (Modellüberprüfung) auf nurmehr 71 % (neue Modellüberprüfung) gesunken ist.

Große Überraschung

Von den zum Schluss verbleibenden 25 Probanden wurden nun 14 (56 %) dem gespielten Verbrechen korrekt zugeordnet. Zwar wurden alle neun Saboteure als solche erkannt, jedoch nur fünf der 16 Unschuldigen treffend eingeordnet. Bei einer dieser Versuchspersonen war das Ergebnis unklar, doch zwei Drittel wurden fälschlicherweise als schuldig angesehen! Das entspricht einer Sensitivität von 100 %, jedoch einer Spezifität von nur 33 %. Hält man sich vor Augen, dass bis zu diesem Punkt beinahe zwei von drei Versuchspersonen auf der Strecke geblieben sind, ist dieses Ergebnis enttäuschend. Erinnern Sie sich noch an den Fernsehauftritt von Steven Laken? Wüsste die misstrauische Ehefrau Marie von diesem Ergebnis, würde sie der Auswertung dann immer noch glauben oder doch die Aussage des untreuen Eds akzeptieren?

Die Forscher sind für dieses mehrstufige Studiendesign mit der Qualitäts- und Prüfphase sowie für ihre ehrliche Darstellung aber zu loben. Sie haben die Auswertungen allerdings auch separat mit den zuvor ausgeschlossenen Probanden durchgeführt. Die lockereren Kriterien änderten das Bild jedoch nicht entscheidend. Zwar stieg nun die Spezifität auf 42 % an, wurden also weniger Unschuldige fälschlicherweise als schuldig bezeichnet. Dafür sank aber auch die Sensitivität auf 92 %, entgingen dem Verfahren also ein paar der Saboteure. Am Rande sei hier noch erwähnt, dass die Forscher ihre fMRT-Daten auch auf Gruppenebene ausgewertet haben. Das war zwar für die individuelle Klassifikation der Versuchspersonen nicht nötig. Mit Blick auf die Replizierbarkeit der ursprünglichen Studie lässt dies aber einen interessanten Vergleich zu. Schließlich hatten Kozel und Kollegen auf so einem Gruppenvergleich basierend die drei Zielregionen ihres Modells ausgewählt.

Sehr überraschend fanden die Forscher auf demselben statistischen Niveau aber *weder* für das wiederholte Uhr-Ring-Experiment, *noch* für die

Sabotage-Auswertung *irgendeine* Aktivierung im Vergleich von gelogenen und wahrheitsgemäßen Antworten! Von den 327 (Bereich 1) plus 271 (Bereich 2) plus 140 (Bereich 3) stärker aktivierten Voxeln der ursprünglichen Modellbaugruppe sowie 332 weiteren Voxeln aus vier anderen Hirnbereichen, also von zusammengenommen 1070 Voxeln, war bei beiden neueren Experimenten kein einziges mehr stärker aktiviert. Erst als die Forscher beide Versuchsgruppen getrennt analysierten, konnten sie wieder Aktivierungsunterschiede feststellen. Dass die Klassifikation von Sabotage oder nicht beziehungsweise von Ring oder Uhr angesichts dieser enttäuschenden Lage überhaupt so gut funktioniert, führt uns den dramatischen möglichen Unterschied zwischen Auswertungen von Gruppen und Individuen vor Augen.

Eine Erklärung ist nötig

Natürlich können die Forscher diese Überraschungen nicht unkommentiert lassen. Die große Fehlerrate bei den unschuldigen Versuchspersonen sei darauf zurückzuführen, dass das Lügen über den Briefumschlag kognitiv zu einfach sei und daher nicht zu zuverlässigen Aktivierungen geführt habe. Für die Subtraktion der Voxelzahlen von Lüge/Neutral und Wahrheit/Neutral war es für diese Gruppe wichtig, eine weiter ausgebreitete Aktivierung bei den Fragen nach dem Briefumschlag zu erzielen als bei den Fragen zum Sabotageakt. Ferner geben Kozel und Kollegen zu bedenken, dass es ein Unterschied sei, ob man a) über die Durchführung einer Aufgabe lüge oder b) darüber, eine Aufgabe *nicht* durchgeführt zu haben. Während die Saboteure also tatsächlich alle Aufgaben selbst durchführen mussten, vom Abholen des Briefumschlags bis zum Vernichten und Stehlen der CDs, hatten die Mitglieder der Kontrollgruppe die Sache mit dem vertraulichen Brief nur als Alibi erfinden sollen.

Dies könnte zwar tatsächlich die kognitiven und hirnphysiologischen Unterschiede zwischen den Gruppen erklären, würde aber letztlich negativ auf das Verfahren der Forscher zurückfallen: Schließlich müsste man die Verdächtigten dann dazu bringen, über einen vergleichbaren Fall ernsthaft zu lügen. Gelingt dies den Versuchsleitern aber nicht, so würden mehr tatsächlich Unschuldige irrtümlich als schuldig erscheinen. Das erinnert an das Problem der überzeugenden Kontrollfragen beim CQT, den viele Forscher aufgrund seiner Subjektivität gerade hinter sich lassen wollen. Sind hier nämlich die Kontrollfragen nicht unangenehm genug, dann überrascht es nicht, wenn zu Unrecht Verdächtigte auf die Zielfragen nach dem wirklichen Verbrechen stärker reagieren.

Von besonderem Interesse ist auch, wie Kozel und Kollegen die deutliche Verschlechterung ihres ursprünglichen Uhr-Ring-Experiments von 90 % auf

71 % erklären. Zum einen hätten die Versuchspersonen für die neuere Studie keinen zusätzlichen Anreiz erhalten. So hätten sie beim ersten Mal die 50 Dollar nur unter der Bedingung versprochen bekommen, wenn es ihnen gelänge, den Versuchsleiter über den entwendeten Gegenstand zu täuschen. Wie schon bei Langleben und Kollegen war dies aber nur ein Trick, um die Motivation zu erhöhen. Zum anderen seien die Versuchspersonen bei der neueren Untersuchung schon durch das Sabotage-Experiment ermüdet gewesen und sei ihnen die Uhr-Ring-Aufgabe im Vergleich zum Sabotageakt wahrscheinlich als viel weniger ernsthaft erschienen. Um vier Minuten Untersuchungszeit zu sparen, hatten die Forscher die ursprünglich noch verwendeten Fragen zum Moralverhalten entfernt, die für das später entwickelte Modell jedoch keine große Rolle mehr spielten. Auch diese Entscheidung könne die Hirnaktivierung bei den anderen Bedingungen verändert haben.

Kaum belohnte Ehrlichkeit

Noch einmal möchte ich die Offenheit und Ehrlichkeit der Wissenschaftler in der Veröffentlichung dieser Untersuchung unterstreichen. Diese sind für die theoretische Beurteilung von großer Bedeutung. So verweisen Kozel und Kollegen noch auf zusätzliche Einschränkungen, beispielsweise durch den Ausschluss vieler Versuchspersonen. Wer beispielsweise nicht in die Altersgruppe von 18 bis 50 fiel, ernsthaft krank war oder aus anderen Gründen Medikamente einnahm, durfte an dem Experiment nicht teilnehmen. Natürlich ist dann auch keine Aussage darüber möglich, wie sehr sich die Hirnaktivierungen bei diesen Personengruppen unterscheiden und wie gut das Verfahren dann noch funktionieren würde. Andererseits ist diese Frage aber nebensächlich, wenn sich bereits die streng kontrolliert ausgewählten Versuchspersonen deutlich zwischen den Untersuchungen unterscheiden.

Es ist schade, dass die erste Untersuchung, die Erfolgsgeschichte, in der namhaften Zeitschrift *Biological Psychiatry* veröffentlicht und bereits ganze 68 Mal zitiert wurde, die zweite, der relative Misserfolg, allerdings nur im *Journal of Forensic Sciences*. Aufgrund der zeitlichen Verzögerung von vier Jahren kann man aus den bisher nur vier Zitationen der zweiten Arbeit natürlich keine Rückschlüsse ziehen. Allerdings hat die erste Zeitschrift einen *Impact Factor* von knapp 9, die zweite aber nur von 1,5. Der Impact Factor ist ein Popularitätsmaß und gibt die durchschnittliche Häufigkeit an, mit der die Artikel einer Zeitschrift in den vorangegangenen zwei Jahren pro Jahr zitiert wurden (inklusive Selbstzitate). Obwohl gerade auch die Einschränkungen dieser Experimente für die Öffentlichkeit wichtig sind, ist daher zu befürchten, dass sie viel weniger Beachtung erfahren.

Auf einen Blick

Kozel und Kollegen ließen Versuchspersonen einen gestellten Diebstahl und einen gestellten Sabotageakt durchführen. Mit einer ersten Gruppe von Versuchspersonen wurde ein Modell aufgestellt und mit einer zweiten überprüft. Dabei konnte der gestohlene Gegenstand zu 93 % beziehungsweise 90 % richtig identifiziert werden. Der Sabotageakt ließ sich zwar bei allen ausgewählten Probanden im Gehirn erkennen. Dafür wurden aber auch zwei Drittel der Unschuldigen falsch zugeordnet. Zudem sank trotz strenger Kontrollen die Trefferquote des ersten Verfahrens bei einer Wiederholung auf 71 %.

Eine Schummelei zum Schluss

Bevor wir uns im folgenden Abschnitt mit einem anderen Thema »gefährlicher Gehirne« beschäftigen, möchte ich hier noch kurz auf eine aktuelle Studie im Kontext der Lügenforschung eingehen. Dabei begegnet uns Joshua D. Greene wieder, acht Jahre nach seiner ersten Veröffentlichung in *Science* und inzwischen als Psychologe an der Harvard-Universität in Cambridge (US-Bundesstaat Massachusetts) tätig. Er und sein Kollege Joseph M. Paxton ließen ihre Versuchspersonen im Hirnscanner schummeln. Im Gegensatz zu den vorherigen Untersuchungen von Lüge und Täuschung geschah dies jedoch nicht auf eine ausdrückliche Anweisung der Versuchsleiter hin. Tatsächlich hatten die Versuchsleiter sogar Anweisungen gegeben, bei der Aufgabe *nicht* zu täuschen. In dem Experiment mussten die Probanden den Ausgang eines Münzwurfs vorhersagen und konnten dabei Geld gewinnen. Allerdings wurde der Tipp nur in der Hälfte der Fälle im Voraus aufgezeichnet. In der anderen Hälfte konnten die Teilnehmer später selbst angeben, ob sie richtig oder falsch lagen – und damit durch eine Schummelei Geld verdienen und zwar bis zu sieben US-Dollar pro Durchlauf.

An dem Versuch nahmen 35 rechtshändige Männer und Frauen im Alter von im Mittel 24 Jahren teil, die das Spiel ganze 210 Mal mitmachen mussten. Bevor sie mit den Münzwürfen begannen, sollten sie aber noch einen Fragebogen über paranormale Fähigkeiten ausfüllen, in dem es um Hellseherei ging. Diese Idee haben sich die Forscher einfallen lassen, um die wahre Absicht hinter dem Experiment zu verschleiern. Anhand der gemittelten Entscheidungen jeder Versuchsperson unterschieden Greene und Paxton nach dem Experiment eine ehrliche, eine unklare und eine unehrliche Gruppe. Der Gedanke hierbei war, dass man – ohne hellseherische Fähigkeiten – bei der Vorhersage im Mittel in etwa 50 % der Fälle richtig liegen müsste, also der Zufallswahrscheinlichkeit. Wer nach eigenem Bekunden allerdings zu häufig den korrekten Ausgang des Münzwurfs getippt hatte, der machte sich des

Schummelns verdächtig. Die Forscher zogen die Grenze bei 69 %. Wer so häufig oder noch öfter von sich selbst behauptete, mit seiner Vorhersage richtig gelegen zu haben, der kam in die Gruppe der unehrlichen Spieler. Das traf auf 14 der 35 Versuchspersonen zu, die im Mittel 84 % der Münzwürfe richtig »geraten« hatten. Diesen wurden die 14 Probanden mit der niedrigsten Trefferquote als ehrliche Gruppe gegenübergestellt, deren Mittelwert bei 52 % lag. Die sieben verbleibenden Versuchspersonen wurden als unklar eingestuft und in der Auswertung der Hirnphysiologie nicht weiter betrachtet.

Mit diesem Experiment wollten Greene und Paxton zwei Hypothesen über die Psychologie ehrlicher Reaktionen gegeneinander testen. Gemäß der ersten widerstehen Versuchspersonen der Versuchung zu täuschen dank willentlicher Kontrolle – »Willenshypothese«. Gemäß der zweiten verhalten sich Probanden ehrlich, wenn sie keine Versuchung verspüren – »Gnadenhypothese« vom englischen Wort *grace*. In diesem Fall würde ihr Verhalten durch die An- oder Abwesenheit bestimmter automatischer Prozesse bestimmt, auf die sie selbst weniger direkten Einfluss hätten. Beide würden sich gemäß der Gehirn- und Verhaltensreaktionen voneinander unterscheiden lassen: Stimme die Willenshypothese, so würde man bei einem ehrlichen Verzicht eine stärkere Aktivierung in einem »Kontrollnetzwerk« erwarten, vor allem in dem uns bereits bekannten ACC und DLPFC. Außerdem sollten dementsprechend die Reaktionszeiten länger sein, da die Probanden dann der Versuchung aktiv widerstehen müssten. Gemäß der Gnadenhypothese in einer starken Form würde man jedoch weder auf der Ebene des Verhaltens noch der Hirnphysiologie Unterschiede erwarten.

Aktive Kontrolle oder passive Gnade?

Tatsächlich konnten Greene und Paxton die Gnadenhypothese recht deutlich stützen. Im Vergleich der ehrlichen mit den erzwungenen Verlusten fanden sich nämlich keine signifikanten Unterschiede.[12] Die Reaktionen waren mit 520 Millisekunden gegenüber 580 Millisekunden sehr ähnlich und in den erwarteten Hirnregionen gab es keinen Aktivierungsanstieg. Die Ergebnisse der unehrlichen Gruppe sind aber auffällig. Zwar fand sich bei ihnen konsistent mit den vorherigen Untersuchungen zur Täuschung eine erhöhte Aktivierung im »Kontrollnetzwerk«. Überraschenderweise war diese aber gerade dann am ausgeprägtesten, wenn die insgesamt unehrlichen Versuchspersonen eine *ehrliche* Antwort gaben, also der Möglichkeit zu schummeln zum Trotz auf den Gewinn eines Durchlaufs verzichteten!

Dies stellt die Idee von den wahrheitsgemäßen Antworten als Standardzustand des Gehirns infrage, die in der Literatur aufgrund häufig fehlender Aktivierungszunahmen in den entsprechenden Bedingungen formuliert wurde. Dementsprechend erklären die Forscher, diese Aktivierungen könnten kaum mit der Überwindung einer ehrlichen Standardantwort einhergehen – so waren die Aufgaben von ACC und DLPFC vorher interpretiert worden –, denn die letztlich gegebenen Antworten in diesen Durchläufen seien ja selbst ehrlich. Greene und Paxton stellen zwei mögliche Alternativen in den Raum: Vielleicht würden die ehrlichen Probanden zwar automatisch reagieren (Gnadenhypothese), könnten die unehrlichen der Versuchung aber trotz ihrer kognitiven Bemühungen nicht erfolgreich widerstehen (negative Willenshypothese). Alternativ könnte es sein, dass sich die unehrlichen Versuchspersonen aktiver für oder gegen eine Lüge entscheiden als die ehrlichen. Anhand der vorliegenden Daten lässt sich das Rätsel zwar nicht lösen, dieser Fund stellt aber ein schönes Beispiel in Sachen »Neuro-Bescheidenheit« dar: Man sollte sich (zumindest beim heutigen Forschungsstand) davor hüten, jemanden aufgrund seiner Hirnaktivierung als Lügner zu bezeichnen. Es könnte nämlich zu Unrecht einen allgemein zwar eher unehrlichen Menschen treffen, der sich in diesem Fall aber besonders um eine ehrliche Antwort bemüht!

Auf einen Blick
Joshua Greene und Joseph Paxton verleiteten ihre Versuchspersonen zum Schummeln. Ehrliche Probanden schienen weniger Versuchung zu empfinden und daher weniger Selbstkontrolle nötig zu haben. Das Kontrollnetzwerk war jedoch bei den unehrlichen Versuchspersonen stärker aktiv. Überraschend zeigten diese hier aber gerade bei ihren (wenigen) ehrlichen Antworten die stärkste Aktivierung. Das stellt die Vorstellung von Ehrlichkeit als Standardzustand des Gehirns weiter infrage.

3.2 Gewalt und Gehirn

Die Untersuchung nachgestellter Lügen im Labor mag man intellektuell interessant finden. Mögliche Anwendungen scheinen angesichts des Forschungsstands aber nicht in Reichweite (mehr dazu in Abschnitt 4.2). Wenn es aber um reale Gewalt geht, dann liegt die gesellschaftliche Relevanz auf der Hand. Während dieses Buch entstand, flammte in Deutschland unter dem Stichwort »Sicherheit« die Diskussion um eine nachträgliche Sicherungsverwahrung wieder auf. Eine Sicherungsverwahrung kann zurzeit nur dann von einem Gericht angeordnet werden, wenn ein Täter wiederholt eine besonders schwere Straftat begeht und eine Prognose seine Gefährlichkeit für die Allgemeinheit feststellt. Um die Gesellschaft zu schützen, ist diese Maßnahme im Gegensatz zu einer Haftstrafe sogar zeitlich unbefristet. Für den Betroffenen bedeutet dies einen weiteren Freiheitsentzug, der im Gegensatz zur dann bereits verbüßten Strafe jedoch mit einigen Erleichterungen einhergeht. In regelmäßigen Abständen muss dann überprüft werden, ob die Gefährlichkeit weiterhin besteht und die Maßnahme weiterhin gerechtfertigt ist. Ist die Gefährlichkeit eines solchen Straftäters bei der Verurteilung noch nicht eindeutig abzuschätzen, dann kann eine Sicherungsverwahrung auch auf Vorbehalt angeordnet werden. Damit wird eine Entscheidung auf einen späteren Moment verschoben, üblicherweise auf einige Monate vor einer möglichen Freilassung auf Bewährung.

Schuldunfähigkeit, psychiatrische Unterbringung und Sicherungsverwahrung nach dem deutschen Strafgesetzbuch (StGB)

§ 20: Ohne Schuld handelt, wer bei Begehung der Tat wegen einer krankhaften seelischen Störung, wegen einer tiefgreifenden Bewußtseinsstörung oder wegen Schwachsinns oder einer schweren anderen seelischen Abartigkeit unfähig ist, das Unrecht der Tat einzusehen oder nach dieser Einsicht zu handeln.

§ 21: Ist die Fähigkeit des Täters, das Unrecht der Tat einzusehen oder nach dieser Einsicht zu handeln, aus einem der in § 20 bezeichneten Gründe bei Begehung der Tat erheblich vermindert, so kann die Strafe nach § 49 Abs. 1 gemildert werden.

§ 63: Hat jemand eine rechtswidrige Tat im Zustand der Schuldunfähigkeit (§ 20) oder der verminderten Schuldfähigkeit (§ 21) begangen, so ordnet das Gericht die Unterbringung in einem psychiatrischen Krankenhaus an, wenn die Gesamtwürdigung des Täters und seiner Tat ergibt, daß von ihm infolge seines Zustandes erhebliche rechtswidrige Taten zu erwarten sind und er deshalb für die Allgemeinheit gefährlich ist.

Die Paragraphen zur Sicherungsverwahrung (§§ 66, 66 a und 66 b) sind vergleichsweise kompliziert und würden hier mehrere Seiten füllen. Zentral ist jedoch, dass es sich um einen Widerholungstäter handeln muss, von dem aufgrund seines Hangs zu weiteren erheblichen Straftaten eine Gefahr für die Allgemeinheit ausgeht.

In die Kritik geraten ist aber insbesondere die nachträgliche Anordnung der Sicherungsverwahrung, sofern auf die Gefährlichkeit des Straftäters weisende Tatsachen erst nach dem Urteil bekannt werden. Diese Möglichkeit ist zwar ebenfalls im deutschen Strafgesetzbuch (StGB) verankert, bei einer Prüfung durch den Europäischen Gerichtshof für Menschenrechte jüngst aber zumindest indirekt infrage gestellt worden. Gemäß dem zurzeit diskutierten »Gesetz zur Therapierung und Unterbringung psychisch gestörter Gewalttäter« soll eine Unterbringung in einer »Sicherungsverwahranstalt« neu geregelt werden. Damit sollen auch rückwirkend diejenigen gefährlichen Straftäter erfasst werden, bei denen zum Zeitpunkt des Urteils noch keine Sicherungsverwahrung angeordnet wurde. Ob dieser Plan aufgeht, muss sich erst in zukünftiger höchstrichterlicher Rechtsprechung herausstellen. Vieles deutet aber schon jetzt darauf hin, Gefährlichkeit stärker als psychische Erkrankung anzusehen. Mit Blick auf eine Zukunftsprognose stellt sich dann die Frage, ob es tatsächlich so etwas wie »gefährliche Gehirne« gibt.

Gefährliche Persönlichkeiten

Ähnliche Überlegungen gelten für die psychiatrischen Unterbringungsmaßnahmen eines Täters, der aufgrund einer psychischen Störung als vermindert schuldfähig oder gänzlich schuldunfähig eingestuft wird. Auch hier ist die Beurteilung der Gefährlichkeit für die Allgemeinheit zentral und besteht eine Möglichkeit, neben oder anstelle einer Strafe eine Unterbringung zur Besserung und Sicherung anzuordnen. Mit der Antisozialen Persönlichkeitsstörung (englisch APD) oder der Psychopathie stehen zumindest schon entsprechende psychiatrische Kategorien bereit, deren Bestandteil wiederholtes kriminelles Verhalten ist. Daher wird es in diesem Abschnitt um die neurowissenschaftlichen Befunde darüber gehen, inwiefern Gefährlichkeit ein Gehirnprodukt ist und sich ein Hang zu Straftaten im Gehirn feststellen lässt.

Zuerst aber noch eine begriffliche Vorbemerkung: Die Bezeichnung »Psychopathie« hat bereits im 19. Jahrhundert Eingang in die Medizin gefunden. Sie hat im Lauf der Zeit jedoch mehrere Male ihre Bedeutung verändert. Insbesondere im deutschen Sprachraum ist Ende des 19./Anfang des 20. Jahrhunderts Psychopathie mit Vorstellungen über die Erblichkeit minderwertiger Charakterzüge und Eugenik in Zusammenhang gebracht worden. Schließlich haben die Nationalsozialisten den Begriff missbraucht, um Menschen mit abweichenden Meinungen oder Befehlsverweigerer aus dem Weg zu räumen. Sie konnten dann in Irrenhäusern beispielsweise mit Elektroschocks »kuriert« werden oder endgültig ins Konzentrationslager abgeschoben werden. Gemäß dem »Gesetz zur Verhütung erbkranken Nachwuchses« konnte auch eine Zwangssterilisation drohen.[13] Ein Missbrauch des Psychopathiebegriffs ist aber kein rein deutsches Phänomen. So wurden zeitgleich mit der Naziherrschaft in Deutschland in den USA etwa Homosexuelle nicht nur als Kriminelle, sondern auch als Psychopathen angesehen und auf abnormale Hirnaktivität untersucht.[14] Wenigstens wurden sie dann nicht in den Krieg geschickt. Ob es ihnen aber im Gefängnis besser erging, ist eine andere Frage.

Gefährliche Persönlichkeiten

Antisoziale Persönlichkeitsstörung nach DSM III-R (1987)

Jemand ist mindestens 18 Jahre alt, wies bereits als Minderjähriger eine Störung des Sozialverhaltens auf und erfüllt mindestens vier dieser zehn Kriterien:

1. Unfähigkeit, ein stabiles Arbeitsverhältnis auszuüben;
2. wiederholte Normverstöße gegen das Gesetz, die zur Festnahme führen könnten;
3. Reizbarkeit oder Aggressivität;
4. kommt wiederholt finanziellen Verpflichtungen nicht nach;
5. Impulsivität oder Unfähigkeit, vorauszuplanen;
6. wiederholtes Lügen und Täuschen;
7. kümmert sich nicht um die eigene Sicherheit oder die von anderen, z.B. durch betrunkenes oder wiederholtes schnelles Fahren;
8. falls Erziehungsberechtigter, kümmert sich nicht verantwortungsvoll um Kind(er);
9. hat nie eine völlig monogame Beziehung für mehr als ein Jahr aufrechterhalten;
10. Mangel an Reue.

Das antisoziale Verhalten darf ferner nicht nur während einer Schizophrenie oder manischen Episode auftreten.

Antisoziale Persönlichkeitsstörung nach DSM IV-TR (2000)

Gemäß der neueren Ausgabe müssen derzeit mindestens drei dieser sieben Kriterien vorliegen:

1. wiederholte Normverstöße gegen das Gesetz, die zur Festnahme führen könnten;
2. wiederholtes Lügen und Täuschen;
3. Impulsivität oder Unfähigkeit, vorauszuplanen;
4. Reizbarkeit oder Impulsivität;
5. kümmert sich nicht um die eigene Sicherheit oder die von anderen;
6. bleibende Verantwortungslosigkeit, die sich in der Unfähigkeit äußert, ein stabiles Arbeitsverhältnis auszuüben oder seinen finanziellen Verpflichtungen nachzukommen;
7. Mangel an Reue.

Antisoziale/psychopathische Persönlichkeitsstörung nach DSM 5
(derzeitiger Vorschlag; voraussichtlich 2013)

Die folgenden neun Kriterien sollen jeweils mit einer Vier-Punkte-Skala auf Übereinstimmung mit einem Individuum überprüft werden. Anhand der gesammelten Punkte soll dann die Ausgeprägtheit der Persönlichkeitsstörung auf einer Skala von 1 bis 5 erfasst werden:

1. Gefühllosigkeit;
2. Aggressivität;
3. Manipulativität;
4. Feindseligkeit;
5. Unehrlichkeit;
6. Narzissmus;
7. Unverantwortlichkeit;
8. Gewissenlosigkeit;
9. Impulsivität.

Psychopathie nach Robert Hare (PCL-R; 1991)

Nach der *Psychopathy Checklist* (PCL) des kanadischen Kriminalpsychologen Hare misst man Psychopathie anhand der zwei Faktoren emotionale Distanziertheit (z. B. Gefühllosigkeit, Manipulativität, Gewissenskälte) und antisoziales Verhalten (z. B. Impulsivität und Gewalttätigkeit). Im Gegensatz zu den traditionellen DSM-Diagnosen ist die PCL dazu entwickelt, verschiedene Schweregrade der Störung nach einem Punktesystem zu diagnostizieren.

Kommen wir in die Gegenwart zurück. Die Redeweise von einer Dis- oder Antisozialen Persönlichkeitsstörung sollte die Bezeichnungen »Soziopath« oder »Psychopath« eigentlich obsolet machen. Doch ist »Psychopathie« vor allem in der forensischen Psychologie und Psychiatrie eine verbreitete Kategorie geblieben. Nach dem in den letzten Jahrzehnten vom kanadischen Kriminalpsychologen Richard D. Hare entwickelten weitverbreiteten Ansatz versteht man darunter eine Mischung aus emotionaler Distanziertheit auf der einen und Aggressivität auf der anderen Seite. Darunter kann man sich vor allem besonders kaltblütige, gewissenlose und manipulative Menschen vorstellen, die zur Erreichung ihrer Ziele auch vor Täuschung, Einschüchterung und Gewalt nicht zurückschrecken. Dank ihrer hohen Intelligenz und ihrem besonderen Charme können sie oft über lange Zeit unentdeckt bleiben. Hares Untersuchungen zufolge haben es manche Psychopathen sogar bis in die Führungsetagen einiger Großkonzerne geschafft.[15]

Tatsächlich erlebt die Redeweise von der Psychopathie zurzeit eine Renaissance und soll der Begriff in die voraussichtlich 2013 erscheinende neue Ausgabe des nordamerikanischen *Diagnostic and Statistical Manual of Mental Disorders* (DSM) in Form einer »antisozialen/psychopathischen Persönlichkeitsstörung« wieder aufgenommen werden.[16] Das DSM wird umgangssprachlich manchmal als »Psychiatrie-Bibel« bezeichnet und ist weit über Nordamerika hinaus von Einfluss. Vor diesem Hintergrund ist es interessant, zunächst einige der bekannteren Einzelfallbeispiele »gefährlicher Gehirne« näher zu betrachten. Dabei sollte man im Hinterkopf behalten, dass sich die psychiatrischen Krankheitsdefinitionen im Lauf der Zeit verändert haben und die Begriffe heute nicht mehr dieselbe Bedeutung haben wie früher. Danach werde ich den aktuellen Stand der Forschung zusammenfassen, der noch stets von den historischen Fällen beeinflusst wird.

Ein bekannter Patient

Kennen Sie den Fall von Phineas Gage, dem nordamerikanischen Bahnarbeiter, dem bei einem Arbeitsunfall am 13. September 1848 eine zirka 6,5 Kilogramm schwere und etwas mehr als einen Meter lange, an einem Ende spitz zulaufende Eisenstange durch den Kopf schoss? Ein Moment der Unachtsamkeit hatte dazu geführt, dass der mit Sprengungen zum Bau von Eisenbahnschienen beauftragte Gage sein Werkzeug in das mit Schwarzpulver gefüllte Bohrloch stieß, bevor es mit schützendem Sand abgedichtet war. Das Eisen schlug auf Fels, Funken entzündeten die Sprengladung und der Bahnarbeiter wurde im Bruchteil einer Sekunde zu einem der berühmtesten Patienten der Hirnforschung. Denn obwohl das Geschoss einige seiner Schädelknochen durchbrach, sein linkes Auge verletzte und auf seinem Weg durch den Kopf auch den Frontallappen passierte, konnte er binnen weniger Minuten nach dem Unfall wieder sprechen. Von seinen Kollegen in einen Ochsenkarren gebracht, fuhr er aufrecht sitzend zu seinem etwa einen Kilometer entfernten Hotel im Dorf Cavendish (US-Bundesstaat Vermont) zurück und brauchte nur ein wenig Unterstützung beim Treppensteigen. Für die Zuschauer oder auch John Harlow, den behandelnden Arzt, dürfte das blutüberströmte Unfallopfer kein angenehmer Anblick gewesen sein.

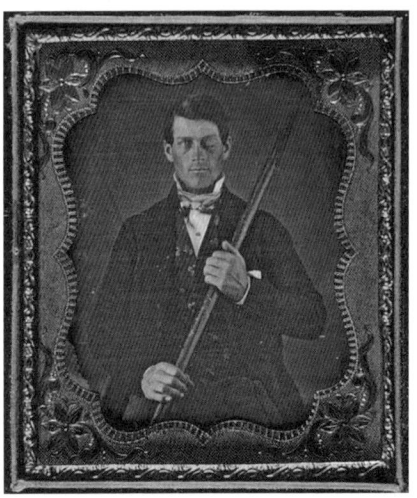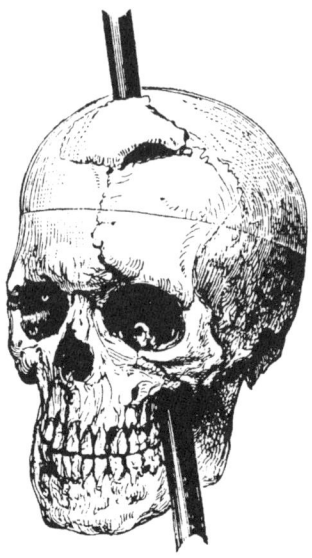

Abb. 3-2 Phineas Gage (1823–1860), der durch den Arbeitsunfall im September 1848 ein Auge sowie Teile seines Frontalhirns verlor und zu einem der berühmtesten Patienten der Hirnforschung wurde. Er gilt bis heute als Prototyp antisozialer oder gar psychopathischer Persönlichkeiten. Die angeblichen Auswirkungen auf seine Psyche sind in der Literatur aber oft übertrieben, zum Teil sogar gar frei erfunden. Links: Foto aus der Sammlung von Jack und Beverly Wilgus, mit freundlicher Genehmigung, auf dem Gage erst 2009 mithilfe der Internet-Community identifiziert wurde. Rechts: Eine Zeichnung von Gages Schädel nach Harlow, 1868.

Seitdem sind 162 Jahre vergangen. Das ist viel Zeit, um den Fall wieder und wieder zu schildern. Auch heute findet sich die Geschichte in vielen Darstellungen über den Zusammenhang von Gehirnstruktur und -funktion. Insbesondere im Bereich der sozialen Kognition gilt nämlich die beim Unfall wahrscheinlich verletzte Gehirnregion, der orbitomediale beziehungsweise ventromediale prefrontale Kortex (OMPFC/VMPFC), der grob gesagt hinter den Augen und in der Mitte liegt, als äußerst wichtige Struktur. Dazu haben in jüngster Zeit vor allem Hannah Damasio und Kollegen beigetragen, die den in der Sammlung des *Warren Anatomical Medical Museum* an der Harvard-Universität aufbewahrten Schädel Gages fotografierten und röntgten. Auf dieser Grundlage haben sie ein Modell entwickelt und damit das Ausmaß der Hirnschädigung abgeschätzt. In seinem erfolgreichen populärwissenschaftlichen Buch *Descartes' Irrtum* hat Antonio R. Damasio den Fall ebenfalls aufgegriffen und ihm eine wichtige Rolle beigemessen.

Das Forscherehepaar zeichnet einen deutlichen Kontrast der Persönlichkeit des Bahnarbeiters vor und nach dem Unfall. Vorher sei er ein intelligenter, vorbildlicher, sozial anerkannter und bei seinen Freunden beliebter Mann gewesen, nachher ein unzuverlässiger Säufer, der sich nicht an soziale Konventionen halte, eine Art Vagabundenleben führe und ruhelos von Ort zu Ort ziehe, auf Pferdefarmen nur kurzzeitige Jobs annehme, Fantasiegeschichten erzähle, lüge und an die Persönlichkeit eines Psychopathen erinnere.[17] Gemäß der Interpretationen der Damasios in fachlicheren Begriffen war er nach dem Unfall in emotionaler Informationsverarbeitung und rationalen Entscheiden eingeschränkt. Die zentrale und weltweit sehr einschlägige Botschaft lautete: Ohne Gefühl keine Vernunft! Antonio Damasio fasst den Fall am Anfang seines Buchs wie folgt zusammen:

> »Nach dem Unfall kümmerten ihn keine sozialen Konventionen mehr, er verstieß gegen moralische Prinzipien, traf Entscheidungen, die seinen Interessen zuwiderliefen, und verbreitete Geschichten, ›die, allein seiner Phantasie entsprungen, jeder Grundlage entbehrten‹, wie Harlow [der behandelnde Arzt, Anm. d. A.] es ausdrückte. Gage ließ durch nichts erkennen, dass er sich um die Zukunft sorgte oder vorausplante. … Zweifellos wurde Gages Persönlichkeitsveränderung durch eine umschriebene Gehirnläsion in einem bestimmten Bereich verursacht.«[18]

Der Geschichte auf den Grund gegangen

Ist Phineas Gage also vom einen auf den anderen Moment vom sozialen Vorbild zum Proto-Psychopathen geworden? Diese Geschichte ist wieder und wieder erzählt worden. Vor ein paar Jahren habe ich mich selbst dieser verbreiteten Darstellung angeschlossen.[19] Inzwischen habe ich die historischen Berichte aber näher untersucht. Das sind vor allem Veröffentlichungen des behandelnden Arztes John Harlow zweieinhalb Monate nach dem Unfall und zwanzig Jahre danach sowie der Bericht des Harvard-Professors für Chirurgie, Henry Bigelow, bei dem Gage Ende 1849/Anfang 1850 rund acht Wochen zur Untersuchung blieb. Darin lassen sich erstaunlich wenige Hinweise auf Persönlichkeitsveränderungen finden. Im Gegenteil habe das Unfallopfer einen absolut bewussten und völlig rationalen Eindruck erweckt. Edward Williams, der Arzt, der als Erster zur Hilfe eilte und anfangs noch dem erst später eingetroffenen Harlow half, musste sich daher nicht an die Umstehenden wenden, sondern konnte sich von Gage selbst das Geschehen beschreiben lassen. Noch am selben Abend habe der Verletzte erklärt, er wolle seine Freunde nicht sehen, da er in ein oder zwei Tagen ohnehin wieder arbeiten werde.[20] Doch es kam anders, als das Unfallopfer es sich vorstellte.

Nach der anfänglichen Phase von Rationalität und Klarheit beschreibt Harlow seinen Patienten zwei Tage nach dem Unfall das erste Mal als ruhelos und deliriös. Außerdem habe er zusammenhanglos und inkohärent gesprochen. Erst jetzt hätten die inneren Blutungen aufgehört, was verdeutlicht, dass er in der Zwischenzeit viel Blut verloren haben muss. Tatsächlich habe keiner der Umstehenden geglaubt, dass Gage den Unfall überleben werde. Daher habe man für ihn schon einen Sarg anfertigen lassen. Zu diesem Zeitpunkt berichtet Harlow nun von ersten Problemen mit Infektionen. Niemand hatte sich damals vorstellen können, dass ein Projektil derart durch den Kopf schießt, ohne das Opfer umzubringen oder wenigstens massive gesundheitliche Schäden hervorzurufen. Daher steckten laut den historischen Dokumenten mehrere Skeptiker, darunter der Hotelbesitzer sowie Harlow selbst, ihre Finger von beiden Seiten in die Wunde. Damit hätten sie überprüfen wollen, ob sie sich wirklich in der Mitte trafen. Das war lange Zeit vor unseren heutigen medizinischen Standards. Kein Wunder, dass sich in dem feuchten und kaum belüfteten Hohlraum im Innern Gages bald eine Pilzinfektion ausgebreitet habe, die später auch aufs Gehirn übergegriffen habe.

In den folgenden Tagen hätten sich klare und deliriöse Zustände abgewechselt, schreibt Harlow weiter. Erst ab dem 5. Oktober, also 22 Tage nach dem Unfall, habe sich sein Zustand wieder nachhaltig gebessert. Die Infektion habe der eifrige Arzt – teilweise direkt am Gehirn – mit dem Desinfektionsmittel Silbernitrat behandelt, bis sie schließlich ab dem 11. Oktober zurückgegangen sei. Tatsächlich findet sich jetzt der erste deutliche Hinweis auf eine Persönlichkeitsveränderung Gages in den Dokumenten. Der Patient habe Schwierigkeiten damit, Geldbeträge richtig einzuschätzen, während sein Gedächtnis so perfekt wie immer funktioniere. Beispielsweise würde er ein paar Kieselsteine, die er in einem alten Flussbett aufgesammelt hätte, selbst nicht für 1000 US-Dollar verkaufen. Ab dem 20. Oktober könne er für kurze Zeit wieder vom Bett aufstehen, verhalte sich aber zunehmend kindisch und halte sich seltener an den Rat anderer. Nach Überwindung eines starken Fiebers habe sich Gages Zustand schließlich bleibend gebessert, und am 1. Januar 1849 – dreieinhalb Monate nach dem Unfall – habe sich auch die Wunde am Kopf endlich vollständig geschlossen, sodass man das Gehirn nicht mehr habe sehen können.

Späte Erkenntnis?

Allein in dem Bericht, den Harlow 20 Jahre nach dem Unfall und acht Jahre nach Gages Tod aufschrieb, finden sich deutlichere Hinweise auf Persönlichkeitsveränderungen. So habe der ehemalige Bahnarbeiter im April 1849 seine alte Anstellung wieder aufnehmen wollen, was die Arbeitgeber aber abgelehnt hätten. Bei ihm sei das Gleichgewicht zwischen Intellekt und Trieben aus den Fugen geraten. Er verhalte sich rücksichtslos und unvorhersehbar. Tatsächlich findet sich hier auch die oft zitierte Äußerung, Phineas Gage sei »nicht länger Gage« gewesen. Demgegenüber steht die Beschreibung seiner Mutter, nach der er während des längeren Verbleibs in der Obhut seiner Familie eine große Vorliebe für Kinder, Pferde und Hunde zum Ausdruck gebracht habe. In diesem Kontext findet sich die von Damasio zitierte Textstelle wieder, dass Gage Geschichten erzähle, »die, allein seiner Phantasie entsprungen, jeder Grundlage entbehrten«. Bloß weist sie nicht auf einen hemmungslosen Lügner, wie Damasio suggeriert (siehe S. 77), sondern einen unterhaltsamen Onkel. Liest man nämlich im Original den ganzen Satz, dann wird deutlich, dass es sich wohl um erfundene Heldengeschichten handelte, mit denen er seine Nichten und Neffen begeistert habe.

Interessant ist auch, dass der Harvard-Professor Bigelow, bei dem Gage etwas später rund zwei Monate verbrachte, abgesehen von der verlorenen Sicht auf dem linken Auge von einer völligen Erholung der körperlichen und geistigen Fähigkeiten sprach.[21] Zwar ist das mit Vorsicht zu genießen, da er den früheren Bahnarbeiter vor dem Unfall nicht gekannt hatte und daher ein Vergleichsmaßstab fehlte. Doch sollte man meinen, dass einem wissenschaftlich geschulten Beobachter binnen diesem Zeitraum wenigstens ein paar der Wesenszüge eines Proto-Psychopaten aufgefallen wären. Um die aktuelle Darstellung Damasios ist es aber noch schlechter bestellt. Erinnern wir uns daran, dass die weitreichenden Persönlichkeitsveränderungen, für die es schon kaum historische Evidenzen gibt, ihm zufolge zweifellos eine Folge der Hirnverletzung durch die Eisenstange sind (ebenda).

Allerdings lässt diese Schlussfolgerung eine Reihe alternativer Möglichkeiten völlig unbeachtet. Beispielsweise könnten auch der erlebte Schock und ein anschließendes psychisches Trauma des von seinem Umfeld schon abgeschriebenen Opfers, die anhaltenden Blutungen und Infektionen sowie längerfristige Krankheitsabläufe auf die Persönlichkeit Gages gewirkt haben. Schließlich gelten fortschreitende epileptische Anfälle als Todesursache des am 21. Mai 1860 im Alter von nur 36 Jahren frühzeitig Verstorbenen. Die Ähnlichkeit zwischen der Darstellung Damasios sowie anderer Fachleute und den psychiatrischen Kriterien einer Antisozialen Persönlichkeitsstörung – kein stabiles Arbeitsverhältnis, Reizbarkeit oder Aggressivität, Impulsivität oder fehlendes Vorausplanen, wiederholtes Lügen und Täuschen, Trunkenheit – ist frappierend.

Neben Damasio und vielen anderen stellen auch die führenden Neuroforensiker Adrian Raine und Yaling Yang den Fall verzerrt dar. Ihnen zufolge war Gage erst »ein zuverlässiges, beliebtes, respektiertes und organisiertes Individuum«. Nach dem Unfall hingegen sei er »geschwätzig, sexuell promisk, gewissenlos, unzuverlässig und unverantwortlich – im Wesentlichen ein pseudopsychopathisches Individuum« gewesen.[22] Völlig unvereinbar mit den historischen Berichten ist auch Gerhard Roths Schlussfolgerung: Gage habe die Fähigkeit verloren, »die Handlungsabläufe zu wählen, die für sein Überleben am günstigsten waren. Die Folge war eine völlige Lebensunfähigkeit«.[23] Wie der »völlig lebensunfähige« Mann jahrelang durch Nord- und Südamerika reisen und mehrere Tätigkeiten in einem Kuriositätenmuseum, auf Pferdefarmen oder als Kutscher ausüben konnte, verschweigt Roth. Ohne diese einschlägigen, aber wahrscheinlich angedichteten Charakterzüge einer »gefährlichen Person« ist der Fall Gage für die forensischen Disziplinen aber von viel geringerem Interesse.

Auf einen Blick:
Der dramatische Unfall des Bahnarbeiters Phineas Gage wird häufig als Paradebeispiel für die Auswirkungen von Hirnverletzungen auf die Persönlichkeit dargestellt. Die historischen Belege hierfür sind aber sehr dürftig und zudem kompatibel mit alternativen psychologischen und medizinischen Erklärungen. Vielmehr scheinen sich einige Forscher von ihrem Wissen um moderne gefährliche Personen und deren Charakterzüge beeinflussen zu lassen.

Die heutigen Gages

Als früherer Direktor der Neurologie der Universitätsklinik von Iowa in Iowa City (USA) hatte es Antonio Damasio, inzwischen Professor für Neurowissenschaft an der University of Southern California in der Nähe von Los Angeles (USA), viele Jahre lang mit zahlreichen Gehirnpatienten zu tun. Einige von ihnen hatten schwere Unfälle hinter sich, andere aufgrund von Erkrankungen neurochirurgische Eingriffe durchlaufen und dadurch Hirngewebe verloren. So auch der durch Damasios Beschreibungen im Jahr 1985 bekannt gewordene Patient EVR – manchmal auch »Elliot« genannt –, bei dem im Alter von 35 Jahren ein Hirntumor von der Größe einer kleinen Orange entdeckt wurde und dem daraufhin große Teile seines OMPFC sowie rechten dorsomedialen präfrontalen Kortex entfernt wurden.[24] Vor dem Tumor und der Operation sei EVR im Privaten wie im Berufsleben erfolgreich gewesen. Er habe kurz nach seinem Schulabschluss geheiratet, noch zwei Jahre an einer Hochschule studiert, sei mit Ende 20 bereits zweifacher Vater gewesen und zum Chefbuchhalter einer Baufirma aufgestiegen.

Drei Monate nach der Operation habe er sich um eine berufliche Wiedereingliederung bemüht, sei jedoch mit mehreren Versuchen gescheitert. Alle seine Ersparnisse habe er in ein Unternehmen investiert, das kurz darauf bankrott gegangen sei. Laut seinen Arbeitgebern waren zwar seine Grundkenntnisse, Manieren und sein Temperament angemessen, doch habe er sehr langsam und unorganisiert gearbeitet. Nach 17 Jahren Ehe habe seine Frau die Scheidung eingereicht und ihn mit den zwei Kindern verlassen. Einen Monat nach der Scheidung habe EVR erneut geheiratet. Diese Ehe habe aber nur zwei Jahre gehalten. Sein Sozialverhalten sei stark eingeschränkt gewesen. So habe er schon morgens große Schwierigkeiten gehabt, sich für den Tag fertigzumachen, und dafür geschlagene zwei Stunden gebraucht. Für einfache Entscheidungen, beispielsweise abends in einem Restaurant essen zu gehen, habe er mehrere Stunden benötigt und sich dabei in unzähligen irrelevanten Details verloren. Schließlich habe der erwachsene Mann wieder zu seinen Eltern ziehen müssen.

Bei der Untersuchung in Damasios Arbeitsgruppe fiel den Neurologen auf, dass der Patient zwar normales Wissen um soziale Konventionen besessen habe und beispielsweise auch moralische Sachverhalte angemessen habe diskutieren können. Es sei ihm aber nicht gelungen, dieses Wissen in den praktischen Alltag zu übertragen. Gleichzeitig konnten sie bei Elliot mithilfe der üblichen neurologischen Tests keinerlei Auffälligkeiten feststellen – so hätten Wahrnehmung, Gedächtnis und Sprache alle im normalen Bereich gelegen. Aufgrund der Selektivität des Ausfalls sprachen Antonio Damasio und sein Kollege Paul J. Eslinger von der Chance, anhand der Hirnschädigung die kognitiven Mechanismen sozialen Verhaltens genauer zu verstehen. Tatsächlich sprechen sie sogar von einer »erworbenen Soziopathie« (*acquired sociopathy*). Unter diesem wenig schmeichelhaften Etikett wird Elliot dann auch in der folgenden wissenschaftlichen Literatur häufig verhandelt.

Durch den Zusatz »erworben« meinen sie, dass im Gegensatz zu üblichen »Soziopathen«, deren abweichendes Verhalten bereits in der Jugend beginnt, EVR die Defizite erst im Erwachsenenalter aufgewiesen habe. Manchmal ist daher auch von einer »Pseudosoziopathie« oder »Pseudopsychopathie« die Rede, da das Erscheinungsbild den »echten« Störungen ähnle, aber nicht alle der sonst notwendigen diagnostischen Kriterien erfülle. Allerdings fehlt »echten« Soziopathen im Gegensatz zu EVR laut Literaturberichten schon das (abstrakte) Wissen um soziale und moralische Normen. Sie können also auch nicht im Gespräch oder beim Lösen einer Aufgabe die angemessenen Verhaltensweisen angeben. Jedenfalls schien der Fall die Bedeutung des OMPFC/VMPFC für Sozialverhalten weiter zu unterstreichen. Eslinger und Damasio ziehen letztlich den Schluss, dass eine Fehlfunktion dieser Hirnregionen bei

Kindern wahrscheinlich zu Entwicklungsstörungen sozialer und emotionaler Verhaltensweisen führe. Ich halte allerdings den Hinweis für wichtig, dass EVR vielleicht nicht mehr angemessen mit Geld oder sozialen Alltagssituationen umgehen konnte, er der Beschreibung zufolge aber weder Aggressivität noch kriminelles Verhalten aufwies.

Noch ein Gage?

Dennoch sprechen Christina Meyers und Kollegen von der Universität Texas in Houston (USA) in einer Untersuchung eines anderen Gehirnpatienten ein paar Jahre später bereits vom »antisozialen Verhalten« Elliots. Bei ihrem eigenen Patienten JZ handelte es sich um einen Mann, der 1962 im Alter von 33 Jahren einen Tumor aus dem linken OMPFC entfernt bekommen habe. 1987 sei er wieder ins Krankenhaus gekommen, um seine Persönlichkeit und kognitiven Fähigkeiten untersuchen zu lassen.[25] Die Mediziner berichten, seit der Operation sei JZ, der zuvor als Verkäufer gearbeitet habe, nicht mehr zur dauerhaften Aufnahme einer normalen Arbeit fähig gewesen. Investitionen in riskante Geschäfte hätten der Familie bereits Schulden verursacht, woraufhin sich auch seine Frau von ihm habe scheiden lassen. Dennoch halte der Patient daran fest, mit seinen Spekulationen Millionen, Milliarden, ja sogar Billionen verdienen zu können. Außerdem erzähle er, in kriminelle Machenschaften verwickelt zu sein und bereits drei Milliarden Dollar in Westdeutschland versteckt zu haben. Während der Untersuchungen in Houston fiel den Medizinern seine impulsive und unkontrollierte Art auf. Ferner sei seine Stimmung sehr wechselhaft gewesen.

Aus der Gesamtschau des Patienten ziehen Meyers und Kollegen den Schluss, die Störung von JZ entspreche einer »erworbenen antisozialen Persönlichkeitsstörung«. Diese Bezeichnung werde nun gegenüber der Sprache von einer »soziopathischen« oder »psychopathischen Persönlichkeit« bevorzugt. Von den zehn zur damaligen Zeit etablierten Kriterien (vgl. Kasten auf Seite 73) erfülle er vier: Er könne weder einer geregelten Arbeit nachgehen noch seine finanziellen Verpflichtungen erfüllen, er zeige Impulsivität sowie wiederholtes Lügen und Täuschen. Der wesentliche Erkenntnisfortschritt dieses Falls liege darin, dass schon die Entfernung eines vergleichsweise kleinen Teils des linken OMPFC zu dieser Persönlichkeitsveränderung führen könne. Auch hier ist wieder der Hinweis angebracht, dass der Patient vielleicht nicht mehr mit Menschen und Geld umgehen konnte und einen Hang zu Fantasiegeschichten hatte, es aber keine Belege für tatsächliches kriminelles Verhalten gab.

Ein spanischer Gage

Der dritte Fall ist von besonderem Interesse, denn es handelt sich um einen ähnlich dramatischen Unfall wie bei Phineas Gage. Die Szene ereignete sich während des Spanischen Bürgerkriegs (1936–1939). Im Jahr 1937 habe ein damals 21-jähriger Student durch ein Fenster fliehen und dafür an einem Rohr herunterklettern müssen. Dieses habe allerdings nachgegeben und der Unglückliche sei mitten auf ein mit spitzen Eisenstangen gesichertes Tor gestürzt. Ähnlich dem Werkzeug Gages sei auch dieser eiserne Speer in den Kopf eingedrungen, habe Hirngewebe im Frontallappen sowie das linke Auge zerstört und sich seinen Weg durch die gegenübergelegene Seite des Schädels gebahnt.[26] Im Gegensatz zu dem durch die Sprengladung beschleunigten Geschoss sei der Pfahl allerdings fest mit dem Tor verbunden gewesen. Daher sei dem Studenten nichts anderes übrig geblieben, als aufgespießt hängenzubleiben, bis Helfer die Eisenstange abgesägt hätten. Währenddessen sei er bei Bewusstsein gewesen und habe sogar bei seiner eigenen Rettung mithelfen können.

Dieser Patient, der 60 Jahre später von Maria Mataró und Kollegen am Universitätsklinikum Barcelona untersucht wurde, habe nach dem Unfall vor allem die Unterstützung anderer nötig gehabt. Sein Studium habe er nach dem Ende des Kriegs zwar nicht mehr abschließen können, dafür aber die bereits seit seinem 18. Lebensjahr mit ihm verlobte Frau geheiratet und mit ihr zwei Kinder gehabt. In einem kleinen Betrieb seiner Familie habe er bis zum normalen Rentenalter gearbeitet, jedoch nur einfache Tätigkeiten ausüben können, die zudem stets von anderen kontrolliert werden mussten. Er sei ferner nicht mehr dazu in der Lage, Terminen oder anderen Verpflichtungen nachzukommen. Wie auch die beiden vorherigen Patienten habe er Schwierigkeiten, mit Geld umzugehen. Ferner sei er ruhelos und ungeduldig, mangele es ihm an Antrieb und bereite es ihm Probleme, mit Aufgaben anzufangen und diese abzuschließen. Gleichzeitig sei er aber meistens guter Laune, verbringe viel Zeit damit, immer wieder dieselben Witze zu erzählen und weise keine Anzeichen von Aggressivität, Reizbarkeit oder Feindseligkeit auf.

Die spanischen Mediziner fanden bei ihrer Untersuchung große Schädigungen des OMPFC und DLPFC. Angesichts seines Verhaltens bezeichnen sie ihren Patienten allerdings nicht als antisozial, sondern attestieren ihm im Gegenteil sogar ein stabiles Funktionieren in familiären, beruflichen und gesellschaftlichen Situationen. Sie grenzen ihren Fall daher von Gage und EVR ab, deren Persönlichkeitsveränderungen sie als vom »psychopathischen« Typ beschreiben. Diese hätten im Unterschied aber funktionsfähige dorsolaterale Areale behalten, was sie von dem Spanier unterscheide. Allerdings ist das Ausmaß der Läsion Gages rückwirkend nicht genau bestimmbar und hatte Elliot auch deutliche Verletzungen im rechten DLPFC. Zudem war die Beweislage zu antisozialem Verhalten bei den beiden ohnehin recht dünn.

Einen wesentlichen Unterschied sehe ich aber darin, dass ihr spanischer Leidensgenosse über ein stabiles soziales Umfeld verfügte, das ihn wahrscheinlich vor schwereren Konsequenzen seiner Persönlichkeitsveränderung bewahrte. Die beschriebenen drei Nordamerikaner hingegen hatten nicht das Glück, in einem Familienbetrieb arbeiten zu können, in dem man viel Geduld für sie aufbrachte. Stattdessen sind EVR und JZ aufgrund ihrer Schwierigkeiten von einem Arbeitgeber nach dem anderen gefeuert worden. Auch hatte der Spanier das Glück, dass seine Verlobte ihn selbst nach dem tragischen Unfall noch heiraten wollte. Die beiden nordamerikanischen Patienten wurden aufgrund ihrer Schulden jedoch von ihren Ehefrauen verlassen. Wenn meine Vermutung wenigstens annähernd zutrifft, wie gerechtfertigt ist es dann, Phineas Gage, Elliot und JZ als antisoziale Persönlichkeiten, Soziopathen oder gar Psychopathen anzusehen? Das heißt, inwiefern ist hier wirklich das Individuum als psychisch krank anzusehen und ist ihr Lebensweg nicht zumindest zum Teil auch eine Konsequenz einer Menschen ihrer Art ablehnenden Gesellschaft?

Auf einen Blick
Mehrere Fälle von Hirnverletzungen im orbito- oder verntromedialen präfrontalen Kortex (OMPFC/VMPFC) zeichnen ein undeutliches Bild. Zwar werden diese Hirnregionen oft mit Gefährlichkeit und antisozialem Verhalten in Zusammenhang gebracht. Die Hinweise dafür sind allerdings dürftig. Ferner verändern die diagnostischen Kategorien im Lauf der Zeit ihre Bedeutung und werden alternative medizinische oder gesellschaftliche Erklärungen vernachlässigt. Die Patienten sind daher keine Paradebeispiele gefährlicher Gehirne.

Noch zwei Anti-Gages

Obschon die Evidenzen für antisoziales Verhalten nach Verletzungen des OMPFC/VMPFC bei näherer Betrachtung sehr dürftig sind und die Erklärungen den Einfluss sozialer Faktoren vernachlässigen, verliert das undeutliche Bild »gefährlicher Gehirne« durch zwei weitere Fälle zusätzlich an Plausibilität. Neurologen von der Universität von Pennsylvania in Philadelphia (USA) um Jeffrey M. Ellenbogen berichteten 2005 nämlich vom Fall eines 33-jährigen Manns, der sich mit einer Armbrust das Leben nehmen wollte.[27] Er habe sich den Pfeil durch die Mundhöhle ins eigene Gehirn geschossen, wo dieser den VMPFC durchdrungen habe und an der Innenseite des Schädels stecken geblieben sei. Obwohl er *vor* dem Selbstmordversuch eine Geschichte »pathologischer Aggression und gewaltsamen Verhaltens« aufgewiesen habe, sei der *danach* fügsam, gleichgültig und übertrieben gut gelaunt gewesen. Gemäß der vorherigen Erklärung, Gewaltverhalten würde insbesondere dann auftreten, wenn nur der VMPFC verletzt sei, der DLPFC aber intakt, hätte gerade dieser Mann jedoch besonders aggressiv sein müssen. Ohne dafür jegliche Evidenz anzubieten, spekulieren die Neurologen aus Philadelphia nun, ihr Patient habe vorher wohl eine Fehlfunktion des VMPFC gehabt. Hat sich der Patient also mit der Armbrust »gesundgeschossen«? Jedenfalls ist durch die Annahme der Mediziner der Fall im Licht der verbreiteten Vorstellung über die Rolle des VMPFC wieder geradegerückt.

Beim folgenden und letzten Fall wird es nun wirklich kriminell. Er handelt von einem Patienten, nennen wir ihn Herrn M., der in zweiter Ehe verheiratet war und im US-Bundesstaat Virginia als Lehrer arbeitete. Nach eigenen Angaben hatte der Mann schon seit seiner Jugendzeit ein ausgeprägtes Interesse für Pornographie. Im Alter von 40 Jahren habe er seine Interessen plötzlich ausgeweitet: Er habe immer mehr pornographische Zeitschriften gesammelt und noch häufiger auf Pornographie-Seiten im Internet gesurft. Außerdem habe er Prostituierte in »Massagesalons« besucht, was er nach eigenen Angaben nie zuvor getan hatte. Schließlich habe M. mit dem Sammeln kinderpornographischen Materials angefangen. Ihm sei es zunächst gelungen, dies vor seiner Frau zu verheimlichen. Allerdings sei es nicht beim Sammeln des Materials geblieben, sondern habe er eines Tages damit angefangen, seine vorpubertäre Stieftochter sexuell zu belästigen. Das Mädchen habe sich nach einigen Wochen an ihre Mutter gewandt, die daraufhin das Ausmaß der Aktivitäten ihres Manns entdeckt und die Behörden eingeschaltet habe.

Herr M. sei dann behördlich aus der Familie entfernt worden. Man habe eine Pädophilie diagnostiziert und Medroxyprogesteron verschrieben, ein weibliches Geschlechtshormon zur Unterdrückung seiner sexuellen Triebe. Außerdem habe ihn ein Gericht der sexuellen Belästigung eines Kindes für schuldig befunden. Der Richter habe ihn vor die Wahl gestellt, entweder an einem Rehabilitationsprogramm für sexuelle Störungen teilzunehmen oder ins Gefängnis zu gehen. M. habe sich für das Hilfsprogramm entschieden. Er habe sich während der Teilnahme an diesem Angebot jedoch nicht unter Kontrolle halten können. So habe M. mehrmals versucht, Angestellte sowie andere Patienten des Rehabilitationszentrums zu sexuellen Gefälligkeiten zu überreden. Schließlich sei er aus dem Programm ausgeschlossen worden und habe er seine Haftstrafe antreten müssen.

Pädophilie durch Hirntumor

Am Vorabend seines Haftantritts sei er jedoch in die Notaufnahme der Universitätsklinik in Charlottesville (US-Bundesstaat Virginia) gegangen und habe über starke Kopfschmerzen geklagt.[28] Nachdem er außerdem von Selbstmordgedanken berichtet und die Befürchtung geäußert habe, er könne seine Vermieterin vergewaltigen, sei M. in die psychiatrische Klinik aufgenommen worden. Am Folgetag habe er zudem über Gleichgewichtsstörungen geklagt, woraufhin man Kollegen aus der Neurologie eingeschaltet habe. Selbst während der neurologischen Untersuchungen habe der Mann seine sexuellen Triebe nicht unter Kontrolle gehabt. Auch hier habe er das Klinikpersonal mit sexuellen Annäherungsversuchen belästigt. Schließlich habe er sogar auf sich selbst uriniert, ohne dass ihn das weiter gestört hätte. Was war mit dem 40-jährigen Lehrer und Ehemann passiert?

Die Neurologen entdeckten einige Auffälligkeiten. Beispielsweise habe Herr M. nicht mehr richtig gehen können, seien seine Schritte stets kürzer geworden und sei er beim Gehen von Seite zu Seite getaumelt. Vor allem sei aber bei einer strukturellen MRT-Aufnahme ein gut tennisballgroßer Tumor im Kopf entdeckt worden, der weite Teile des rechten orbitofrontalen und DLPFC ausgemacht habe. Oben auf dem Tumor hätte sich zudem noch eine große Zyste gebildet, ein mit Flüssigkeit gefüllter Gewebehohlraum. Den Ärzten war klar, dass operiert werden musste. Weitere Tests vor der Operation ergaben, dass sein Gedächtnis zwar gut funktioniert habe, Herr M. aber große Schwierigkeiten damit gehabt habe, einfache geometrische Figuren oder eine Zeigeruhr zu malen (was die Ärzte *Apraxie* nennen). Obwohl er normal gesprochen habe, habe er selbst einen einfachen Satz nicht aufschreiben können (*Dysgraphie*).

Zum Glück habe sich sein Zustand einige Tage nach der Entfernung des Tumors gebessert. Sein Gehen und auch seine Blasenkontrolle hätten sich wieder normalisiert. Was den Fall aber für unsere Überlegungen besonders interessant macht, ist die Tatsache, dass Herr M. nun ein Rehabilitationsprogramm bei den »Anonymen Sexoholikern« erfolgreich abgeschlossen habe. Sieben Monate später sei man davon ausgegangen, dass er für seine Stieftochter keine Gefahr mehr darstelle, und er habe zu seiner Familie zurückkehren dürfen. Das erweckt den Anschein, als habe Herr M. seinen sexuellen Impulsen wegen des Tumors nicht mehr widerstehen können. Dazu passt auch seine eigene Aussage, dass das »Lustprinzip« schließlich seine Bemühungen zur Triebkontrolle überwältigt habe. Doch die Geschichte ist hier noch nicht zu Ende.

Einige Monate später habe Herr M. nämlich einen anhaltenden Kopfschmerz bekommen. Außerdem habe er wieder heimlich pornographisches Material gesammelt. Eine erneute strukturelle Untersuchung habe gezeigt, dass der Tumor trotz der Operation nachgewachsen war. Daher sei ein weiterer chirurgischer Eingriff vorgenommen worden. Zwei Tage danach habe der Patient kaum noch neurologische Auffälligkeiten gezeigt. Die Zeichenaufgaben seien ihm jetzt gelungen und er habe gut leserlich den Satz schreiben können: »Ich freue mich, dass mein Tumor entfernt wurde.« Das problematische Verhalten sei ebenfalls wieder verschwunden. Am Rande sei auch hier erwähnt, dass man wie bei dem gescheiterten Selbstmörder durch den Verlust der Hirnregionen im frontalen Kortex das gegenteilige Ergebnis hätte erwarten können. Von antisozialem Verhalten des Patienten nach den Operationen ist jedoch keine Rede.

»Sein Gehirn war's«

Natürlich ist die Verlockung groß, die kriminellen Taten des Herrn M. seinem Gehirntumor zuzuschreiben. Dieser Interpretation kommt besonders entgegen, dass es sich bei dem Fall nicht nur um einen korrelativen, sondern dank der Operationen um einen intervenierenden Zusammenhang handelt, der zudem zwei Mal hergestellt wurde. Im Experiment lassen sich solche deutlicheren Hinweise auf einen kausalen Einfluss natürlich nicht sammeln – jedenfalls nicht im Menschen; im Tierversuch ist es hingegen gang und gäbe, Annahmen über kausale Rollen bestimmter Hirnregionen durch das Erzeugen von Läsionen zu überprüfen. Zu der Selbstbeschreibung des Patienten passt außerdem unser Wissen um die Kontrollfunktion der Zentren im Frontalhirn, die durch den Tumor beeinträchtigt wurden. Allerdings bleibt die Frage offen, ob Herr M. die Kontrolle über bereits vorhandene pädophile Neigungen verloren hat oder diese Neigungen selbst eine Folge des Tumors waren. Gemäß seiner eigenen Aussage hatte er sich früher jedenfalls nur für normale Pornographie interessiert.

Bei der Bewertung des Falls dürfen wir aber nicht nur einseitig die entlastenden Faktoren berücksichtigen. Stellen wir uns vor, wir wären in der Lage eines Richters und müssten über die Schuldfähigkeit des Täters befinden. Wie wir oben gesehen haben (vgl. Kasten auf Seite 71), handelt jemand nach deutschem Recht ohne oder mit verminderter Schuld, der aufgrund einer »seelischen Störung« unfähig ist, »das Unrecht der Tat einzusehen oder nach dieser Einsicht zu handeln«. Verkürzt spricht man einfacher von »Einsichts- und Steuerungsfähigkeit« und manchmal werden diese Kriterien in der akademischen Literatur auch als »minimale Rationalität« bezeichnet. Übrigens ist diese Sichtweise in sehr vielen Ländern verbreitet. Nun war das kriminelle Verhalten des Herrn M. über mehrere Wochen ausgedehnt, während er vermutlich unter dem Hirntumor litt. In dieser Zeit konnte er erfolgreiche Schritte unternehmen, um sein Verhalten vor seiner Ehefrau zu vertuschen. Es kam erst ans Tageslicht, als sich die sexuell belästigte Stieftochter an ihre Mutter wandte. Das spricht meines Erachtens dafür, dass Herr M. sich des Unrechts seiner Handlungen bewusst war und zumindest noch ein gewisses Maß an Kontrollfähigkeit besaß, auch wenn es ihm zunehmend schwerer gefallen sein mag, seinen Trieben zu widerstehen.

Einen weiteren Hinweis liefern auch die Geschehnisse am Tag vor seinem Haftantritt. Hier ging er selbst in eine Klinik und äußerte die Angst, seine Vermieterin zu vergewaltigen. Auch wenn der Patient auf bestem Weg schien, seine Kontrolle über sich selbst – bis hin zu grundlegenden Körperfunktionen – zunehmend zu verlieren, wusste er, dass die Vergewaltigung unrecht wäre, und er konnte aufgrund dieses Wissens handeln. Das wirft die Frage auf, warum er sich nicht bereits während der längeren Phasen des Sammelns der Kinderpornographie oder der sexuellen Belästigung seiner Stieftochter hilfesuchend an seine Frau, eine andere Vertrauensperson, einen Arzt, Therapeuten oder die Polizei gewandt hatte. Meines Erachtens muss Herr M. zu dieser Zeit um das Unrecht seiner Taten gewusst und sich auch noch in einem gewissen Maß unter Kontrolle gehabt haben. Daher denke ich, dass er aufgrund des Tumors und der damit einhergehenden psychischen Beeinträchtigungen zu diesen Zeitpunkten allenfalls vermindert schuldfähig war. Wieder zeigt sich, dass für die Interpretation eines Hirnbefunds das Hinzuziehen des Verhaltens oder sozialen Umfelds eines Menschen von großer Bedeutung ist.

Auf einen Blick
Bei zwei weiteren Fällen von Hirnschädigungen im orbito- und ventromedialen präfrontalen Kortex (OMPFC/VMPFC) *verschwand* sogar ein vorher ausgeprägtes antisoziales Verhalten. Das steht im deutlichen Widerspruch zu verbreiteten Annahmen über gefährliche Gehirne. Ferner dürfen Hirnbefunde nicht vorschnell auf die Frage nach der Schuldfähigkeit eines Täters angewandt werden. Im Verhalten des pädophilen Stiefvaters zeigte sich nämlich trotz seiner Erkrankung zumindest ein Rest an Einsichts- und Steuerungsfähigkeit.

Und die bildgebende Hirnforschung?

Die hier vorgestellten Fälle haben alle den Vorteil, dass ihnen konkrete strukturelle Hirnveränderungen zugrunde liegen und sie einen Vorher-nachher-Vergleich erlauben, auch wenn das Bild der Persönlichkeitsveränderungen oft alles andere als klar ist. Der Nachteil ist allerdings, dass es sich um Einzelfälle handelt, die sich schwer verallgemeinern lassen. Natürlich haben Neurowissenschaftler und Psychiater inzwischen in einer Reihe von Untersuchungen die Hirnstruktur und -funktion von »gefährlichen Persönlichkeiten« untersucht. Einer dieser Forscher ist Kent Kiehl von der University of New Mexico in Albuquerque (USA). Zurzeit fährt er mit einem von Siemens in einem Lkw installierten mobilen Kernspintomographen durch Gefängnisse im US-Bundesstaat New Mexico, um dort Gewaltverbrecher und vor allem Psychopathen zu untersuchen. Seine Arbeit hat bereits jetzt viel mediale Aufmerksamkeit erfahren und Kiehl hat sich jüngst auch vor Gericht für die Rolle neurowissenschaftlicher Befunde eingesetzt (siehe Abschnitt 4.1).

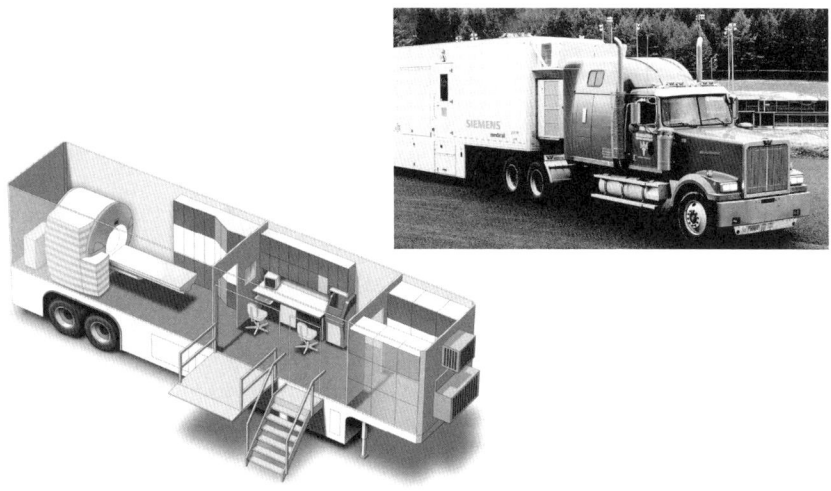

Abb. 3–3 Mit einem mobilen MRT-System, wie es von Siemens auf diesen Truck installiert wurde, untersucht Kent Kiehl Schwerstkriminelle in US-Gefängnissen. (Mit freundlicher Genehmigung der Siemens AG)

Natürlich gehören die frontalen Regionen, die wir bei den Gehirnpatienten – teilweise aber auch schon beim moralischen Urteilen und Lügen – kennengelernt haben, zu den besonders interessanten Regionen, wenn man in »gefährlichen Gehirnen« nach strukturellen Veränderungen sucht. Dabei tauchen auch die historischen Fälle immer wieder in der Literatur auf. In einer neueren Überblicksarbeit haben Sabrina Weber vom Universitätsklinikum Aachen und Kollegen neun strukturelle MRT-Studien von Psychopathen miteinander verglichen. Davon konnten allerdings nur zwei einen Verlust von Hirnvolumen im präfrontalen Kortex ausmachen, der jedoch nicht genauer in diesem riesigen Teil des Gehirns verortet wurde. Zwei weitere fanden Veränderungen im Hippocampus, der mit Erinnerungen in Zusammenhang gebracht wird, sowie eine in der Amygdala. Eine Studie fand bei den Psychopathen ein geringeres Hirnvolumen im rechten superioren temporalen Gyrus, also in der Nähe der TPJ, die wir im Kapitel über (un)moralische Gehirne kennengelernt haben. Eine weitere fand Veränderungen im Balken, der linke und recht Gehirnhälfte miteinander verbindet, und immerhin zwei Arbeiten berichten keine signifikanten Unterschiede zwischen Psychopathen und einer Kontrollgruppe.[29]

Eine der Untersuchungen, die einen positiven Befund im präfrontalen Kortex berichtete, verglich zudem zwei verschiedene Gruppen von Psychopathen – »erfolgreiche« und »erfolglose«. Was könnten Yaling Yang von der University of Southern California in Los Angeles (US-Bundesstaat Kalifornien) und Kollegen damit gemeint haben? Zusätzlich zur Psychopathie-Liste von Hare haben sie berücksichtigt, ob die so diagnostizierten Psychopathen verurteilt worden waren oder nicht. Unter Berücksichtigung dieses Faktors zeigte sich, dass nur die erfolglosen eine Reduktion des Hirnvolumens aufwiesen – die erfolgreichen Psychopathen unterschieden sich hingegen nicht von der Kontrollgruppe.[30] Ein Teil dieser mehrdeutigen Ergebnislage hängt sicher damit zusammen, dass in vielen der Studien nicht auf Alkohol- oder Drogenkonsum, Intelligenz oder andere Faktoren kontrolliert wird, die sich natürlich aufs Gehirn auswirken.

Noch mehr Möglichkeiten

Dieses Bild wird nicht einfacher, sondern im Gegenteil noch viel komplizierter, wenn wir neben den strukturellen Veränderungen Unterschiede in der Hirnfunktion hinzunehmen. Einerseits können Strukturveränderungen zu Funktionsveränderungen führen, die dann von der fMRT aufgegriffen werden; andererseits ermöglichen die funktionellen Messungen eine schier unendliche Anzahl an Testaufgaben, die man seinen Versuchspersonen vorlegt. So kann man beispielsweise Experimente verwenden, die auf Kontrolle, Gefühlserleben oder -verarbeitung, Gedächtnis, Kooperation oder moralisches Urteilen abzielen – und damit ist die Liste noch lange nicht am Ende. Daher ist es wenig überraschend, wenn das Fazit enttäuschend ist: Vereinzelt werden auch hier Unterschiede im Frontalhirn, Temporallappen, Hippocampus oder der Amygdala berichtet. Jedoch ist keines dieser Ergebnisse konsistent von mehreren unterschiedlichen Studien bestätigt.[31]

Ein für die Diskussion »gefährlicher Gehirne« besonders interessantes Beispiel ist die neue Untersuchung von Andrea Glenn von der University of

Pennsylvania in Philadelphia (USA) und Kollegen. Sie ließen 17 Psychopathen jeweils zehn der Dilemmata verschiedener Kategorien aus den Moralexperimenten von Joshua Greene und Kollegen lösen. Psychopathie ist zuvor schon von mehreren Hirnforschern als eine Erkrankung des »moralischen Gehirns« angesehen worden, das wiederum auch mit vielen Bereichen des »gefährlichen Gehirns« überlappt. Bei der Auswertung fanden Glenn und Kollegen entsprechend verringerte Hirnaktivierung im medialen präfrontalen Kortex (MPFC) sowie in der linken Amygdala, wenn diese Versuchspersonen moralisch-persönliche Probleme lösten.[32] Auf Nachfragen anderer Forscher mussten sie jedoch einräumen, dass sich die moralischen Entscheidungen der Psychopathen nicht von denen der Kontrollgruppe unterschieden.

Das ist überraschend, wenn diese Menschen über Defizite in der emotionalen Informationsverarbeitung verfügen, wie von vielen angenommen wird. Gemäß der Theorie von Greene und Kollegen hätte man dann erwarten müssen, dass diese Zielgruppe besonders »utilitaristisch« antwortet. Glenn und Kollegen erwidern darauf jedoch, die Psychopathen hätten von anderen kognitiven Strategien Gebrauch machen können, um die emotionale Information beim moralischen Urteilen zu verarbeiten.[33] Tatsächlich fanden sie in einer Nachauswertung bei den Psychopathen auch eine erhöhte Aktivität im DLPFC, was sie selbst als einen möglichen Hinweis auf ein stärkeres Vorliegen abstrakter Vernunftprozesse interpretieren. Das wirft jedoch die Frage auf, wieso abstrakte Vernunftprozesse bei normalen Versuchspersonen zu »utilitaristischen« Urteilen führen sollen (Greene und Kollegen), bei den Psychopathen aber zu den der Theorie zufolge gerade auf Gefühlen basierenden Entscheidungen (Glenn und Kollegen).

Wie zuletzt bei dem durch den Armbrustpfeil »geheilten« Delinquenten sehen wir hier ein weiteres Beispiel dafür, dass die Hirnbefunde zahlreiche alternative Spekulationen zulassen, wenn sie mit dem Verhalten nicht übereinstimmen. Wenn sie aber so wenig verbindlich sind, wie können wir ihnen dann auch in den anderen Fällen vertrauen, in denen die Rechnung scheinbar aufgeht? Vielleicht sollten wir es besser (noch) nicht. Gemäß Adrian Raine von der University of Pennsylvania, einem führenden Forscher auf dem Gebiet der Neuroforensik, der auch an vielen der hier besprochenen Untersuchungen von Verbrechern und Psychopathen beteiligt war, ist der robusteste Fund bisher gar nicht im Gehirn entdeckt worden: Zumindest bei Kindern habe sich nämlich ein *verringerter Herzschlag* als bisher zuverlässigstes Merkmal dafür erwiesen, antisoziales Verhalten von Kindern und Jugendlichen vorherzusagen.[34] Wenigstens sind diese Messungen schon für einen Bruchteil des Preises eines Kernspintomographen durchführbar.

3.3 Zusammenfassung

Die Untersuchungen »gefährlicher Gehirne« ergeben ein unklares Bild. Insbesondere ist es überraschend, wieso die Ergebnisse verschiedener Experimente zum Lügen oder aggressiven Verhalten so unterschiedliche Ergebnisse liefern. Wenn es sich bei diesen Prozessen doch um Hirnprodukte handelt, wieso können die Forscher dann mit den modernsten Verfahren der Neurowissenschaften keine zuverlässigen Hirndeterminanten finden? Auch Sean Spence, Psychiater an der University of Sheffield im Vereinigten Königreich, neben Daniel Langleben und Andrew Kozel ein weiterer Pionier auf dem Gebiet der fMRT-Lügenforschung, kommt nach einer ausführlicheren Sichtung der Literatur zu diesem ernüchternden Fazit: »… bestimmte zentrale Probleme bleiben bestehen, nicht zuletzt die Abwesenheit von Replikationen der eigenen Schlüsselergebnisse der Forscher. Wir können kein einziges Beispiel für diese grundlegende Anforderung in der vorhandenen fMRT-Literatur identifizieren.«[35]

Weder Experimente noch Einzelfälle von Patienten mit Hirnschädigungen konnten die Grundlagen »gefährlicher Gehirne« auffinden. Von einer praktischen Anwendung scheinen diese Verfahren daher noch weit entfernt. Das gilt nicht nur für die Erkennung von Lügen, sondern insbesondere auch für die Beurteilung von Aggressivität beziehungsweise der Gefährlichkeit eines Menschen. Die bisherigen Berichte sind aber nicht nur mehrdeutig, sondern auch ein selektiver Blick auf die Gehirne. Wir haben nämlich kein Wissen über Menschen, die zwar ein »gefährliches« Gehirnkriterium teilen – beispielsweise einen Tumor im präfrontalen Kortex haben –, dabei aber nicht das antisoziale Verhalten aufweisen. Schließlich kommen die Versuchspersonen beziehungsweise Patienten ja nur dann unter die Lupe der Hirnforscher, wenn die Betroffenen große Probleme haben. Daher lässt sich die statistische Aussagekraft abnormaler Hirnstruktur oder -funktion nicht zuverlässig abschätzen, sind einer Übertragbarkeit in die Praxis also noch engere Grenzen gesetzt.

Sehr ernüchternd ist die mangelnde Genauigkeit bei der Darstellung wichtiger historischer Fälle, die eine bestimmte heutige Theorie stützen sollen. Am deutlichsten scheinen die Fälle dafür zu sprechen, dass Menschen mit Verletzungen im VMPFC Schwierigkeiten haben, mit Geld umzugehen und sich in sozialen Situationen angemessen zu verhalten. So testet auch der von Damasio und Kollegen entwickelte *Iowa Gambling Task* die Fähigkeit der Patienten, aus vier mit finanziellen Gewinnen und Verlusten verbundenen Kartenstapeln die beiden optimalen auszusuchen.[36] Da sich die VMPFC-Patienten entweder von großen Gewinnen angezogen oder sich von großen Verlusten nicht abgestoßen fühlen, schneiden sie hierbei schlechter ab. Tatsächlich ist diese »Umwelt« in dem Experiment aber so von den Forschern definiert worden. In anderen Situationen kann sich eine erhöhte Risikobereitschaft jedoch durchaus auszahlen. So haben die Patienten in einem anderen Spiel besser abgeschnitten, bei dem sich die gesunden Kontrollpersonen wohl durch frühere Verluste hatten abschrecken lassen.[37]

Der Fall des »spanischen Gage« hat gezeigt, dass die Patienten in einem unterstützenden Umfeld gut funktionieren und ein ausgefülltes Leben haben können. Hätten die anderen nach ihren Gehirnoperationen in Projekte investiert, die erfolgreich gewesen wären, dann wären sie vermutlich nicht als von der Gesellschaft abhängige Patienten in der Neurologie gelandet, hätten womöglich keine Geschichte gescheiterter Arbeitsverhältnisse hinter sich gehabt und wären sie vielleicht auch nicht von ihren Ehefrauen verlassen worden. Rechtfertigen diese in der sozialen Umwelt verankerten Faktoren es aber, den Individuen eine antisoziale Persönlichkeitsstörung zu diagnostizieren? Ich bin der Meinung, dass diese Überlegungen die gängige Praxis zumindest hinterfragen. Anstatt sie als Störenfriede und eine Last für die Gesellschaft zu verstehen, könnte man ihre Hilfsbedürftigkeit und ihr Angewiesensein auf ein unterstützendes soziales Umfeld in den Vordergrund stellen. Eine damit verbundene rechtliche Frage könnte sein, ob Patienten nach solchen Verletzungen noch im vollen Umfang dazu fähig sind, Verträge zu schließen. Vielleicht sollten sie davor in Schutz genommen werden, aufgrund einer verzerrten Einschätzung finanzieller Transaktionen ihr Vermögen zu verjubeln. Diese juristische Frage deutet schon auf konkretere Beispiele der bisherigen Rechtspraxis, in denen die Hirnforschung bereits eine Rolle spielte oder spielen sollte. Darum wird es im folgenden Kapitel gehen.

Neurowissenschaftliche Beweise »sind natürlich informativ, aber wir müssen an einem besseren Verständnis arbeiten, ob Geschworene, Richter und Gesetzgeber am ›Gehirnübertreibungssyndrom‹ leiden und wie wir dem entgegenwirken können. Außerdem muss die neurowissenschaftliche Basis der Voreingenommenheit und ihre Rolle im Rechtssystem … sowie Möglichkeiten, ihr entgegenzuwirken, untersucht werden.«

Michael S. Gazzaniga, Professor für Psychologie an der University of California in Santa Barbara (USA) und früherer Direktor des McArthur Recht und Hirnforschung-Projekts[1]

4 Das Gehirn vor Gericht

In den vorhergehenden Kapiteln haben wir Beispiele dafür kennengelernt, wie Hirnforscher aus ihren Untersuchungen normative Schlüsse ziehen. Urteile darüber, was moralisch richtig oder falsch ist, was Wahrheit und was Lüge ist oder welche Merkmale eine gefährliche Person ausmachen, wurden aus funktionellen oder strukturellen Veränderungen des Gehirns abgeleitet. Natürlich wirft dies die Frage auf, ob und wie die Funde aus der Hirnforschung bereits heute Eingang in die Gerichtssäle erlangen. Am Anfang dieses Kapitels werden einige kurze rechtliche Beispiele und Untersuchungen zum Einfluss neurowissenschaftlicher Informationen auf Bewertungen vorgestellt. Danach werden einschlägige rechtliche Beispiele besprochen, in denen bereits Beweise aus der Hirnforschung Einfluss auf Gerichtsverfahren nehmen sollten.

4.1 Gehirnübertreibung oder nicht?

»Das Gehirnübertreibungssyndrom (brain overclaim syndrom, BOS) trifft häufig diejenigen, die von den faszinierenden neuen Entdeckungen der Neurowissenschaften angesteckt sind. Sein wesentliches Merkmal besteht darin, Aussagen über die Auswirkungen der Hirnforschung auf strafrechtliche Verantwortung zu treffen, die weder begrifflich noch empirisch gestützt werden können. Eine Kognitive Juratherapie ist die Behandlung der Wahl für BOS.«

Stephen J. Morse, Professor für Rechtswissenschaft an der University of Pennsylvania (USA)[2]

Gerade von nordamerikanischen Forschern werden häufig Befürchtungen geäußert, die in ihren Gerichtsverfahren zentralen Geschworenen könnten sich womöglich zu sehr von Hirnbildern beeindrucken lassen. In diesem Sinn verweist Michael Gazzaniga auf das »Gehirnübertreibungssyndrom« oder kurz BOS. Diesen Begriff hat der Rechtswissenschaftler Stephen Morse geprägt. Auffällig ist jedoch, dass Gazzaniga in seiner Darstellung die Sichtweise auf das »Syndrom« stark einschränkt: Nach der Untersuchung von Morse waren nämlich Wissenschaftler selbst »Opfer« von BOS; Gazzaniga sieht hingegen ausschließlich die Entscheidungen der neurowissenschaftlichen Laien – wie Geschworene, Richter und Gesetzgeber – in Gefahr und will ihnen daher die entsprechende fachwissenschaftliche Aufklärung angedeihen lassen.

Wer immer nun am meisten von BOS gefährdet ist, die Zeit darüber nachzudenken ist jetzt. So berichtete etwa die Wissenschaftsjournalistin Virginia Hughes im März 2010 in *Nature*, die funktionelle Magnetresonanztomographie sei nun das erste Mal vor Gericht eingesetzt worden.[3] Es handelte sich um den Fall von Brian Dugan, der bereits wegen der besonders schweren Vergewaltigung und Ermordung eines siebenjährigen Mädchens sowie einer 27-jährigen Frau in den 1980er Jahren zu zwei lebenslänglichen Haftstrafen verurteilt worden war. Nun stand er wegen einer weiteren Tat erneut vor Gericht: der Entführung, Vergewaltigung und Ermordung eines zehnjährigen Mädchens im Jahr 1983. Dugan gestand im Juli 2009 schließlich auch diese dritte Gräueltat. Seine Verteidiger suchten nun nach Möglichkeiten, seine Strafe zu mildern und den Schuldigen vor allem vor der drohenden Todesstrafe zu bewahren. Deshalb wandten sie sich an Kent Kiehl von der University of New Mexico in Albuquerque (USA), den wir bereits im vorherigen Kapitel kennengelernt haben. Der Hirnforscher erklärte sich bereit, den Täter im fMRT zu untersuchen und als Sachverständiger vor Gericht auszusagen.

Für den Scan musste Brian Dugan weit reisen. Mehr als 2000 Kilometer ist das Gefängnis in DuPage in der Nähe von Chicago (US-Bundesstaat Illinois) von dem Labor entfernt. Aus Sicht der Verteidigung schien sich die Mühe aber zunächst zu lohnen, denn Kiehl fand nach der Hirnuntersuchung und einer psychiatrischen Untersuchung des Mörders Anzeichen auf verringerte Aktivität in Gehirnregionen, die mit emotionaler Informationsverarbeitung in Zusammenhang gebracht wurden. Ferner hatte Dugan 38 der maximal 40 möglichen Punkte des von Robert Hare entwickelten Psychopathietests erzielt (siehe Kasten auf Seite 73). Der Richter erlaubte dem Hirnforscher schließlich, in der Sache auszusagen, verbot jedoch das Zeigen der Hirnscans des Mörders. Daher musste sich Kiehl in seiner gerichtlichen PowerPoint-Präsentation mit Zeichnungen und Diagrammen behelfen. Selbst bei dieser eingeschränkten Zulassung muss man noch berücksichtigen, dass für die Phase zur Festlegung des Strafmaßes in US-Gerichten insbesondere bei einer drohenden Todesstrafe zugunsten des Angeklagten besonders geringe Anforderungen an Beweismaterial gestellt werden. Der Richter wollte mit der Einschränkung wohl eine unbotmäßige Beeinflussung der Geschworenen vermeiden – mehr dazu in einigen Absätzen. Die Verteidigung baute schließlich auf der immerhin sechsstündigen Aussage Kiehls auf und argumentierte, ihr Mandant sei mit einer psychischen Störung – Psychopathie – geboren worden und verfüge daher über verringerte Kontrollfähigkeiten. Dennoch entschieden sich alle zwölf Geschworenen schließlich für die Todesstrafe.

Brutale Computerspiele und das Gehirn

Auch wenn die Gehirnuntersuchung dem Mörder bisher nichts half – die Verteidiger haben angekündigt, gegen die Entscheidung weitere Rechtsmittel einzulegen –, reichte der Fall für die Sensationsmitteilung. Die fMRT habe nun ihr Debüt vor Gericht gehabt, berichtete die Journalistin Hughes in *Nature*. Diese Darstellung ist allerdings nicht korrekt, da beispielsweise schon in einem Fall der Computerspiele-Industrie gegen den US-Bundesstaat Illinois im Jahr 2005 die Methode als Beweismittel zugelassen wurde.[4] Dem Urteil war eine Gesetzesänderung vom Jahr 2002 vorausgegangen, welche den Verleih und Verkauf von »gefährlichen« Computerspielen an Minderjährige stärker regulierte. In dem Verfahren wurde auf Antrag des Bundesstaats der Experte William Kroneberger angehört, der als klinischer Psychologe an der Universitätsklinik Indiana in Indianapolis (ebenfalls in Illinois) arbeitete. Zuvor hatte er fMRT-Untersuchungen dazu durchgeführt, wie Gewaltdarstellungen sich auf die Gehirnaktivität von Jugendlichen auswirken. Seiner Schlussfolgerung gemäß führte ein stärkerer Kontakt mit Gewalt in den Medien zu einem Verlust von Kontrollfähigkeiten.

Nach Anhörung eines weiteren Sachverständigen, der die Arbeiten Kronebergers kritisierte, zeigte sich der Richter von den Hirnscans wenig beeindruckt. Er kam zu dem Ergebnis, dass ein Zusammenhang zwischen brutalen Computerspielen und Änderungen der Gehirnfunktion sowie eingeschränkter Kontrollfähigkeiten von Jugendlichen nicht überzeugend dargelegt worden sei. Letztlich verlor der Staat Illinois das Verfahren. Die Gesetzesänderung wurde für verfassungswidrig erklärt und die stärkere Regulierung der Videospiele dadurch wieder aufgehoben. Sollte es sich bei diesem Verfahren um einen Fall von BOS gehandelt haben, scheint also eher der Forscher als der Richter davon betroffen gewesen zu sein. War das Gericht im Fall des brutalen Mörders vielleicht übervorsichtig, als es Kiehl die Darstellung der

Hirnbilder verbot? Tatsächlich hatte sich der Staatsanwalt zur Begründung seines Misstrauens gegenüber den suggestiven Darstellungen auf eine Studie von Deena Weisberg und Kollegen von der Yale-Universität in New Haven (US-Bundesstaat Connecticut) berufen. Unter dem Titel »Der verführerische Reiz neurowissenschaftlicher Erklärungen« hatten sie sich der Frage angenommen, ob Menschen durch die scheinbare Beweiskraft von Hirnbefunden in ihren Entscheidungen beeinflusst würden.[5]

Dafür haben sie 18 bekannte psychische Phänomene wie das sogenannte Aufmerksamkeitsblinzeln (*attentional blink*) ausgesucht. Ihm zufolge können wir von schnell aufeinanderfolgenden visuellen Reizen diejenigen in einem Zeitfenster von 200 bis 500 Millisekunden nach der Darstellung des ersten oft nicht erkennen. Nun wurden anhand einer ersten Kategorie gute (psychologisch plausible) und schlechte Erklärungen für diese Phänomene entworfen. Gemäß einer zweiten Kategorie wurden die jeweiligen guten und schlechten Erklärungen entweder mit oder ohne neurowissenschaftliche Belege versehen. Aus der Kombination der beiden Kategorien Qualität der Erklärung und Neurowissenschaft ergaben sich für jedes der 18 Phänomene also vier mögliche Erklärungen (z. B. gut/mit Neurowissenschaft und schlecht/ohne Neurowissenschaft). In insgesamt drei Untersuchungen sollten jeweils Laien, Studienanfänger der kognitiven Neurowissenschaft und Experten dieses Gebiets bewerten, wie zufriedenstellend sie die Erklärungen fanden.

Verführerische Hirnforschung?

Die Versuchspersonen sollten die vorgelegten Erklärungen jeweils anhand einer siebenstufigen Skala von -3 (sehr unzufriedenstellend) bis +3 (sehr zufriedenstellend) bewerten. Wie von den Forschern erwartet, fand sich bei den 81 untersuchten Laien im Durchschnittsalter von 20 Jahren ein Haupteffekt des Faktors Neurowissenschaft. Im Mittel hatten die Erklärungen mit den Zusatzinformationen über das Gehirn (0,53) die Probanden eher zufriedengestellt als ohne (0,06). Eine genauere Untersuchung der Ergebnisse zeigte aber, dass dieser Effekt nur auf Unterschieden bei den *schlechten* Erklärungen zurückzuführen war (siehe Abb. 4–1). Das heißt, die schlechten Erklärungen wurden durch das Hinzuziehen der Neurowissenschaft signifikant zufriedenstellender (0,16 gegenüber -0,73), nicht jedoch die guten (0,90 gegenüber 0,86). Bei den anschließend untersuchten 22 Studierenden im Alter von durchschnittlich 20,7 Jahren waren die Unterschiede aber deutlicher. Hier wurden die Ergebnisse für beide Qualitätskategorien durch das Hinzuziehen neurowissenschaftlicher Aspekte für zufriedenstellender gehalten (insgesamt 0,43 gegenüber -0,49).

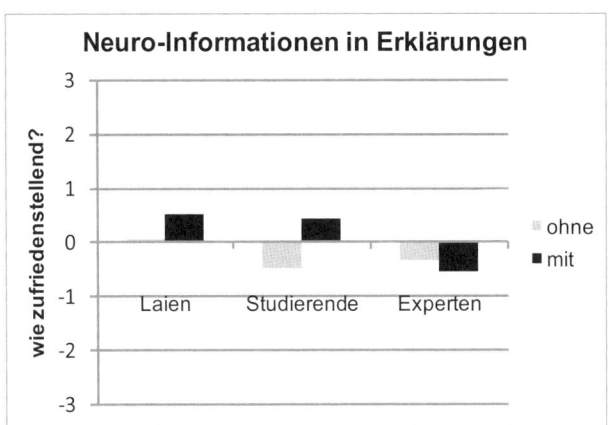

Abb. 4–1 **Verführt die Neurowissenschaft?** Vor allem Studierende ließen sich in ihren Bewertungen der Erklärungen psychischer Phänomene leicht beeinflussen. Bei Laien hatten die Neuro-Informationen nur auf schlechte Fälle Einfluss. Junge Kognitionswissenschaftler ließen sich aber gar nicht beeindrucken. Sie fanden sogar die guten Erklärungen etwas schlechter, wenn sie aufs Gehirn verwiesen.

Diese absoluten Differenzen von 0,47 und 0,92 Punkten sind zwar statistisch signifikant, auf einer Skala von -3 bis +3 aber sehr bescheiden. Noch bescheidener wird das Ergebnis, wenn man sich die Reaktionen der 48 jungen Kognitionswissenschaftler im Durchschnittsalter von 27,5 Jahren anschaut. Bei ihnen hatte der Faktor Neurowissenschaft im Mittel keinen signifikanten Effekt mehr (-0,55 gegenüber -0,33). Allein im direkten Vergleich innerhalb der guten Erklärungen äußerten sich die besonderen Informationen noch signifikant, jedoch in *gegenteiliger* Richtung. Bezogen sich die Texte nämlich aufs Gehirn, waren die jungen Experten damit weniger zufrieden als ohne den Verweis (-0,22 gegenüber 0,41). Gegen dieses mehrdeutige und moderate Ergebnis könnte man einwenden, dass die Überzeugungskraft der Neurowissenschaften vor allem in den bekannten Bildern von Gehirnaktivität begründet ist. Daher haben David McCabe von der Colorado State University in Fort Collins (USA) und Alan Castel von der University of California in Los Angeles (USA) in einem ähnlichen Versuch mit Bildern funktioneller Gehirnaufnahmen experimentiert.

Zuerst sollten 156 ihrer Studierenden (Alter: 18–28 Jahre) drei erfundene Artikel über psychische Fähigkeiten und deren Verarbeitung im Gehirn beurteilen. Mal wurden die empirischen Daten in Form eines Balkendiagramms dargestellt, mal als fMRT-Abbildung der Gehirnfunktion. Bei der Beurteilung der wissenschaftlichen Schlussfolgerung auf einer Skala von 1 bis 4 schnitten die Fälle mit Gehirnaufnahme (im Mittel 2,88) signifikant besser ab als jene mit den Balken (2,73).[6] Ähnlich verhielt es sich auch bei einem der Presse entnommenen Bericht über Lügendetektion mit dem Hirnscanner. Die 108 Studierenden dieser Untersuchung stimmten mit der Schlussfolgerung des Artikels signifikant stärker überein, wenn er eine fMRT-Abbildung enthielt (3,09 gegenüber 2,83; siehe Abb. 4–2). Auch hier fielen die absoluten Differenzen mit 0,15 und 0,26 wieder sehr bescheiden aus, kann man also nicht direkt von statistischer Signifikanz auf praktische Relevanz schließen. Die Hypothesentests zeigen eben nur, dass ein Einfluss höchstwahrscheinlich nicht null ist. Zudem haben McCabe und Castel ausgerechnet diejenige Personengruppe untersucht, die sich schon bei Weisberg und Kollegen am stärksten beeinflussen ließ – junge Studierende aus den Psycho-Neuro-Disziplinen.

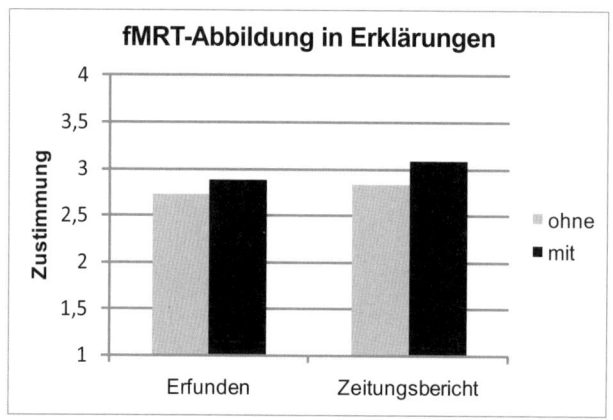

Abb. 4–2 **Auch Gehirnbilder haben nur begrenzten Einfluss:** Bei der Bewertung erfundener Artikel über Hirnfunktionen oder eines echten Zeitungsberichts über fMRT-Lügendetektion durch junge Studierende erhöhte die Präsenz einer funktionellen Gehirnabbildung die Zustimmung zwar signifikant, jedoch nur sehr moderat.

Schmerzensgeld nach Gehirnaktivierung

Zwar lassen diese Ergebnisse noch keine Alarmglocken schrillen. Allerdings sollte man aufgrund dieser Studien nicht darauf vertrauen, dass alle neurowissenschaftlichen Experten vor »verführerischen Reizen« gefeit sind. So berichtete beispielsweise Greg Miller 2009 in *Science* von einem Fall, bei dem fMRT-Messungen nach dem Betriebsunfall eines Chemikers vor Gericht eingebracht werden sollten.[7] Der Hirnforscher Vania Apkarian von der Northwestern University in Evanston (US-Bundesstaat Illinois) kommentierte den Versuch, das Ausmaß der Schmerzen des Betroffenen neurowissenschaftlich zu bestimmen, sehr enthusiastisch: »Das ist ein objektives Verfahren zur Bestimmung der Schmerzen der Patienten.« Für ihn bestand kein Zweifel daran, dass Untersuchungen mit der Kernspintomographie schneller reif für den Gerichtssaal würden, als viele dächten. »Vielleicht noch nicht in 2008, aber vielleicht in 2012 – es ist unausweichlich.« Tatsächlich steht so mancher Richter vor einer Herausforderung, ein Schmerzensgeld festzulegen, ohne ein genaues Maß für die Höhe der Schmerzen zur Verfügung zu haben. Könnten die Hirnscans hierzu einen zuverlässigen Beitrag leisten, wäre das in vielen Fällen hilfreich.

Allerdings kann ich Apkarians Enthusiasmus nicht teilen. Beispielsweise können Schmerzen sehr unterschiedlich wahrgenommen werden und etwa davon abhängen, wie viel soziale Unterstützung jemand erfährt. Ferner können chronische Schmerzpatienten in begrenztem Maße durch Entspannungs- oder Meditationsübungen einen besseren Umgang mit ihrem Zustand lernen. Doch selbst aus neurowissenschaftlichen Reihen wird die Möglichkeit einer »objektiven Schmerzmessung« torpediert. So hat beispielsweise Christopher deCharms, zuvor an der Stanford-Universität (US-Bundesstaat Kalifornien), Versuchspersonen ihre Gehirnaktivierung trainieren lassen, um so ihr Schmerzerleben zu beeinflussen. In dem fMRT-Experiment bekamen sie eine Rückmeldung über die Hirnaktivierung im anterioren zingulären Kortex (ACC) in Echtzeit dargestellt.[8] Dies geschah über die Abbildung einer Flamme, die gemäß dem gemessenen Durchblutungssignal stärker oder schwächer brannte. Ein bestimmter Teil des ACC war zuvor mit Schmerzerleben in Zusammenhang gebracht worden.

Mit einem speziellen Gerät wurden den Versuchspersonen im Experiment durch die Erzeugung von Hitzereizen Schmerzen zugefügt. Gemäß der allgemein als *Neurofeedback* bezeichneten Methode gelang es den Teilnehmern im Mittel tatsächlich, die Aktivierung der Gehirnregion zu steuern. Die angegebene Stärke des Schmerzerlebens ging durch die Regulierung des ACC signifikant zurück. Ein vorläufiger Erfolg konnte auch bei chronischen Schmerzpatienten erzielt werden. Tatsächlich hat deCharms inzwischen die in Kalifornien angesiedelte Firma *Omneuron* gegründet, um diese Idee unternehmerisch auszuschlachten. Denkt man die Möglichkeiten des *Neurofeedbacks* konsequent weiter, dann wird auch ein Missbrauchspotenzial deutlich. Wie will man dann etwa verhindern, dass eine Versuchsperson vor der gerichtlichen Ermittlung der Schmerzen lernt, seine ACC-Aktivierung zu verstärken, um dadurch ein deutlich höheres Schmerzensgeld zu erzielen? Gerade in den USA, wo es in solchen Verfahren schnell um Millionenbeträge geht, erscheint diese Möglichkeit verlockend. Davon abgesehen geht es bei dem Verfahren natürlich erst einmal um einen therapeutischen Nutzen. Der Fall des Chemikers wurde übrigens nicht vor Gericht entschieden. Man einigte sich mit dem Unternehmen außergerichtlich. Ob dabei das Vorliegen eines neurowissenschaftlichen Gutachtens über Aktivierungen in den »Schmerzzentren« des Unfallopfers bei den Verhandlungen eine Rolle gespielt hat, ist das Geheimnis der Beteiligten.

Auf einen Blick
Die funktionelle Magnetresonanztomographie ist in verschiedenen rechtlichen Kontexten zum Einsatz gekommen. Allerdings scheinen die vorhandenen Kontrollmechanismen eine Überbewertung ihrer Aussagekraft zumindest bisher verhindert zu haben. Gemäß psychologischen Untersuchungen besteht aber die Möglichkeit einer Verzerrung durch neurowissenschaftliche Aussagen. Einerseits scheinen Experten dagegen besonders gefeit zu sein. Andererseits stellen sie selbst oft übertriebene Behauptungen auf.

4.2   Lügendetektion

»Wir müssen uns daran erinnern, dass die Landkarte niemals das Territorium ist; der fMRT-Scan ist nicht dasselbe wie das Gehirn, das er untersucht. Selbst wenn sich neurowissenschaftliche Lügenerkennung überhaupt als möglich herausstellen sollte, wird sie nicht perfekt sein. Wir müssen die Verwendung unzuverlässiger Technologien verhindern und selbst vollständig detaillierte Informationen über die Einschränkungen und die Genauigkeit einer zuverlässigen Lügenerkennung entwickeln. Die Regulierung durch die Regierung scheint der einzige Weg zu sein, um dieses Ziel zu erreichen ...«

Henry T. Greely, Professor für Rechtswissenschaft an der Stanford-Universität (US-Bundesstaat Kalifornien), und Judy Illes, Professorin für Neurologie an der University of British Columbia in Vancouver (Kanada)[9]

Im März 2009 wurde in San Diego (US-Bundesstaat Kalifornien) ein Fall von sexuellem Missbrauch eines Kindes verhandelt. Bei dem Verdächtigen habe es sich um ein Elternteil gehandelt und ein Gericht habe vorerst entscheiden müssen, ob das Kind weiter bei diesem Erziehungsberechtigten wohnen soll oder nicht. Die Verteidigung habe die Firma *No Lie MRI* eingeschaltet, die uns bereits im vorherigen Kapitel kurz begegnet ist und deren Verfahren auf den Ergebnissen von Langleben und Kollegen aufbaut. Der Verdächtige habe dort an einer MRT-Untersuchung teilgenommen, die zeigen sollte, dass er die behauptete Misshandlung nicht begangen habe. Tatsächlich habe die Verteidigung ein entsprechendes Gutachten vor Gericht eingereicht. Nachdem dieser Fall beispielsweise durch einen Bericht in *Wired* vom 16. März 2009 an die Öffentlichkeit drang, meldeten sich mehrere besorgte Wissenschaftler über die Verwendung der Untersuchungsergebnisse in diesem Fall zu Wort. Ferner hatte Gary Seiser vom zuständigen Jugendamt in San Diego, der den Fall vor Gericht vertrat, Unterstützung mehrerer Neuro- und Rechtswissenschaftler erhalten.

In einem offenen Brief vom 25. März 2009 an den Stanford-Professor Henry T. Greely, der sich bereits ausführlich mit den rechtlichen Aspekten der MRT-Lügenerkennung auseinandergesetzt hat, bedankt sich Seiser für die erhaltene Unterstützung. Insbesondere sei die Aussage von Marcus E. Raichle, Professor an der Washington University in St. Louis (USA) und ein alter Hase auf dem Gebiet der bildgebenden Hirnforschung, von großer Bedeutung gewesen. Er habe vor Gericht überzeugend dargestellt, dass diese Art der Lügenerkennung insbesondere in realistischen Fällen in der Lebenswelt von der wissenschaftlichen Gemeinschaft nicht anerkannt sei. Die Verteidigung habe schließlich ihren Antrag auf Zulassung des fMRT-Ergebnisses zurückgezogen. Zwar war damit das Thema für den verhandelten Fall vom Tisch. Es ist aber auch bedauerlich, dass sich das Gericht dann nicht mehr mit der Zulässigkeit des Beweismittels befassen musste. Man kann darüber spekulieren, ob die Verteidigung hier in Absprache mit *No Lie MRI* vermeiden wollte, dass es nach den negativen Äußerungen von Wissenschaftlern zu einer offiziellen Ablehnung des Verfahrens kommen würde, was für die Firma wahrscheinlich geschäftsschädigende Auswirkungen gehabt hätte. Es drohte ein Katz-und-Maus-Spiel, ob es schließlich in einem anderen Fall mit weniger sorgsamen Beamten oder weniger kritischen Wissenschaftlern zu einem Präzedenzfall kommen würde.[10]

Ein heißer Mai für die fMRT-Lügenerkennung

Dieses Spiel ist aber rund ein Jahr nach dem Fall in San Diego und sogar von zwei anderen Gerichten unabhängig voneinander beendet worden – zumindest vorerst. In dem ersten Fall wurde vor dem Obersten Gerichtshof des US-Bundesstaats New York die Sache von Cynette Wilson verhandelt.[11] Sie erhob gegenüber ihrem früheren Arbeitgeber, der Zeitarbeitsfirma *Corestaff Services*, den Vorwurf, ihr nach einem gemeldeten Fall von sexueller Belästigung am Arbeitsplatz keine Beschäftigung mehr vermittelt zu haben. Die Belästigung habe darin bestanden, dass ihr ein anderer Angestellter der Investmentbank, in der sie vorübergehend angestellt gewesen war, per Fax ein obszönes Nacktfoto an den Arbeitsplatz geschickt habe. Frau Wilson habe sowohl der Bank als auch der Zeitarbeitsfirma den Vorfall gemeldet. Daraufhin soll der leitende Corestaff-Angestellte Edwin M. seinem Untergebenen

Ronald A. die direkte Anweisung gegeben haben, die Klägerin aus dem Vermittlungsprozess zu entfernen. M. wies die Vorwürfe jedoch von sich. A. war nun der einzige Zeuge, der die Vorwürfe von Wilson bestätigte, und die Beurteilung der Glaubwürdigkeit seiner Aussage war für das Verfahren von entscheidender Bedeutung.

An dieser Stelle kam der uns inzwischen gute bekannte Steven Laken von *Cephos* ins Spiel, den die Anwälte der Klägerin als Experten eingeschaltet hatten. Er habe den Zeugen A. mit seinem fMRT-Verfahren untersucht und könne »mit sehr hoher Wahrscheinlichkeit« zeigen, dass A. bei seiner Aussage die Wahrheit sage. Der Richter Robert Miller setzte den Antrag, Laken als Experten auftreten zu lassen, zu einem einflussreichen Urteil aus dem Jahr 1923 in Beziehung. Damals wurde das Ergebnis eines Polygraphentests auf den Prüfstand gestellt, das den zuvor Verurteilten James Frye entlasten sollte. Das Berufungsgericht akzeptierte das auf Blutdruckmessungen basierende Verfahren jedoch nicht und stellte gleichzeitig einen Standard auf, welchen Kriterien wissenschaftliche Beweise genügen müssten. Entscheidend dafür sei, dass die entsprechenden Prinzipien, Vorgehensweisen und Theorien innerhalb des relevanten Forschungsfelds »allgemein anerkannt« seien. Ferner müssten die Beweise von einem qualifizierten Experten vorgebracht werden und die Kompetenz eines durchschnittlichen Geschworenen überschreiten. Auch wenn das dem Verurteilten im Jahr 1923 nicht half, hat er dadurch wenigstens nachhaltigen Ruhm erlangt. Denn noch heute spricht man vom *Frye-Standard*.

In seinem nächsten Argumentationsschritt zieht der Richter ein Urteil aus den 1950er Jahren heran. Damals ging es um einen Experten, der über die mangelnde Glaubwürdigkeit von Heroinabhängigen aussagen sollte. Mit Blick auf die Rechtstradition in den USA wurde dieser jedoch nicht zugelassen, da die Beurteilung der Glaubwürdigkeit eines Zeugen einzig die Aufgabe der Geschworenen sei. Gerichtsverfahren würden für die Jury komplizierter und verwirrender, müsste sie neben dieser Aufgabe obendrein noch die Glaubwürdigkeit verschiedener Experten beurteilen, die sich unter Berufung auf wissenschaftliche Autorität wiederum zur Glaubwürdigkeit der Zeugen äußerten. Ganz ähnlich verhalte es sich nun mit dem Antrag, Laken die Aussage des Angestellten A. beurteilen zu lassen. Da es sich dabei um die alleinige Aufgabe der Geschworenen handle und diese auch die dafür nötige Kompetenz besäßen, scheitere der Antrag an den gesetzlichen Mindestanforderungen. Der Richter ließ es sich aber nicht nehmen, in einem Schlusssatz darauf hinzuweisen, dass schon ein oberflächlicher Blick auf die Forschungsliteratur die Zuverlässigkeit der fMRT-Lügenerkennung fraglich erscheinen lasse. Auch wenn so mancher anders über die Fähigkeiten von Geschworenen denken mag, weist diese Entscheidung deutlich auf die eigenen Traditionen und Rechtfertigungen der Rechtssysteme. Diese können beinhalten, dass bestimmte wissenschaftliche Verfahren rechtlich schlicht irrelevant sind.

Betrüger oder nicht?

Doch auch innerhalb eines Landes können sich diese Traditionen unterscheiden. So stellte ein Gericht des US-Bundesstaats Tennessee in etwa zeitgleich mit der Entscheidung in New York das Verfahren zur Lügenerkennung endlich auf den ausführlichen rechtlichen Prüfstand. Es handelte sich um ein Strafverfahren der Regierung gegen den 63-jährigen Psychiater Lorne A. Semrau, der zwei Firmen zur Abwicklung von Gesundheitsleistungen in Tennessee und Mississippi besaß. Semrau wurde vorgeworfen, das Gesundheitssystem in den Jahren 1999 bis 2005 durch vorsätzliche Falschangaben auf Abrechnungsformularen um Leistungen in Höhe von rund drei Millionen US-Dollar betrogen zu haben. Dafür habe er beispielsweise sein Personal angewiesen, Abrechnungscodes so auszutauschen, dass mehr Geld als eigentlich erlaubt beansprucht werden konnte. Insgesamt zählte die Anklageschrift 60 Betrugsvorwürfe und zwölf Vorwürfe der Geldwäsche. Semrau bestritt jegliche Betrugsabsicht und behauptete, die Vorgaben zur Abrechnung der Gesundheitsleistungen seien nicht eindeutig gewesen.

Seine Verteidiger versuchten es auch hier wieder mit der Hilfe von Steven Laken von *Cephos*. Der Vorsitzende Richter Tu M. Pham unterzog das Verfahren dann einer Prüfung gemäß dem *Daubert-Standard*, der neben dem oben genannten *Frye-Standard* der zweite in den USA verbreitete Weg zur Beurteilung wissenschaftlicher Beweise vor Gericht ist. Diesmal durfte Laken sein Verfahren vor Gericht verteidigen; zusätzlich wurden aber noch drei andere Fachwissenschaftler angehört, darunter auch Lakens Kooperationspartner Andrew Kozel und der bereits in dem Fall in San Diego aufgetretene Marcus E. Raichle. Wie schon in den Experimenten von Kozel und Kollegen oder in dem Fernsehauftritt des untreuen Ehemanns Ed ließ Laken den Angeklagten eine Liste von neutralen Kontroll- und Zielfragen im Hirnscanner beantworten. Darunter befanden sich einfach Beispiele, etwa: »Haben Sie den CPT Code 99312 abgerechnet, um Medicare zu betrügen?« Viele waren aber komplexer: »Haben Sie jemals unterschiedliche Informationen oder Anleitungen über die Abrechnungscodes erhalten, einschließlich der Anweisung, dass 99312 anstelle von 90862 der richtige Code wäre?«

Der Anklagevertretung war der geplante Test übrigens im Voraus nicht mitgeteilt worden. Daher hatte sie auch keine Möglichkeit, eigene Fragen zu der Untersuchung beizusteuern. Laken analysierte schließlich im Januar 2010 die Ergebnisse der fMRT-Messung des Angeklagten. Bei einem ersten durchgeführten Durchlauf konnte er keine Anzeichen von Täuschung entdecken; allerdings sah das Ergebnis für den zweiten Durchlauf anders aus. Diesmal konnte der *Cephos*-Präsident nämlich sehr wohl Anzeichen von Täuschung erkennen. Allerdings erklärte er, dass der untersuchte Semrau zu diesem Zeitpunkt womöglich schon müde gewesen sein könne und sie deshalb noch einen dritten Test durchgeführt hätten, diesmal mit etwas einfacheren Fragen. Bei diesem Durchlauf habe es wieder keine Hinweise auf Täuschung gegeben. Insgesamt gehe er deshalb davon aus, dass »Dr. Semraus Gehirn anzeigt, dass er die Wahrheit sagt, wenn es darum geht, die Regierung nicht getäuscht oder betrogen zu haben«.[12]

Kennt das Gehirn die Wahrheit?

In einem Kreuzverhör musste der Experte Rede und Antwort stehen. Dabei stellte der Staatsanwalt heraus, dass die Antworten des Angeklagten laut dem Gutachten Lakens zwar »allgemein« wahrheitsgemäß waren. Der *Cephos*-Präsident konnte aber für keine der einzelnen Fragen eine Antwort darüber geben, ob sie ehrlich oder unehrlich beantwortet wurde. Schließlich hat Richter Pham das Verfahren dann entsprechend dem *Daubert-Standard* wie folgt bewertet. Zentral seien die vier Aspekte, (1) ob die Theorie oder Technik überprüfbar ist und überprüft worden ist; (2) ob die Theorie oder Technik von Fachkollegen begutachtet und publiziert wurde; (3) die Fehlerrate des Verfahrens und die Existenz sowie Einhaltung bestimmter Kontrollstandards; (4) ob die Theorie oder Technik von der wissenschaftlichen Gemeinschaft allgemein anerkannt ist. Die ersten beiden Punkten seien erfüllt (siehe auch das vorherige Kapitel). Der dritte sei aber doppelt verletzt. Erstens kenne man die Fehlerrate der fMRT-Lügenerkennung insbesondere in realistischen Fällen nicht; zweitens habe Laken seinen eigenen Kontrollstandard verletzt, als er nach der zweiten Messung, die Anzeichen von Täuschung ergab, eine weitere dritte durchführte. Wer könne wissen, ob eine vierte nicht wieder zum gegenteiligen Ergebnis komme? Schließlich sei auch der letzte Punkt der *Daubert*-Kriterien nicht erfüllt.

Angesichts dieser Bilanz ist es wenig überraschend, dass der Sachverständigenrat Steven Lakens in der richterlichen Begründung vom 31. Mai 2010 wegen einer Verfehlung des normativen Standards abgelehnt wurde. Besonders schwer wiegt das im Vergleich mit der vom Richter angeführten gängigen Praxis, dass eine derartige Ablehnung eher die Ausnahme als die Regel darstelle. Schließlich sei es nicht die Aufgabe des Gerichts, durch die Anwendung harscher Beweisstandards das traditionell bewährte Zwei-Parteien-System abzulösen. Selbst Beweise von eingeschränkter Zuverlässigkeit könnten daher zugelassen werden, da sich der Beweiswert einer Methode im Widerstreit von Anklage und Verteidigung vor Gericht herausstelle. Ferner hob Pham hervor, dass nicht jedes der vier Kriterien perfekt erfüllt werden müsse. Beispielsweise könne man ein Verfahren auch dann zulassen, wenn die Fehlerrate in realistischen Szenarien nicht bekannt sei, sich aber aufgrund der Laborsituation plausibel abschätzen ließe.

Unabhängig von dem Test auf Wissenschaftlichkeit fand der Richter aber noch einen zweiten Grund dafür, die Ergebnisse der fMRT-Lügendetektion auszuschließen. Ein unfairer Nachteil für die Anklage überwiege nämlich die mögliche Beweiskraft des Gutachtens. Bei einem nur einseitig angeordneten Lügendetektortest habe für den Angeklagten nämlich nichts auf dem Spiel gestanden. Hätte sich das gegenteilige Ergebnis ergeben, dann wäre das Gutachten für immer in der Schublade verschwunden – dies musste Steven Laken auf Nachfrage ausdrücklich bejahen. Bereits bei der Verwendung des Polygraphen habe man einen einseitig von der Verteidigung angeordneten Test als unzuverlässiger angesehen, da er keine negativen Konsequenzen haben könne. Auch hier wiege wieder besonders schwer, dass sich die Entscheidung über eine ehrliche oder unehrliche Reaktion nicht für die einzelnen Antworten angeben ließ, sondern nur allgemein. Natürlich müssen sich Gerichte anderer Jurisdiktionen diesen Erwägungen nicht anschließen. Doch sie machen eines deutlich: Lügentests in privaten Laboratorien und ohne öffentliche Kontrolle sind mit Vorsicht zu genießen.

Blick in die Zukunft

Natürlich kann man eine saubere Prüfung der rechtlichen Verwertbarkeit eines Verfahrens umgekehrt auch als einen Kriterienkatalog zur Erfüllung des Beweisstandards lesen. Wenn man also nicht wie der Richter vom Obersten Gerichtshof in New York Verfahren zur Beurteilung der Glaubwürdigkeit einer Aussage generell ausschließt, sondern wie der Richter in Tennessee die wissenschaftlichen Mängel aufdeckt, dann scheint eine Verwendung der fMRT als Lügendetektor in Zukunft zumindest theoretisch möglich – indem man nämlich die juristisch aufgestellten Auflagen erfüllt. In ähnlicher Weise zählen die bereits eingangs zitierten Henry Greely und Judy Illes sechs große Defizite des Forschungsgebiets auf, nämlich erstens die kleine Anzahl an Studien mit individuellen Effekten, zweitens den Mangel an Replikationen, drittens die kleinen und ausgewählten Gruppen von Versuchspersonen, viertens die mangelnde Übereinstimmung der aktivierten Hirnregionen, fünftens der künstliche Charakter der experimentellen Aufgaben und sechstens die fehlende Kontrolle von Gegenmaßnahmen.[13]

Auch im deutschen Recht sind technische Verfahren zur Aussagenbeurteilung nicht unbekannt und gibt es beispielsweise eine umfangreiche Literatur und Rechtsprechung zum Polygraphen (dazu auch *Gedankenlesen*, Kap. 2). So sah der Bundesgerichtshof (BGH) im Jahr 1954 einen »Einblick in die Seele des Beschuldigten« oder eine »Erforschung des Unbewussten des Beschuldigten« mithilfe des Verfahrens als eine Verletzung der Freiheit der Willensentschließung.[14] Noch 1982 erachtete das Bundesverfassungsgericht die Verwendung eines Lügendetektors als eine »Durchleuchtung« der Person, die »den Untersuchten zu einem bloßen Anhängsel eines Apparates werden lässt«, und somit als einen unzulässigen Eingriff in das Persönlichkeitsrecht.[15] Gegen die Verwendung sprachen somit das höchste Prinzip des Grundgesetzes – die unantastbare Menschenwürde – sowie Regelungen der Strafprozessordnung. Im Jahr 1998 nahm sich der BGH der Sache erneut an und revidierte diesmal sein Ergebnis insofern, als die früheren prinzipiellen verfassungs- und strafprozessrechtlichen Bedenken zumindest bei einer freiwilligen Teilnahme an der Prozedur nicht bestünden.[16]

Dieser Wandel könnte damit einhergehen, dass man die Menschenwürde kurz nach dem Zusammenbruch der nationalsozialistischen Diktatur mehr als Schutz des Einzelnen vor Ansprüchen des Kollektivs verstand, in den 1990er Jahren aber der Aspekt individueller Autonomie im Vordergrund stand. Jedenfalls sehen manche Rechtswissenschaftler wie Susanne Beck von der Universität Würzburg oder Tade M. Spranger vom Institut für Wissenschaft und Ethik in Bonn darin eine mögliche offene Tür für Verfahren der bildgebenden Hirnforschung zur Aussagenbeurteilung vor Gericht.[17] Dabei verkennen sie aber meines Erachtens, dass das Umdenken der hohen Richter in Karlsruhe entscheidend von einer anderen Sichtweise der Polygraphie geprägt wurde. Diese erklärten in ihrem Urteil mit Bezug auf den »Einblick in die Seele«:

> »Es wird zwar eine begrenzte Anzahl ausgewählter Körperdaten erhoben, die – in sehr eingeschränktem Umfang und nur diffus – Schlüsse auf allgemein bestehende Emotionen und intrapsychische Veränderungen zulassen. Es ist für den Senat [des Bundesgerichtshofs] von entscheidender Bedeutung, daß es ... nach einhelliger wissenschaftlicher Auffassung nicht möglich ist, eindeutige Zusammenhänge zwischen bestimmten kognitiven oder emotionalen Zuständen und hierfür spezifischen Reaktionsmustern im vegetativen Nervensystem zu erkennen. Dies gilt insbesondere für mit der unwahren Beantwortung von Fragen in Verbindung stehende Reaktionen ...«[18]

fMRT bald doch vor Gericht?

Dass die verfassungsrechtlichen Bedenken gegen die Polygraphie 1998 eher verharmlost wurden, geht meiner Sicht gemäß also notwendig damit einher, dass mit dem Verfahren keine zuverlässigen Schlüsse auf die Psyche möglich sind. Schließlich haben die Richter nach ausführlicher Befragung von Sachverständigen deutlich auf die konzeptionellen und empirischen Mängel des Polygraphentests hingewiesen. Zusammengenommen wurde er damit als Beweismittel aus dem Strafprozess prinzipiell ausgeschlossen. Angesichts weitreichender Behauptungen mancher fMRT-Forscher über die psychischen Vorgänge ihrer Versuchspersonen halte ich die Schlussfolgerung aber für voreilig, dass Gerichte darin keine bedenklichen »Durchleuchtungen« von Personen oder »Einblicke in die Seele« mehr sehen würden – auch wenn der Seelenbegriff heute etwas aus der Mode gekommen ist. Man braucht sich nur die hier im Buch beschriebenen einschlägigen Beispiele über moralische Urteile oder gebrochene Versprechen anzuschauen. Dennoch verteidigt Susanne Beck die neuen bildgebenden Verfahren der Hirnforschung:

> »Bei diesen wird im Gegensatz zu Polygraphen keine körperliche Reaktionen, die auf Aufregung, Angst oder Nervosität hinweisen könnten, gemessen, sondern mittelbar die Gehirnaktivität dargestellt. Auch diese Messung erfolgt indirekt und nicht steuerbar. Diese Mittelbarkeit ist jedoch von anderer Qualität, denn es werden keine Schlüsse von körperlichen Reaktionen, die auf ein Angstgefühl hindeuten, auf den Inhalt einer Aussage gezogen, sondern es wird geprüft, ob das Gehirn die Aktivität der Wahrheit oder Lüge aufweist. Somit ist ein Polygraphentest beeinträchtigt, wenn sich der Lügner nicht schuldig fühlt oder wenn die Angst und Schuld aus anderen Gründen auftreten – ein bildgebendes Verfahren nicht.«[19]

Was sie mit dem anderen Schluss »von einer Darstellung der physiologischen Gehirnfunktion auf die Qualität des Gedankens«[20] mithilfe der Bildgebung im Gegensatz zur Polygraphie genau meint, überlässt sie jedenfalls der »Neurophilosophie«. Wie wir gesehen haben, leuchtet bei Wahrheit oder Täuschung aber kein grünes beziehungsweise rotes Lämpchen im Gehirn auf und erfordern die fMRT-Ergebnisse ein großes Maß an Interpretation (Abb. 4–3). Letztlich mussten die Forscher auch hier anhand der (mutmaßlichen) Präsenz von kognitivem Konflikt und kognitiver Kontrolle indirekt auf den Wahrheitsgehalt der Antwort schließen. Überhaupt finde ich es auffällig, dass sich das heutige neurowissenschaftliche Lügenmodell kaum von dem unterscheidet, welches die forensischen Psychologen schon 1923 vertraten. So fasste das Gericht in dem *Frye*-Urteil zusammen: »In anderen Worten, die Theorie scheint zu sein, dass Wahrheit spontan und ohne bewusste Anstrengung geschieht, während das Äußern einer Falschheit bewusste Anstrengung erfordert, die sich im Blutdruck widerspiegelt«.[21]

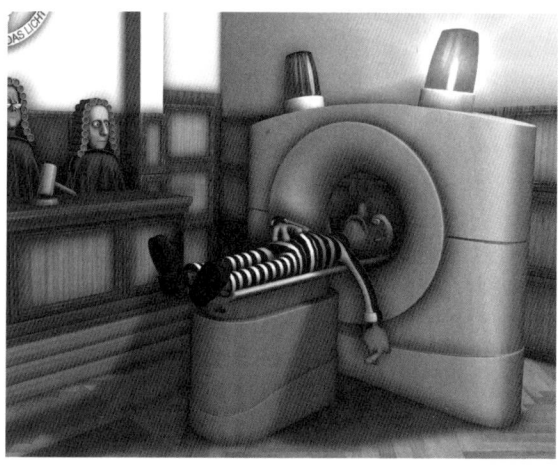

Abb. 4–3 Ob er auch die Wahrheit spricht, sagt uns gleich das Licht? Die Idee eines fMRT-Lügendetektors ist weit verbreitet. Nach Würdigung der Gesetzeslage und des Forschungsstands haben 2010 aber zwei US-Gerichte das Verfahren unabhängig voneinander abgelehnt. (Abbildung mit freundlicher Genehmigung der ct-Redaktion.)

Man ersetze hier »Blutdruck« durch »Blutfluss im Gehirn« und ist beinahe 90 Jahre später ziemlich genau bei derselben Vorstellung der physiologischen Prozesse des Lügens angelangt. Überhaupt scheint es bei der Lügenforschung prinzipielle Probleme zu geben, die man auch nach vielen Jahrzehnten nicht lösen konnte. Der von mir bereits bemängelte fehlende Kontrollmaßstab bei echten Lügen ist nur ein Beispiel. Jedenfalls wollte auch der BGH in seinem jüngeren Urteil der Polygraphie mit dem Kontrollfragentest (CQT, vgl. S. 53) nicht einmal einen schwächeren, indiziellen Beweiswert beimessen. Einerseits reflektierten die konstruierten Testanordnungen – selbst mit gespielten Verbrechen – nicht die Realität der für Gerichtsverfahren zu untersuchenden Personen; andererseits seien die vorhandenen Feldstudien eben aufgrund des fehlenden Prüfungsmaßstabs nicht aussagekräftig genug.[22]

Zwar kann keine Spekulation die höchstrichterliche Entscheidung ersetzen und wird es sicher auch im deutschsprachigen Raum bald entsprechende Urteile zur Verwendung der fMRT geben. Angesichts der vielen grundlegenden Probleme der Lügenforschung, von denen hier nur ein paar angesprochen wurden, sehe ich für eine Zulassung jedoch nur geringe Chancen. Ferner könnte es zwischen mangelnder Zuverlässigkeit des Verfahrens auf der einen

Seite und weitreichender »Durchleuchtung« in Form echten Gedankenlesens im Individuum auf der anderen nur einen sehr dünnen Grat verfassungskonformer Verwendung geben. Dennoch wurde jüngst die ePetition Nr. 13841 an den Deutschen Bundestag gerichtet, in der die Zulassung der fMRT als Beweismittel gefordert wird.[23] Die äußerst geringe Unterstützung sowie die im dortigen Diskussionsforum zahlreich geäußerten Bedenken deuten aber auf keinen großen Erfolg.

Auf einen Blick
Mithilfe der fMRT-Lügendetektion sollten bereits in mehreren Fällen vor US-amerikanischen Gerichten Aussagen beurteilt werden. Nach Hinziehung weiterer wissenschaftlicher Gutachten wurde der Versuch aber in einem Fall zurückgezogen. In einem zweiten wurde es als prinzipiell mit dem Recht unvereinbar angesehen. In einem dritten hat der Richter das Verfahren mit Nachdruck ausgeschlossen. Die Zukunft für das Verfahren im Gerichtssaal scheint daher nicht aussichtsreich. Im deutschsprachigen Raum stehen Urteile noch aus.

4.3   Wie viel ist ein Aggressionsgen wert?

»In der Praxis erlebe ich häufig, dass Richter dem Gutachter folgen. Wenn man das weiterdenkt, könnte herauskommen, dass man das Gericht eigentlich nicht mehr braucht. Gutachter würden auch reichen. Noch sind es Richter, die entscheiden. Aber muss das zwangsläufig für die Ewigkeit so sein?«
Hans J. Markowitsch, Professor für Psychologie an der Universität Bielefeld und einer der führenden Neuroforensiker Deutschlands, im Interview[24]

Im Oktober 2009 sorgte eine Meldung über ein italienisches Gerichtsurteil für großes Aufsehen.[25] Vor dem Berufungsgericht in Triest wurde die Sache des zuvor verurteilten Mörders Abdelmalek Bayout erneut verhandelt. Der seit 1993 in Italien lebende Algerier hatte 2007 zugegeben, den Kolumbianer Walter Perez nach einer Beleidigung erstochen zu haben. Auf Antrag der Verteidigung hatte der Richter des ersten Verfahrens drei psychiatrische Gutachten eingeholt, die Bayout eine psychiatrische Erkrankung attestierten. Aufgrund dieses Minderungsgrunds war der Algerier zu neun Jahren und zwei Monaten Haft verurteilt worden. Das waren etwa drei Jahre weniger, als er bei völliger geistiger Gesundheit bekommen hätte. Für die Verhandlung vor dem Berufungsgericht hatten nun Pietro Pietrini, ein Molekular-Neurowissenschaftler von der Universität Pisa, und Giuseppe Sartori, ein kognitiver

Neurowissenschaftler von der Universität Padova, eine Reihe von Tests durchgeführt und vor Gericht als Sachverständige ausgesagt.

Laut der Meldung haben die Forscher einige Abnormalitäten mithilfe von Gehirnaufnahmen festgestellt sowie fünf Ausprägungen von Genen gefunden, die zuvor mit gewaltsamem Verhalten in Zusammenhang gebracht worden waren. Darunter sei auch das sogenannte MAO-A-Gen gewesen, das die Produktion des Enzyms Monoaminoxidase A (MAO-A) beeinflusst. Dieses Enzym wiederum spaltet verschiedene Neurotransmitter und Hormone im Gehirn, etwa Serotonin, Dopamin, Noradrenalin und Adrenalin. Die beiden Forscher hätten insbesondere aus den genetischen Untersuchungen geschlussfolgert, dass Bayout vor allem durch eine Provokation für aggressives Verhalten anfällig sei. Diese Befunde seien für die Entscheidung des Berufungsrichters ausschlaggebend gewesen, dem Mörder ein weiteres Jahr Straferlass zu gewähren. Schließlich würden ihn seine Gene in Stresssituationen besonders aggressiv machen.

Im Jahr 1993 veröffentlichte Han Brunner von der Universität Nijmegen in den Niederlanden mit seinen Kollegen in *Science* einen Bericht über das MAO-A-Gen. Sie hatten eine holländische Familie untersucht, die über mehrere Generationen hinweg für das besonders aggressive Verhalten mancher Männer bekannt war. Neben der Aggressivität kamen hier auch leichte Formen von geistiger Behinderung häufiger vor. Genetische Untersuchungen der Familie ergaben, dass bei den betroffenen Personen eine bestimmte Veränderung vorhanden war. Diese führte zu einer verringerten Konzentration von MAO-A.[26] Danach wurde die Rolle des Gens in Tierversuchen weiter untersucht. Mäuse, bei denen das Gen künstlich ausgeschaltet wurde, zeigten ein erhöhtes Maß an Aggressivität sowie Veränderungen in Hirnstruktur und -funktion. Gleichzeitig war bei ihnen die Konzentration bestimmter Neurotransmitter wie Serotonin und Noradrenalin deutlich erhöht.

Vom Gen zum Gehirn

Der große Durchbruch gelang jedoch erst im Jahr 2002. Damals wurde eine Studie von Avshalom Caspi und Kollegen in *Science* veröffentlicht.[27] In ihr wurde der Zusammenhang zwischen dem MAO-A-Gen und aggressivem Verhalten in einer größeren Bevölkerungsgruppe untersucht. Als sich die Forscher auf die Daten von 442 Männern konzentrierten und dabei berücksichtigten, ob diese als Kinder misshandelt worden waren oder nicht, ergab sich ein statistischer Zusammenhang: Bei den Männern, die aufgrund ihrer Gene nur über wenig MAO-A verfügten und zudem noch misshandelt worden waren, war die Quote für Verbrechen und Gewalt am höchsten. Allerdings erreichte der Effekt der genetischen Ausprägung allein keine Signifikanz, der Effekt der Kindesmisshandlung hingegen schon. Das heißt, wer als Kind misshandelt wurde, der hatte ohnehin schon eine hohe Anfälligkeit für Gewalt, Verbrechen und bestimmte psychiatrische Erkrankungen. Die ungünstigere Genvariante hat diesen Effekt nur noch etwas verstärkt.

Funde wie dieser haben der Erforschung menschlichen Denkens und Verhaltens eine neue Stoßrichtung vorgegeben. In den inzwischen einflussreichen Gebieten wie der Neurogenetik oder *Genomic Imaging* werden Informationen über Gehirnaktivität und genetische Ausprägung miteinander assoziiert, um bestimmte Verhaltens- oder Krankheitsausprägungen besser zu verstehen. Allerdings sind die Effekte der meisten dieser Funde sehr gering, hängen sie häufig entscheidend von den Erfahrungen eines Menschen ab, sind die zugrundeliegenden Theorien meist sehr lückenhaft und viele dieser Funde noch nicht durch weitere Untersuchungen bestätigt oder im Gegenteil sogar widerlegt. So gibt es auch zu den Auswirkungen des MAO-A-Gens keine eindeutigen Befunde. Beispielsweise konnten Cathy Spatz Widom und Linda Brzustowicz von der University of New Jersey 2006 die Ergebnisse von Caspi und Kollegen nicht replizieren. Erst eine weitere Unterteilung ihrer 631 Versuchspersonen entsprechend ihrer Herkunft in eine weiße und eine nichtweiße Gruppe veränderte das Bild. Nun zeigte sich zwar das leicht erhöhte Risiko in Abhängigkeit von der Kindesmisshandlung, jedoch nur bei den weißen Teilnehmern.[28] Der Meldung über den Fall zufolge haben die Wissenschaftler die ethnische Herkunft des Mörders jedoch nicht berücksichtigt.

Eine neuere Untersuchung von Nelly Alia-Klein vom Brookhaven National Laboratory in New York und Kollegen verkompliziert das Bild noch weiter. Mithilfe der Positronenemissionstomographie untersuchten die Forscher nämlich nicht nur die Gene, sondern auch die tatsächliche Konzentration des Enzyms im Gehirn. Dieses Ergebnis brachten sie dann mit Aggression in Zusammenhang. Dabei ergab sich zwar, dass eine geringere Konzentration von MAO-A in verschiedenen Hirnregionen, darunter der präfrontale Kortex und die Amygdala, mit erhöhter Aggressivität korrelierte. Viele Versuchspersonen hatten jedoch ihrer genetischen Ausprägung zum Trotz ebenfalls eine hohe Konzentration des Enzyms.[29] Das bedeutet, dass das von Forschern untersuchte Gen womöglich gar nicht das geeignete Ziel ist, sondern allein die tatsächlich im Körper vorhandene Menge von MAO-A eine Auswirkung auf aggressives Verhalten haben kann. Jedenfalls scheint die Ausprägung des Gens die Konzentration des Enzyms nicht bei allen Menschen festzulegen; und natürlich kann niemand wissen, welche Konzentration bei dem Mörder zum Tatzeitpunkt vorlag.

Ein Aggressions-Gen?

Überhaupt ist der Fokus auf Gewalt bei der Interpretation des MAO-A-Gens sehr selektiv. Das Enzym ist nämlich nicht nur mit Gewalt, sondern auch mit verschiedenen Geisteskrankheiten in Zusammenhang gebracht worden. Selbst in der ursprünglich von Brunner und Kollegen untersuchten niederländischen Familie war das Gen nicht allein mit Aggressivität, sondern auch mit geistigen Behinderungen assoziiert. Die vom Enzym gespalteten Neurotransmitter wie Serotonin, Noradrenalin oder Dopamin spielen verschiedenen Theorien zufolge bei einer ganzen Reihe psychischer Erkrankungen eine Rolle. Natürlich ist es leicht, bei dem Täter eines Gewaltverbrechens *nach* der Tat allein von Aggressivität zu sprechen. Meines Erachtens haben aber sowohl die Forscher als auch der Richter alternative Erklärungen außer Acht gelassen. Da der Täter bereits im ersten Urteil eine Strafminderung aufgrund einer psychischen Erkrankung erhalten hat, wurde ihm sein Zustand in dem neuen Urteil womöglich doppelt angerechnet. Den drei alten psychiatrischen Gutachten würde also durch die Gehirn- und Genfunde nicht zwangsläufig etwas Neues hinzugefügt, was ein weiteres Jahr an Strafminderung rechtfertigen würde.

Es ließen sich hier noch zahlreiche weitere Kritikpunkte zur Verknüpfung des genetischen Befunds mit einer erhöhten Gewaltbereitschaft anführen. Meines Erachtens besteht das Kernproblem des Falls vor allem aber darin, dass der italienische Richter keine zweite Meinung zu dem Gutachten der beiden Neurowissenschaftler einholte, wie ein italienischer Berichterstatter bestätigte. Die vom US-Richter Tu Pham bei der Beurteilung des Lügendetektortests gelobte Idee eines Widerstreits von Meinung und Gegenmeinung, der zur Aufdeckung des Beweiswerts führe, scheint bei der Beurteilung der genetischen Funde keine Rolle gespielt zu haben. Tatsächlich haben zahlreiche internationale Wissenschaftsjournalisten hier bessere Arbeit geleistet, was freilich an dem Urteilsspruch nichts mehr ändern wird. Es ist nun davon auszugehen, dass mehr und mehr Anwälte die Idee einer »genetischen Verteidigung« aufgreifen werden, nachdem der Versuch in Italien erfolgreich war.

Diese Rechnung könnte allerdings in mehreren Rechtssystemen nicht aufgehen. Nach deutschem Recht können Gerichte, wie wir in Kapitel 3 gesehen haben, bei schweren Straftaten im Interesse der allgemeinen Sicherheit eine Sicherungsverwahrung anordnen. Wer jedenfalls bei der Schuldfrage erst einen genetischen Befund als Minderungsgrund angeführt hat, der wird bei einer Beurteilung der Gefährlichkeit nicht plötzlich sagen können, die Gene hätten vielleicht doch keine so große Auswirkung. Da man das entsprechende Gen sein Leben lang behält, würden dann auch zukünftige Gutachten über die Gefährlichkeit schlechter aussehen. Befunde über »gefährliche Gene« können also ebenso wie Wissen um »gefährliche Gehirne« nicht nur entschuldigend und strafmindernd wirken, sondern umgekehrt sogar dort zu einem unbegrenzten Freiheitsentzug führen, wo dies das Recht für einen voll schuldfähigen Straftäter nicht vorsieht.

Auf einen Blick
Ein italienisches Berufungsgericht verringerte die Haftstrafe eines Mörders aufgrund eines genetischen Befunds um ein Jahr. Dem Täter waren aber schon zuvor wegen einer psychischen Erkrankung drei Jahre erlassen worden. Die Verknüpfung des Gens mit Aggressivität ist jedoch sehr selektiv und wissenschaftlich keinesfalls erwiesen. Das Urteil ist daher meines Erachtens vor allem wegen des Fehlens eines Gegengutachtens mangelhaft. Zudem könnten genetische Befunde mit Blick auf die Gefährlichkeit eines Täters die Dauer eines Freiheitsentzugs auch verlängern.

4.4 Minderverantwortliche Gehirne

> Wir sollten »uns als Strafverteidiger und Strafverteidigerinnen nicht scheuen, den Antrag zu stellen, dass der Mandant in den Scanner gelegt und Tests unterzogen wird. Es wird höchste Zeit, dass die Erkenntnismöglichkeiten der bildgebenden Verfahren in unsere Strafverfahren Einzug halten.«
>
> Margarete von Galen, Präsidentin der Rechtsanwaltskammer Berlin[30]

Beim letzten Fallbeispiel geht es um einen grausamen, von Jugendlichen begangenen Mord, der vor dem Obersten Gerichtshof der Vereinigten Staaten von America (Supreme Court) verhandelt wurde.[31] Das Verbrechen war ein Anlass zur Beantwortung der allgemeinen normativen Frage, ob ein zur Tatzeit minderjähriger Mörder verantwortlich genug für die Höchststrafe ist – und das bedeutet in verschiedenen US-Bundesstaaten den Tod. Noch 16 Jahre zuvor hatte das Gericht im Fall *Stanford gegen Kentucky* die Todesstrafe für Minderjährige im Alter von 16 und 17 Jahren bestätigt. Wie würde dieser Fall ausgehen und was hat die Hirnforschung damit zu tun?

Es geht um das Verbrechen von Christopher Simmons im Jahr 1993, damals 17 Jahre alt, im US-Bundesstaat Missouri. Er sprach mit zwei Schulkameraden ab, nachts in das Haus von Shirley Crook einzubrechen, mit der Simmons kurz zuvor einen Autounfall gehabt hatte. Die drei trafen sich um zwei Uhr nachts, einer von ihnen überlegte es sich aber anders und machte bei der Tat nicht mit. Die beiden anderen brachen in das Haus von Frau Crook ein und gingen in ihr Schlafzimmer, wo sie ihr Opfer mit Klebeband fesselten und knebelten. Anschließend brachten die beiden die Frau in deren Minivan und fuhren mit ihr in einen Park. Dort verstärkten sie die Fesseln, wickelten ihr noch ein Handtuch um den Kopf und führten sie zu einer Eisenbahnbrücke über den Meramec-Fluss. Die beiden stießen sie hinunter, wo die Frau hilflos gefesselt im Wasser ertrank und ihre Leiche am Nachmittag desselben Tags von Fischern entdeckt wurde. Da Simmons mit seiner Gräueltat prahlte, dauerte es nur bis zum Folgetag, bis ihn die Polizei in seiner Schule festnahm. Er legte nach einer zweistündigen Vernehmung ein Geständnis ab und sein Wissen um die Details ließen wenig Zweifel daran, dass er die Tat wirklich begangen hatte.

Der jugendliche Täter wurde daraufhin nach Erwachsenenstrafrecht wegen Einbruchs, Entführung, Diebstahls und Mords angeklagt. Simmons wurde schließlich für schuldig befunden und die Staatsanwaltschaft forderte die Todesstrafe. Dafür zählte sie mehrere erschwerende Umstände auf: So sei die Tat ausgeführt worden, um Geld zu rauben und einer Verhaftung wegen des Autounfalls aus dem Weg zu gehen. Ferner sei sie furchtbar, inhuman und abgrundtief schlecht gewesen, um nur ein paar der Ausdrücke wiederzugeben. Als mildernde Umstände führte die Verteidigung unter anderem die frühere weiße Weste des Jugendlichen an, Aussagen seiner Familie über ihre Beziehung mit ihm sowie sein junges Alter. Letzteres drehte der Staatsanwalt jedoch um – sei es nicht erschreckend und gerade erschwerend, dass ein 17-Jähriger bereits zu so einer grausamen Tat fähig sei? Daraufhin empfahlen die Geschworenen einstimmig die Todesstrafe und der Richter nahm die Empfehlung an.

Durch die Instanzen

Simmons' Anwälte versuchten danach mit mehreren Strategien, das Urteil aufheben oder wenigstens abmindern zu lassen. Als Gründe führten sie beispielsweise an, ihr Mandant sei besonders unreif, sehr impulsiv und anfällig für Manipulationen und schlechten Einfluss. Doch alle Versuche blieben erfolglos. Erst als der Supreme Court in dem Fall *Atkins gegen Virginia* im Jahr 2002 die Todesstrafe für geistig Behinderte für verfassungswidrig erklärte, änderte sich das Bild. In dem Urteil hieß es, selbst wenn ein geistig Behinderter richtig und falsch voneinander unterscheiden könne, sei er generell geringer schuldfähig als ein durchschnittlicher Krimineller. Mit einem Verweis auf das Urteil riefen die Anwälte nun den Obersten Gerichtshof von Missouri an und argumentierten, aus denselben Gründen dürfe man jugendliche Täter ebenfalls nicht hinrichten. Die Richter stimmten dem Argument

2003 zu und befanden, dass dieses Strafmaß inzwischen ungewöhnlich geworden sei. Seit dem 1989 verhandelten Fall *Stanford gegen Kentucky* hätten nämlich fünf weitere Bundesstaaten die Todesstrafe für Minderjährige abgeschafft; und ungewöhnliche Strafen sind gemäß dem achten Zusatz zur US-Verfassung unzulässig. Die Richter milderten in ihrem Urteil die Strafe auf lebenslänglich ohne Möglichkeit zur Bewährung ab.

Für Christopher Simmons war diese Entscheidung allerdings noch kein Grund zur Freude. Tatsächlich legte nun nämlich der Bundesstaat Missouri selbst gegen den neuen Urteilsspruch Berufung ein und der Fall landete schließlich bei der obersten US-amerikanischen Instanz. Es ist eine Eigenart des dortigen Rechtssystems, dass Dritte, auch wenn sie nicht an einem Verfahren beteiligt sind, einen *amicus curiae* (wörtlich: Freund des Gerichts) genannten Brief an das Gericht schicken dürfen. Mehrere wissenschaftliche und medizinische Vereinigungen machten davon Gebrauch, beispielsweise die *American Psychological Association* oder die *American Medical Association* mit Unterstützung der landesweiten psychiatrischen Organisation. Im Brief der psychologischen Vereinigung finden sich mehrere Verweise auf die Hirnforschung. Entwicklungsstudien hätten gezeigt, dass insbesondere das Wachstum des mit Steuerungs- und Kontrollfunktionen verbundenen präfrontalen Kortex erst in späteren Jahren abgeschlossen sei, zum Teil erst in den frühen Zwanzigern. Die graue Substanz werde wahrscheinlich aufgrund eines neurobiologischen Schrumpfungsprozesses dünner, während die weiße Substanz wahrscheinlich aufgrund der Bildung von Myelinschichten zunehme.[32] Die medizinische Vereinigung formulierte dies etwas anders und behauptete, auf einem noch nie zuvor erreichten Grad des Verständnisses könne die Wissenschaft nun zeigen, dass Jugendliche nicht bloß aus der Beobachterperspektive, sondern auch in ihren Nervenfasern unreif seien.[33]

Das normative Argument besteht nun darin, dass aufgrund des sich noch formenden Charakters, der sich verglichen mit Erwachsenen in entwicklungsbedingt unreifen Entscheidungen äußere und durch die noch nicht abgeschlossene Gehirnentwicklung begleitet werde, Jugendliche in ihrer Schuldfähigkeit eingeschränkt seien.[34] In der Begründung des Richters Kennedy, der die Mehrheitsmeinung des Gerichts formulierte, spielte hingegen eine andere Überlegung eine zentrale Rolle. Inzwischen hätten sich nämlich mehr und mehr US-Bundesstaaten, aber auch mehr und mehr Länder auf der Welt gegen die Hinrichtung Minderjähriger gewendet. In seiner Aufzählung befand sich sein Heimatland in folgender Gesellschaft: Neben den USA hätten seit 1990 allein noch die sieben Länder Iran, Pakistan, Saudi Arabien, Jemen, Nigeria, die Demokratische Republik Kongo und China Jugendliche exekutiert. Jedes der anderen Länder habe die Strafe seitdem abgeschafft oder sich öffentlich gegen diese Praxis ausgesprochen – die USA stünden nun völlig allein da.

Junge Gehirne oder Menschen?

Psychologisch interessanter ist ein anderer Teil der Begründung. Es bestünden nämlich drei wesentliche Unterschiede zwischen Minderjährigen und Erwachsenen: Erstens, wie alle Eltern wüssten und wissenschaftliche sowie soziologische Studien tendenziell bestätigten, finde man einen Mangel an Verantwortlichkeit häufiger bei Jugendlichen und sei dieser bei ihnen auch eher verständlich; zweitens seien sie anfälliger für negative Einflüsse und äußeren Druck; drittens sei der Charakter von Jugendlichen noch nicht so geformt wie der eines Erwachsenen, sondern befinde er sich noch im Übergang. Zusammengenommen würde dies zeigen, dass man Minderjährige nicht zur Gruppe der schlimmsten Verbrecher zählen könne.[35] Schließlich befand der Supreme Court, die Todesstrafe für Minderjährige sei nicht mit dem achten Zusatz zur US-Verfassung vereinbar, der grausame und ungewöhnliche Strafen verbietet. Am Tag dieser Entscheidung, dem 1. März 2005, musste der verurteilte Mörder Christopher Simmons schließlich nicht mehr um sein Leben bangen.

In dem Dokument des Gerichts findet sich kein Beweis dafür, dass neurowissenschaftliches Wissen für das Urteil von Bedeutung war. Im Gegenteil erachteten die Richter die gewöhnliche Beobachtung des Verhaltens von Jugendlichen für hinreichend, um ihre geringere Verantwortlichkeit, ihre höhere Beeinflussbarkeit und ihren unreifen Charakter festzustellen. Soziologische und wissenschaftliche Studien – damit ist nicht zwangläufig von Hirnforschung die Rede – würden dies tendenziell bestätigen. Dennoch hat es unter Akademikern verschiedene Meinungen hierüber gegeben. So behauptet Rebecca Dresser, Rechtsprofessorin an der Washington University in St. Louis (US-Bundesstaat Missouri), der Supreme Court »scheine sich bei seiner Entscheidung auf Material der beiden Briefe gestützt zu haben«.[36] Die uns wohlbekannten Neuroforensiker Yaling Yang und Adrian Raine gehen sogar noch einen deutlichen Schritt weiter:

> »In jüngerer Zeit waren Evidenzen der bildgebenden Hirnforschung in einem Fall des U.S. Supreme Court über die Todesstrafe von Jugendlichen einflussreich. Unter anderem haben die American Medical Association und die American Psychiatric Association Evidenzen aus verschiedenen neurowissenschaftlichen Studien zitiert ... denen zufolge die abgeschlossene Myelinisierung von Neuronen im präfrontalen Kortex nicht bis zum Alter von 18–25 Jahren abgeschlossen ist und es daher verfassungswidrig

ist, so eine schwere Strafe über Jugendliche zu verhängen. Im Jahr 2005 urteilte der Supreme Court, dass es verfassungswidrig ist, die Todesstrafe über Minderjährige zu verhängen.«[37]

Daran sind zwei Aspekte von besonderem Interesse: Erstens sehen die Forscher hier meines Erachtens einen Einfluss, der sich nicht belegen lässt – dann würde es sich dabei um einen Faktenfehler handeln; zweitens springen sie, ohne zu zögern, von der deskriptiven auf die normative Ebene – dann würde es sich um einen Sein-Sollen-Fehlschluss handeln. Weil die *Bildung der Myelinschicht* noch nicht abgeschlossen sei, sei die schwere Strafe verfassungswidrig! Meiner Analyse gemäß – und sie befindet sich meines Erachtens im Einklang mit der Begründung des Richters Kennedy – war allein das aus Verhaltensbeobachtungen gewonnene Wissen von Jugendlichen für die Entscheidung notwendig und hinreichend.

Theoretisch gibt es jeweils zwei Möglichkeiten: In ihrem Verhalten können Jugendliche unreifer sein als Erwachsene oder nicht; ebenso können sie ihrer neurobiologischen Entwicklung gemäß unreifer sein oder nicht. Dabei sollte man beachten, dass »Reife« sich hier einmal in den drei vom Richter angeführten Beobachtungen von Jugendlichen manifestiert, ein andermal in den noch nicht abgeschlossenen neurobiologischen Entwicklungsprozessen. Die nötige Brücke zwischen beiden Ebenen, wie sich neurobiologische Unreife in psychische Unreife überträgt, hat bisher aber noch niemand gebaut.

Primat des Verhaltens

Verbinden wir die jeweils zwei Möglichkeiten von Verhalten und Gehirn miteinander, dann gibt es vier Kombinationen (siehe Abb. 4–4). Wenn beide jeweils in dieselbe Richtung deuten, dass Jugendliche entweder weniger reif oder genauso reif sind wie Erwachsene, dann gibt es keinen Konflikt. Interessanter sind die beiden Fälle, in denen sich Neurowissenschaft und Verhaltensbeobachtung widersprechen. Nehmen wir also an, die Jugendlichen verhielten sich reif, ihre Gehirne seien aber »unreif«. Dann müsste es wohl einen – wahrscheinlich gesellschaftlichen – Faktor geben, der das reife Verhalten der Jugendlichen trotz der noch nicht abgeschlossenen Gehirnentwicklung gewährleistet. Wie verhält es sich im umgekehrten Fall? Verhielten sie sich unreif, obwohl ihre Gehirne bereits voll entwickelt wären, wäre dies ebenfalls ein Problem für die neurowissenschaftliche Erklärung und müssten wir uns wieder fragen, welche äußeren Faktoren für den Unterschied im Verhalten maßgeblich sind. Die Überlegungen weisen stets auf den Punkt, *dass sich Verantwortlichkeit eben in verantwortlichem Verhalten manifestiert und nicht in »verantwortlichem« Zellwachstum oder Neuronenfeuern.*[38]

Gehirn		
	reif	**unreif**
Verhalten **reif**	kein Problem	Wie können sich Jugendliche ihrem unterentwickelten Gehirn zum Trotz reif verhalten?
Verhalten **unreif**	Wieso verhalten sich Jugendliche unreif, obwohl ihre Gehirne voll entwickelt sind?	kein Problem

Abb. 4–4 Verhalten geht vor: Verantwortlichkeit äußert sich in verantwortlichem Verhalten. Käme es zu einem Widerspruch zwischen beiden Informationsquellen, dann fiele dies auf die Neurowissenschaften zurück: Wieso können sie das Verhalten nicht richtig erklären? In diesem Fall wären wahrscheinlich äußerliche, gesellschaftliche Faktoren für das reife oder unreife Verhalten der Jugendlichen im Widerstreit mit ihrer Gehirnentwicklung maßgeblich.

Zum Schluss möchte ich hier noch auf eine Stellungnahme hinweisen, die einer der schärfsten Widersacher Richter Kennedys formuliert hat, nämlich sein Kollege am Supreme Court Richter Scalia. Dieser lehnte die Entscheidung zur Abschaffung der Todesstrafe für Jugendliche kategorisch ab. In seiner gegenteiligen Begründung verweist er auf das Urteil *Hodgson gegen Minnesota* von 1990. Damals wurde verhandelt, ob Minderjährige reif genug für die Entscheidung über eine Abtreibung seien, ohne dass die Eltern hier hinzugezogen werden müssten. Dieselbe *American Psychological Association*, die 15 Jahre später wissenschaftliche Evidenzen für die Unreife und geringere Verantwortlichkeit von Jugendlichen zusammengestellt hatte, argumentierte damals genau entgegengesetzt. Beispielsweise gebe es zahlreiche Studien, denen zufolge Minderjährige bereits im Alter von 14 bis 15 Jahren mit Erwachsenen vergleichbare Fähigkeiten zum Nachdenken über moralische Probleme oder dem Verständnis sozialer und gesetzlicher Regeln entwickelten.[39]

Sollte sich innerhalb von nur 15 Jahren das wissenschaftliche Verständnis der Fähigkeiten von Jugendlichen diametral geändert haben, dann würde das gegen die Stabilität dieser argumentativen Grundlage sprechen. Denn wie könnten wir darauf vertrauen, dass sich die wissenschaftliche Datenlage nicht bereits in 15 Jahren wieder völlig anders darstellt? Meiner Vermutung zufolge sind die Daten aber insgesamt so vielfältig, dass sich durch eine selektive Auswahl bestimmter Funde verschiedene Positionen über die Verantwortlichkeit Minderjähriger damit begründen lassen. In einer jüngsten Entscheidung wurden Strafen für minderjährige Täter, zumindest dann, wenn es sich nicht um Tötungsdelikate handelte, vom Supreme Court weiter eingeschränkt. In dem Fall *Graham gegen Florida* entschieden die Richter nämlich mehrheitlich, dass auch eine lebenslange Haftstrafe ohne Möglichkeit einer Bewährung für diese Täter verfassungswidrig sei. Natürlich spielten Verweise auf den Fall Christopher Simmons' eine wichtige Rolle. Diesmal erwähnte Richter Kennedy, der wieder die Begründung formulierte, aber die mit den Beobachtungen übereinstimmenden Funde der Hirnforschung.[40] Obwohl dies für das normative Argument nicht nötig war, sind damit zumindest Spekulationen darüber ausgeschlossen, ob die Richter neurowissenschaftliche Funde berücksichtigt haben oder nicht.

Auf einen Blick
Jugendliche verhalten sich unserer Erfahrung nach weniger verantwortungsbewusst als Erwachsene. Im Einklang mit diesem Alltagswissen hat der Supreme Court die Todesstrafe für minderjährige Täter verboten. Zwar basiert das normative Argument notwendig und hinreichend auf Verhaltensbeobachtungen. Dennoch sprechen manche Forscher hier von einem normativen Einfluss der Hirnforschung. Anhand der vielfältigen wissenschaftlichen Befunde lassen sich damit aber selbst gegensätzliche normative Positionen verteidigen.

4.5   Zusammenfassung

Sicher werden wissenschaftliche Fortschritte in Zukunft weiter auf die Gesellschaft wirken, wie sie es schon in der Vergangenheit getan haben; im rechtlichen Kontext denke man an Untersuchungen von Fingerabdrücken oder Erbgut. Zum gegenwärtigen Zeitpunkt ist die bildgebende Hirnforschung, insbesondere bei der Verknüpfung von Hirnfunktion und Verhalten, noch nicht reif genug für den Einsatz vor Gericht. Übereinstimmend mit meiner Bewertung wurden diese Evidenzen auch in den meisten Fällen nicht berücksichtigt oder gar explizit ausgeschlossen. Das Rechtssystem scheint also auf den wissenschaftlichen Fortschritt vorbereitet zu sein und entsprechende Sicherungsmaßnahmen zu kennen. So sind auch die Fälle des Gehirnübertreibungssyndroms wohl eher aufseiten mancher übereifriger Forscher zu finden als bei den kenntnislosen Laien.

»Die Explosion der experimentellen und theoretischen Ergebnisse der Neurowissenschaften in den letzten zehn Jahren hat viel Erkenntnis darüber erzeugt, wie Menschen denken, fühlen und handeln. Diese Ergebnisse haben große Auswirkungen auf traditionelle philosophische Probleme und auch für die Alltagsfragen, wie Menschen ihr Leben am besten leben können.«

Paul Thagard, Professor für Philosophie, Psychologie und Informatik
an der University of Waterloo in Kanada und Autor des Buchs
The Brain and the Meaning of Life[1]

5 Zwei Lehrstücke in Neuro-Autorität

In den vorangegangenen Kapiteln lag der Fokus auf Befunden »(un)moralischer« und »gefährlicher Gehirne« sowie den daraus gezogenen normativen Schlüssen. Dabei hat sich wiederholt herausgestellt, dass schon auf der Ebene des Gehirnbefunds Unklarheiten bestehen. In diesem Kapitel geht die Analyse anhand der Beispiele freier und ökonomischer Entscheidungen noch einen deutlichen Schritt weiter. Im Extremfall werde ich sogar so weit gehen, aus den gefundenen Gehirnaktivierungen gerade die gegenteilige Schlussfolgerung abzuleiten, als dies die Forscher selbst getan haben. Wenn das Gehirn aber nicht die psychologische Erklärung und ihre Implikationen festlegt, wer legt sie dann fest? Eine Möglichkeit, mit der gerechnet werden muss, ist das betrachtende Auge der Hirnforscher selbst. Sollte sich in einigen weitreichenden und einflussreichen Fällen also mehr die Autorität mancher Neurowissenschaftler äußern als die Ergebnisse neurowissenschaftlicher Methodik?

5.1 Gedanken zur Freiheit

»Versuchspersonen beginnen mindestens zehn Sekunden vor einer Entscheidung für einen Knopfdruck mit der bewussten Vorbereitung. Das ergibt eine Untersuchung mit dem Kernspintomographen in der Tradition der berühmten Libet-Experimente. ›Es war das Ziel unseres Experiments, den Ort im Gehirn zu entdecken, an dem selbstbestimmte Entscheidungen entstehen‹, erklärt der Studienleiter Jan-Willem Heinz. ›Insbesondere interessierte uns, ob die Entscheidungen durch unbewusste Determinanten festgelegt werden.‹ Aktivierungsmuster aus dem dorsolateralen präfrontalen Kortex sowie dem Präcuneus unterstreichen jedoch die Rolle bewusster Informationsverarbeitung. Signale dieser Regionen erlaubten sogar eine statistisch signifikante Vorhersage darüber, ob ein Knopfdruck links oder rechts geschehen würde.«

Aus der Pressemitteilung des Rosenquartzzentrums für
Sozialneurowissenschaft in Köln vom 13. April 2008

Wer die Diskussion über die Willensfreiheit in den letzten Jahren mitverfolgt hat, den dürfte diese Pressemitteilung überraschen. Zeigen Untersuchungsergebnisse nicht gerade im Gegenteil, dass unsere Entscheidungen durch unbewusste neuronale Prozesse determiniert werden? Das Experiment, auf das sich die Pressemitteilung bezieht, ist aber tatsächlich durchgeführt und in einer einflussreichen Zeitschrift publiziert worden.[2] Allerdings kamen die Forscher zum gegenteiligen Ergebnis, als ich es hier in dieser erfundenen Presseinformation dargestellt habe.[3] In den eigenen Worten des Studienleiters John-Dylan Haynes heißt es darin: »Von unseren Entscheidungen aber glauben wir in der Regel, dass wir sie bewusst fällen. Diese Annahme ist mit unserer Studie in Frage gestellt.« Ebenso gehen Darstellungen in Fachmagazinen in diese Richtung: »Auch wenn es schwer vorstellbar ist, dass unsere Entscheidungen unbewusst getroffen werden könnten, haben diese Funde wichtige Implikationen. Können Menschen für ihre Handlungen zur Verantwortung gezogen werden, wenn sie sich ihrer Entscheidungen erst hinterher bewusst werden?«[4] Hier wird sogar gleich die Brücke zur normativen Praxis geschlagen.

Dafür sind allerdings einige Zwischenschritte notwendig. Zuerst geht es um die These, dass wir für etwas nicht verantwortlich sind, wenn wir es nicht frei wählen konnten. Wofür wir nicht verantwortlich seien, dürften wir ferner nicht bestraft werden. Da die Hirnforschung nun zeige, dass unsere Taten durch neuronale Prozesse determiniert und folglich nicht frei seien, seien wir dafür auch nicht verantwortlich und dürfe man uns dafür nicht bestrafen. Einen Schritt weiter gedacht – und man ist schon dabei, die Abschaffung unseres Strafrechts zu fordern. Diese Argumente haben sowohl eine empirische als auch eine normative Komponente. Bei der normativen geht es darum, wie unsere gesellschaftlichen – insbesondere moralischen und rechtlichen – Praktiken ausgestaltet werden sollen; bei der empirischen geht es darum, ob tatsächliche Beobachtungen menschlichen Verhaltens mit den normativen Annahmen vereinbar sind.

Dieses Buch ist nicht der passende Ort, um Recht und Moral normativ zu rechtfertigen. Ich will aber am Rande darauf hinweisen, dass beispielsweise

Klaus Günther, Professor für Rechtstheorie, Strafrecht und Strafprozessrecht an der Universität Frankfurt, auch auf sogenannte *agnostische* Positionen des Strafrechts hinweist.[5] Ihnen zufolge spielt Willensfreiheit für die Rechtfertigung von Strafe überhaupt keine Rolle, sondern kann etwa aus dem regelkonformen Verhalten der Mehrheit ein Anspruch an den Einzelnen abgeleitet werden, sich ebenfalls regelkonform zu verhalten. Vertritt man solch eine Position, dann spielen psychologische oder neurowissenschaftliche Funde zur (Un-)Freiheit in der Rechtfertigung nicht die geringste Rolle. Mir geht es hier aber um die empirische Komponente: Stimmt es überhaupt, dass wir den Experimenten zufolge in unseren Entscheidungen nicht frei sind? Bevor ich mich dieser Frage zuwende, möchte ich die Freiheitsproblematik noch kurz aus der Perspektive der alltäglichen Lebenswelt beleuchten.

Kein Alltagsproblem mit der Freiheit

Ich kann über Probleme nachdenken, verschiedene Alternativen abwägen; ich kann mir dafür neue Informationen zugänglich machen, indem ich beispielsweise etwas im Internet recherchiere, in einem Buch nachschlage, Freunde um Rat frage oder eine institutionalisierte Beratungsstelle aufsuche. Ich kann auch nach einer Entscheidung – wieder im Austausch mit anderen Quellen – darüber reflektieren, ob sie richtig war, ob sie zum Ziel geführt hat, ob sie anderen Menschen geholfen oder sie verletzt hat. Ich kann, sollte sich die Entscheidung als falsch herausstellen, darauf reagieren. Ich kann versuchen, die Auswirkungen im Nachhinein zu verändern, einen Schaden wiedergutzumachen, jemanden um Verzeihung zu bitten.

Natürlich verläuft das Leben nicht immer reibungslos. Die hier kurz beschriebenen Vorgänge lassen sich nämlich auch stören. Beispielsweise können Alkoholkonsum, Krankheit und Schmerzen den Entscheidungsprozess auf vielfältige Art und Weise beeinflussen oder gar unmöglich machen. Mit zunehmendem Alter werden manche Situationen in einem anderen Licht erscheinen, was Vorteile bieten kann, während neue, ungewohnte Gedankengänge aber vielleicht schwerer fallen. Abgesehen von diesen und vielen weiteren eher physiologischen Einflüssen spielt natürlich auch die (soziale) Umwelt eine große Rolle. Die Erwartungen von Bekannten, dominante Moralvorstellungen in einer Gesellschaft und Stress können den Entscheidungsspielraum eingrenzen. Gesellschaftliche Instabilität kann eine Angst hervorrufen, die es schwer macht, sich vor die Tür zu trauen. Freiheit ist sozial eingebettet.

Diese lebensweltlichen Überlegungen zeigen, dass wir Freiheit als *Selbstbestimmung* verstehen können, die in Abstufungen und nicht absolut besteht. Sie kann manchmal leicht verfügbar sein, muss manchmal aber im inneren und äußeren Wechselstreit hart erkämpft werden. Im äußersten Fall können Zwänge so stark werden, dass kein Rest von Freiheit mehr bleibt. Doch zwischen dem Extrem eines Drogensüchtigen oder Schlafwandlers, der nicht mehr weiß, was er tut, und dem eines Philosophen im Lehnstuhl, der eine Situation von allen erdenklichen Seiten beleuchtet und seine Ideen im Briefverkehr mit anderen Denkern hin und her wendet, bleibt noch viel Spielraum für alltägliche Freiheit. Diese kann aber auch eine Last sein, wenn man nicht genau weiß, was man tun soll. Oft dürften wir sogar froh darüber sein, nicht alles selbst bestimmen zu müssen, und an jedem Tag erleben wir zahllose Situationen, in denen wir für automatische Reaktionen dankbar sind. Man braucht dafür nur einen Schuh zu schnüren und im Vergleich dazu einem Kleinkind, das diese Handgriffe noch nicht verinnerlicht hat, selbiges beizubringen. Um Freiheit zu kennen und zu schätzen – oder sie als Last zu empfinden –, bedarf es also keiner Hirnscanner und keiner Metaphysik. Es spielt nicht einmal eine Rolle, ob unsere Geistesprozesse in eineinhalb Kilogramm feuchter Biomasse realisiert sind oder, wie es von vielen Funktionalisten des Geistes hypothetisch angenommen wird, durch Siliziumchips, eine Computersimulation, Wasserleitungen oder gar Schweizer Käse.

Die Rückkehr des Libet-Experiments

Angesichts dieser lebensweltlichen Bilanz ist es ein Rätsel, wieso manche Wissenschaftler und Philosophen immer wieder darauf zurückkommen, dass es keine Freiheit geben könne und unsere gesellschaftlichen Institutionen folglich verändert werden müssten. Noch heute werden in diesem Kontext die Untersuchungen Benjamin Libets (1916–2007) aus den frühen 1980er Jahren angeführt.[6] Als einer der Pioniere der neueren experimentellen Bewusstseinsforschung untersuchte der Neurowissenschaftler mithilfe der Elektroenzephalographie (EEG) einfache Entscheidungen, die rechte Hand oder ihre Finger zu bewegen. Gleichzeitig sollten sich die Versuchspersonen mithilfe einer speziellen Uhr den Zeitpunkt ihrer bewussten Entscheidung merken. Statistisch gemittelt zeigte sich dabei, dass die Bewusstwerdung zwar ca. 200 Millisekunden vor den Reaktionen der Muskeln lag, ihr selbst aber ca. 350 Millisekunden früher ein aus motorischen Gehirnregionen stammendes Bereitschaftspotenzial (BP) vorausging.[7] Das BP war schon in den 1960er Jahren mit der Vorbereitung willentlicher Bewegungen in Zusammenhang gebracht worden. Die verkürzte Schlussfolgerung aus Libets Messungen war, dass die bewussten Prozesse aufgrund der zeitlichen Abfolge nicht die Ursache der Bewegung sein könnten, und die unzulässige Verallgemeinerung bestand darin, den experimentellen Fund auf menschliches Handeln überhaupt zu übertragen.

Libet selbst wies schon damals darauf hin, dass die Ausführung der Bewegung durch ein bewusstes »Veto« gestoppt werden konnte, obwohl auch in diesen Fällen ein vorhergehendes BP messbar war. Untersuchungen von Judy Trevena und Jeff Miller von der University of Otago in Neuseeland haben jüngst bestätigt, dass ein BP sowohl vor einer Entscheidung gemessen werden kann, eine Bewegung auszuführen, als auch vor einer Entscheidung, eine Bewegung *nicht* auszuführen.[8] Das heißt, die vor der Bewusstwerdung der Entscheidung gemessene motorische Gehirnaktivität hatte die Bewegung nicht festgelegt. Daher kann das BP nicht als Beleg für die kausale Irrelevanz der Bewusstseinsprozesse dienen. Darüber hinaus wurden seitdem zahlreiche psychologische, neurowissenschaftliche und philosophische Einwände zur Interpretation der Experimente vorgebracht.[9]

Beispielsweise waren die Fähigkeiten der Versuchpersonen eingeschränkt, den Zeitpunkt des Bewusstseinsereignisses genau zu bestimmen; ferner führten die statistischen Mittlungen der Messkurven zu einer zeitlichen Verschiebung des BP nach vorn. Ein verbesserter Versuchsaufbau von Trevena und Miller zeigte 2002 zudem, dass bei der Möglichkeit, eine beliebige Hand zu bewegen, der Beginn des damit verbundenen lateralisierten BP in etwa einem Drittel der Fälle nach der Bewusstwerdung der Entscheidung lag.[10] Überhaupt muss man die Frage stellen, inwiefern die ausdrückliche Anweisung, spontan und ohne jegliche Planung beim Aufkommen des »Verlangens, Drangs, der Entscheidung oder dem Willen«, den Knopf zu drücken – so die Instruktion in Libets Experiment – mit einem Willensentschluss im reicheren Sinn des Worts kompatibel ist. Dennoch hält sich die verkürzte und unzulässig verallgemeinerte Interpretation bis heute hartnäckig.

Tatsächlich hat kürzlich eine Gruppe von Hirnforschern um Chun Siong Soon, inzwischen an der National University of Singapore tätig, und unter der Leitung von John-Dylan Haynes, Professor am Bernsteinzentrum für Computational Neuroscience in Berlin, eine Variante des Experiments im Kernspintomographen wiederholt und aus ihren Ergebnissen ähnlich weitreichende Schlüsse gezogen.[11] Darauf habe ich am Anfang des Abschnitts bereits verwiesen. Im Gegensatz zum originalen Experiment Libets konnten die Versuchspersonen hier bei jedem Durchlauf entweder mit einem Finger der linken oder der rechten Hand einen Knopf drücken. Es gab also zwei Handlungsalternativen. Allerdings wurde dafür den Versuchspersonen die Möglichkeit genommen, mit einem bewussten »Veto« die Ausführung der Bewegung manchmal zu stoppen, was Libet noch ausdrücklich gefordert hatte. Anstelle der Uhr sahen die Versuchspersonen einen Computerbildschirm, auf dem im Abstand von 500 Millisekunden jeweils ein anderer Konsonant angezeigt wurde. Nach dem Knopfdruck sollten sie denjenigen angeben, der zum Zeitpunkt der Bewusstwerdung der Absicht sichtbar war. So konnten die Forscher indirekt erfahren, wann das jeweilige Bewusstseinsereignis passiert war.

Das Libet-Experiment mit Mustererkennung

Ein besonderer Clou der neueren Untersuchung ist, dass die Forscher die Hirnaktivierung nicht nur in der Rückschau analysieren wollten. Mithilfe von Algorithmen des Maschinenlernens (vgl. dazu mein *Gedankenlesen*, Kap. 3 und 4) sollten nämlich schon in den gemessenen Signalen vor dem Bewusstseinsereignis Muster gefunden werden, welche die Seite des später erfolgenden Knopfdrucks vorhersagen. Tatsächlich gelang dies den Forschern bereits 10 s vorher mit bis zu 60-prozentiger Trefferquote, was signifikant über der Zufallswahrscheinlichkeit von 50 Prozent lag. Dieses Ergebnis deuteten sie als »unbewusste Determinanten freier Entscheidungen« – schon lange, bevor eine Entscheidung ins Bewusstsein gelange, würden Gehirnprozesse sie vorbereiten. Bevor ich näher auf dieses Ergebnis eingehe, möchte ich die Instruktion der Versuchspersonen noch einmal genauer unter die Lupe nehmen.

Wie schon bei Libet hieß es auch diesmal wieder, die Versuchspersonen sollten sich »entspannen und sofort entweder den linken oder rechten Knopf mit dem Zeigefinger der entsprechenden Hand drücken, wenn sie sich des unbewussten Drangs gewahr wurden, sich so zu verhalten.« Ferner wurden sie darum gebeten, jede Art des Vorausplanens ihrer Entscheidung zu vermeiden. Bei zahlreichen Vorträgen oder in universitären Kursen habe ich Teilnehmer immer wieder danach gefragt, ob sie sich unter einem »unbewussten Drang, einen von zwei Knöpfen zu drücken«, etwas vorstellen konnten. Ich habe nie eine Antwort bekommen und verstehe die Anweisung selbst nicht. Am ehesten muss ich dabei an Kinder denken, die während einer bestimmten Phase auf alles drücken möchten, was nur annähernd wie ein Knopf aussieht. Jedenfalls scheint es sich im Experiment um keinen Prototyp von Willensentschlüssen gehandelt zu haben. Tatsächlich hatten auch die Versuchspersonen des Experiments damit ernste Probleme. Die Forscher schlossen nämlich ganze zwei Drittel der 36 Probanden vom Experiment aus und verwendeten schließlich die Daten der zwölf verbleibenden, die ihren Vorstellungen entsprechend »ohne vorherige Anweisung spontan eine ausgewogene Anzahl linker und rechter Knopfdrücke wählten«. Die 24 anderen hatten entweder zu sehr zu einer Seite tendiert oder nicht schnell genug nach dem Bewusstseinserlebnis den Knopfdruck ausgeführt.

Die Versuchsanordnung hört sich für mich daher danach an, eine Art Zufallsgenerator zu simulieren. Wer einem bestimmten Muster folgte oder sich im Voraus überlegte, welchen der Knöpfe er drücken sollte, anstatt auf den »spontanen Drang« zu warten, der verstieß gegen die Instruktion und gehörte womöglich zu den disqualifizierten zwei Dritteln. Die Forscher liefern sogar Belege dafür, dass die Knopfdrücke der ausgewählten Teilnehmer einer Zufallsverteilung entsprechen. Die Sequenzlänge, das heißt, wie oft hintereinander ein und derselbe Knopf gedrückt wurde, entspricht bei den verbliebenen Versuchspersonen nämlich der eines Zufallsgenerators. Angesichts dieser Überlegungen kommt die Frage auf, welches psychische Phänomen die Forscher überhaupt untersucht haben – an anderer Stelle habe ich detaillierter aufgezeigt, dass sie in ihrer Erklärung von verschiedensten Beschreibungen Gebrauch machen.[12] Beispielsweise ist mal von »freien Entscheidungen« die Rede, ein andermal von einer »Absicht, bevor sie ins bewusste Gewahrsein kommt«, wieder ein andermal von »zukünftigen motorischen Entscheidungen, die noch nicht das Gewahrsein erreicht haben«. Unabhängig von diesem begrifflichen Einwand kann man sich natürlich auch fragen, wie determinativ eine 60-prozentige Trefferquote eigentlich ist, wenn die Zufallsrate schon bei 50 Prozent liegt.

Bewusst, unbewusst, wer hat's gewusst?

Der eigentliche Knackpunkt in der Interpretation findet sich aber auf der neurowissenschaftlichen Ebene. Wie schon beim Libet-Experiment ist auch in der Erklärung von Soon und Kollegen entscheidend, dass es sich um *unbewusste* Determinanten handelt. Natürlich konnten die Forscher die Gehirnaktivierungen mithilfe der fMRT genauer verorten, als das mit den EEG-Ableitungen Benjamin Libets vor Jahrzehnten möglich war. Dabei zeigte sich, dass vor allem der laterale und mediale frontopolare Kortex (DLPFC/MPFC) sowie der posteriore zinguläre Kortex (PCC) und der an ihn grenzende Präcuneus Informationen über den später ausgeführten Knopfdruck enthielten. Jetzt können wir unser Wissen um die Funktionsweise des Frontalhirns aus den vorherigen Kapiteln anwenden. Schon bei den Untersuchungen von Greene und Kollegen begegneten wir der Idee, dass diese Strukturen für kognitive Kontrolle zuständig sind. Aktivierungen dieser Regionen wurden gerade als ein Qualitätsmerkmal für abwägende rationale Entscheidungen gegenüber den eher unmittelbaren gefühlsbasierten Reaktionen angesehen. Auch Soon und Kollegen sprechen hier von einem »Netzwerk von Kontrollregionen«. Dass dies ihrer psychischen Erklärung von den »unbewussten

Determinanten freier Entscheidungen« entgegenläuft, ist ihnen aber wohl nicht bewusst.

Bleiben wir noch einen Moment beim Stichwort »Bewusstsein«. Gerade die am hinteren Ende des Balkens gelegenen anderen gefundenen Strukturen, PCC und Präcuneus, zählen nämlich zu den zentralen Hirnregionen für Bewusstsein. Beispielsweise wurden hier Unterschiede zwischen Patienten im vegetativen (*persistent vegetative state*, PVS) und solchen im Minimal-bewussten-Zustand (*minimal conscious state*, MCS) gefunden. Die Aktivität war hier bei PVS-Patienten, bei denen man nach herrschender Meinung von Bewusstlosigkeit ausgeht, vergleichsweise verringert. Außerdem haben diese Regionen den höchsten Stoffwechsel im Wachzustand, der unter Hypnose, im Schlaf oder unter Einwirkung von Narkosemitteln rapide abnimmt.[13] Auch gelten sie als wichtig für die Selbstreflexion und deuten Autopsien verstorbe-ner Epilepsie- oder Schlaganfallpatienten mit Bewusstseinsstörungen auf ihre wichtigen Aufgaben bei der bewussten Informationsverarbeitung hin.[14]

Es ist ferner interessant, die Ergebnisse dieser Studie mit dem verbreiteten neurobiologischen Entscheidungsmodell von Gerhard Roth zu vergleichen. Roth zufolge gibt es eine Hierarchie von Hirnregionen, die für die Planung, Steuerung und Ausführung von Handlungen verantwortlich sind. Der Profes-sor für Neurobiologie von der Universität Bremen, der inzwischen auch eine Beratungsfirma (die *Roth GmbH*) gegründet hat und sein Wissen aus der Hirnforschung in unternehmerischen Kontexten anbietet, schließt dabei einen Einfluss bewusster Prozesse nicht prinzipiell aus. Seiner Meinung nach sind aber die Kontrollstrukturen im Gehirn wiederum von subkortikalen Regionen abhängig, die unbewusst arbeiten würden – dem Thalamus, den Basalganglien und dem limbischen System (darunter Hippocampus und Amygdala).[15] In seinen eigenen Worten:

> Das limbische System, dieses »Bewertungsgedächtnis, in dem unsere gesamte Lebenserfahrung abgelegt ist, steuert unser Verhalten. Es ent-scheidet unter Berücksichtigung der jeweiligen Reize aus der Umwelt und meinem Körper, was ich im nächsten Augenblick tue. Dies bedeutet, daß die eigentlichen Antriebe unseres Verhaltes aus den ›Tiefen‹ unserer unbe-wußten Gedächtnisinhalte und den damit verbundenen Gefühlen und Motiven stammen. Allerdings gehen durchaus Komponenten der bewuß-ten Handlungsplanung mit ein, die vor allem im präfrontalen Cortex statt-findet. Diese bewußte Handlungsplanung steht aber wiederum unter Kon-trolle des – im wesentlichen unbewußten – Bewertungsgedächtnisses. Das unmittelbare Starten einer Handlung, also die letzte Entscheidung darü-ber, daß ich dies tue und nicht jenes, bzw. daß ich jetzt überhaupt etwas tue, wird durch die Basalganglien und das Kleinhirn veranlaßt, die auf den

supplementärmotorischen, prämotorischen und motorischen Cortex einwirken. ... Dies bedeutet, daß die aktuelle Entscheidung, etwas zu tun, unbewußt erfolgt.«[16]

Vergleichen wir dieses Modell mit den Forschungsergebnissen aus der Gruppe von John-Dylan Haynes. Tatsächlich wurde in diesem Experiment mit der verbreitetsten Methode zur Untersuchung menschlichen Denkens und Handelns in den Neurowissenschaften – der funktionellen Magnetresonanztomographie – sowie mit den modernsten Verfahren der Datenanalyse – den Mustererkennungsalgorithmen des Maschinenlernens – keine Information über den später erfolgten Knopfdruck im Thalamus, in den Basalganglien oder im limbischen System gefunden. Diejenigen Regionen also, die Roth zufolge für unser Handeln grundlegend sind, die unbewusst unser Verhalten steuern und ihrerseits die höheren Kontrollregionen kontrollieren würden, spielten der Auswertung zufolge für das Verhalten im Experiment keine signifikante Rolle. Allein in denjenigen Regionen, die mit bewusster Kontrolle und bewusster Informationsverarbeitung in Zusammenhang gebracht werden, konnten im Voraus Informationen über den Knopfdruck gefunden werden. Die Ergebnisse stellen also kein Problem für die hier vertretene Vorstellung von Freiheit im Sinne der bewussten Steuerung unserer Handlungen dar, sondern allein für das neurobiologische Handlungsmodell, wie es beispielsweise von Gerhard Roth vertreten wird.

Ein Neuro-autoritäres Konstrukt?

Wie lässt sich dieser Widerspruch verstehen? Benjamin Libet und andere Forscher in seinen Fußstapfen kommen zu Ergebnissen, die nicht nur kein Problem für die vertretene Freiheitsvorstellung darstellen, sondern sie im Gegenteil sogar stützen. Dennoch wird über Jahrzehnte so getan, als seien Ergebnisse der Hirnforschung damit unvereinbar. Der Diskussionsgegner – so auch Roth[17] – wird hier einwenden, dass sowohl Libets »Veto« als auch der bewussten Kontrolle wiederum (womöglich mit unbewussten Prozessen verbundene) Gehirnaktivität vorausgeht. Das ist aber kein Gegenargument. Gemäß dem Kriterium der *phänomenalen Transparenz* ist es sogar ein charakteristisches Merkmal der meisten Bewusstseinszustände, dass ihnen nichtbewusste Zustände vorhergehen. Wie der Bewusstseinsphilosoph Thomas Metzinger von der Universität Mainz erklärt, heißt das, dass unserer Aufmerksamkeit vorherige Verarbeitungsschritte bewusster Erlebnisse oft nicht verfügbar sind.[18] Wir können zwar beobachten, wie wir verschiedene Bewusstseinserlebnisse haben; üblicherweise entgeht uns aber, wie sie in unser Bewusstsein gelangen. Bewusstsein geht ständig aus Nicht-Bewusstem hervor.

Mit dem vertretenen Freiheitsverständnis ist das so lange vereinbar, wie wir ein bestimmtes Maß an Kontrolle über diese Erlebnisse und ihre Auswirkungen haben; dieses Maß an Kontrolle ist mal stärker, mal schwächer ausgeprägt. Dennoch deuten nicht nur Alltagserfahrungen, sondern auch einschlägige Experimente aus der Hirnforschung darauf hin, dass wir sie prinzipiell besitzen.

Bei der gegenteiligen Interpretation, der Erklärung von den unbewussten Determinanten von Soon und Kollegen, handelt es sich vielmehr um ein doppeltes Konstrukt der Forscher: Erstens hatten die Versuchspersonen – anders als noch bei Libet – laut Anweisung der Versuchsleiter keine Möglichkeit, von der Ausführung des Knopfdrucks nach Bewusstwerdung des »spontanen Drangs« abzusehen. Das heißt, die »freie Entscheidung« im Hirnscanner setzte zunächst einmal voraus, dass die Versuchspersonen auf einen Großteil ihrer Freiheit verzichteten; sie war in Wirklichkeit eine Entscheidung unter dem Zwang, sich regelmäßig für den linken oder rechten Knopfdruck und nur zwischen diesen beiden Alternativen zu entscheiden. Ohne den obligatorischen Knopfdruck lief das Experiment schlicht nicht weiter und hätten die Versuchspersonen die wechselnden Konsonanten theoretisch unendlich lange gesehen.

Zweitens mussten die Probanden den Bericht über ihre gesamten Bewusstseinsprozesse auf ein bestimmtes Zeitfenster von 500 Millisekunden eingrenzen. Eine andere Möglichkeit ließ der Versuchsaufbau schlicht nicht zu. Nur aufgrund dieser – phänomenologisch jedoch unplausiblen – Einschränkung können die Forscher den Rest der Zeit als unbewusst ansehen. Dabei waren die Versuchspersonen während des Experiments aber doch durchgehend bei Bewusstsein. Um mit ihrer Schlussfolgerung zu überzeugen, müssten die Neurowissenschaftler um John-Dylan Haynes also nachweisen, dass die Bewusstseinsvorgänge vor dem Knopfdruck und dem »spontanen Drang« nicht mit der Versuchsaufgabe in Zusammenhang standen.

Jedenfalls dürfte nur den wenigsten der Teilnehmer im Hirnscanner gelungen sein, wofür Meditationsmeister ein ganzes Leben brauchen: nämlich nicht über das nachzudenken, was in der lauten und engen Röhre in und um sie herum vorgeht. Wie plausibel dann die Instruktion ist, im Voraus nicht über die Knopfdrücke nachzudenken, bleibt fraglich. Schließlich gelingt es auch den wenigsten, auf Befehl *nicht* an einen Eisbären oder einen blauen Elefanten zu denken, um zwei Beispiele aus der populären Literatur zu nennen. Die vorhergehenden Prozesse sind aber nur deshalb unbewusst, *weil die Forscher es so definieren*. Wer hingegen regelmäßig länger als 1,5 Sekunde nach dem »spontanen Drang« über die Entscheidung abwog, der wurde aussortiert. Die wichtige Schlussfolgerung dieses Exkurses in die Neurowissenschaft der Freiheit besteht darin, dass nicht nur eine Erklärung durch Determination und Unfreiheit, sondern auch eine durch bewusste Kontrolle und Freiheit möglich, vielleicht sogar überzeugender ist. Entscheiden Sie selbst.

Auf einen Blick

Chun Siong Soon und Kollegen haben Entscheidungen im Hirnscanner untersucht. Die Versuchspersonen sollten mit der linken oder rechten Hand einen Knopf drücken. Bereits zehn Sekunden vor der angegebenen Bewusstwerdung der Entscheidung fanden sich in Kontroll- und Bewusstseinsregionen im Gehirn Informationen über die Seite des Knopfdrucks. Meines Erachtens handelt es sich dabei aber nicht um unbewusste Determinanten freier Entscheidungen. Vielmehr stützen die Ergebnisse den Einfluss von bewusster Kontrolle.

5.2 Gebrochene Versprechen

»Im wichtigsten Ergebnis der Studie konnten die Forscher zeigen, dass ›verräterische‹ Gehirnaktivierungsmuster uns sogar erlauben, eine Prognose über zukünftiges Verhalten abzugeben. Zwar unterscheiden sich Versuchspersonen, die ein Versprechen letztlich halten, und solche, die es brechen, zum Zeitpunkt der Versprechensabgabe nicht ... Doch die Gehirnaktivierung entlarvt die späteren Versprechensbrecher bereits schon zu diesem Zeitpunkt.«

Aus der Pressemitteilung der Universität Zürich
über die Untersuchung von Thomas Baumgartner und Kollegen[19]

Wir schreiben den 9. Dezember 2009. Es ist ein gutes Jahr her, dass allein die Bundesrepublik Deutschland aufgrund der Finanzmarktkrise eine halbe Billion Euro zur Rettung von Geldinstituten zur Verfügung gestellt hat. Nach der Angst vor dem Bankencrash verunsichern die unklaren Auswirkungen auf den Arbeitsmarkt viele Menschen. Experten diskutieren abwechselnd, warum es zu einer Inflation oder Deflation kommen könnte. Der Goldpreis hat erst vor Kurzem die historische Marke von 1000 Dollar überschritten und die große Nachfrage nach dem Edelmetall hält weiter an. Ein halbes Jahr später wird mit 750 Milliarden Euro ein weiteres gigantisches Rettungspaket zur Stützung von »Schuldenstaaten« der Europäischen Union verabschiedet werden. Just an diesem Dezembertag melden sich Hirnforscher und Ökonomen der Universitäten Zürich und Konstanz mit einer Untersuchung über hirnphysiologische Begleitumstände gebrochener Versprechen zu Wort.

In der Pressemitteilung zu ihrer Untersuchung wird ihre Forschung mit dem politischen Geschehen in Zusammenhang gebracht: Insbesondere jüngste Finanzskandale würden aufzeigen, dass sich Menschen nicht immer nur ehrlich verhalten. Die Forscher behaupten, unehrliche Versprechen rechtzeitig erkennen zu können. Haben sie also womöglich einen Schlüssel zur Vermeidung der nächsten Finanzkrise in der Hand? Liest man die Pressemitteilung sowie die Originalveröffentlichung, die einen Tag später in der einflussreichen Zeitschrift *Neuron* erschienen ist, gewinnt man diesen Eindruck. Zumindest scheint eine derartige Lösung einen Schritt näher gerückt. Der Erstautor der Untersuchung, Thomas Baumgartner, wagt diesen Blick in die Zukunft: »Ein solcher Befund lässt folglich die Spekulation zu, dass Gehirnmessungen in (ferner) Zukunft nicht nur verwendet werden können, um Übeltäter zu überführen, sondern vielmehr vielleicht sogar mithelfen können, betrügerische und kriminelle Machenschaften zu verhindern.« Schauen wir uns also genauer an, was die Forscher zu diesen Spekulationen veranlasst haben könnte.

Der Titel der Untersuchung – »*The Neural Circuitry of a Broken Promise*«, deutsch etwa »Der neuronale Schaltkreis eines gebrochenen Versprechens« – bringt das Ergebnis bereits treffend auf den Punkt. In dem Experiment ging es um ein Interaktionsspiel, das die Versuchspersonen (Spieler A) im Hirnscanner durchführten. Am Anfang eines Blocks mit mehreren Durchläufen musste jeder Proband eine Aussage darüber machen, mit welcher Wahrscheinlichkeit er die Hälfte von erhaltenem Geld zurückzahlen werde – niemals, manchmal, meistens oder immer. Das bezeichneten Baumgartner und Kollegen als das Versprechen. Auf Grundlage dieser Angabe musste dann ein anonymer Mitspieler (Spieler B) bestimmen, der Versuchsperson einen Betrag in Höhe von 50 Schweizer Rappen (in etwa 40 Eurocent) anzuvertrauen oder das Geld lieber für sich zu behalten. Vertraute er ihr das Geld an, so wurde die Summe vom Versuchsleiter verfünffacht. Spieler A verfügte nun also über 2,50 Franken.

Teilen oder nicht, das ist hier die Frage

Während der Hirnscanner seine Hirnaktivität aufzeichnete, musste der Proband nun also entscheiden, dem vertrauensseligen Mitspieler entweder die Hälfte abzugeben oder alles für sich zu behalten. In der Möglichkeit des Teilens bestand also gerade der Reiz für Spieler B: Zuerst mit nur 50 Rappen ausgestattet, würde er nach einer Investition von einer teilenden Versuchsperson 1,25 Franken zurückbekommen. Im Fall eines egoistischen Gegenübers würde Spieler B aber alles verlieren (siehe Abb. 5–1). Durch die Verfünffachung des Startkapitals wurde also die Möglichkeit geschaffen, dass durch eine Kooperation beider Spieler jeder einen Profit erhält. Für die Entscheidung des Spielers B war dabei natürlich von entscheidender Bedeutung, als wie zuverlässig sich Spieler A beschrieb. Denn wer bereits im Voraus ankündigt, das Geld nie oder nur selten zu teilen, dem würde man kaum seine 50 Rappen anvertrauen. Durch diese Spielregeln ergaben sich also drei mögliche Konstellationen: Spieler B kann sich gegen eine Investition entscheiden und sein geringes Startkapital behalten. Falls er seinem Gegenüber aber vertraut, hat Spieler A wiederum die Möglichkeit, entweder die ganzen 2,50 Franken für sich zu behalten oder das Geld 50:50 zu teilen. Bei der Entscheidung fürs Teilen würde jeder Spieler 1,25 Franken erhalten.

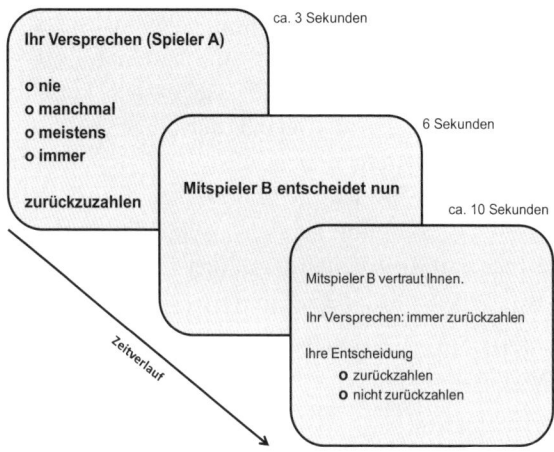

Abb. 5–1 Das Experiment schematisch dargestellt: Die Versuchsperson soll für die folgenden drei Durchläufe beurteilen, mit welcher Wahrscheinlichkeit sie anvertrautes Geld zurückgibt (Versprechensphase). Danach simuliert der Computer das Verhalten des Mitspielers (Antizipationsphase). Am Ende wird das Ergebnis der Simulation mitgeteilt (hier: der Mitspieler vertraut das Geld an) und die Versuchsperson kann entscheiden, die Hälfte des vom Versuchsleiter verfünffachten Betrags zurückzugeben oder nicht (Entscheidungsphase).

Diesen Ablauf haben Baumgartner und Kollegen in ein fMRT-Experiment übertragen, bei dem ausschließlich die Hirnaktivität von Spieler A untersucht wurde. Tatsächlich hatten es die Versuchspersonen dann auch nicht wirklich mit einem lebendigen Mitspieler B zu tun, sondern waren deren Entscheidungen in einem vorangegangenen Verhaltensexperiment mit 48 Probanden bestimmt worden, die anschließend ein Computer anhand einfacher Wahrscheinlichkeitsfunktionen simulierte. Stellte jemand in Aussicht, das Geld niemals zu teilen, würde er in keinem der Fälle (0 %) die 50 Rappen anvertraut bekommen. Für »manchmal« betrug die Vertrauensrate schon 46 %, bei »meistens« 75 % bis hin zu 96 % bei »immer«. Das Spiel wurde von jeder

Versuchsperson im Hirnscanner ganze 24 Mal wiederholt, dabei wurde als Kontrollbedingung allerdings in der Hälfte der Fälle kein Versprechen abgegeben. In diesen Fällen würde Spieler A pauschal mit 74-prozentiger Wahrscheinlichkeit das Geld erhalten. Außerdem galt jedes Versprechen für drei aufeinanderfolgende Interaktionen, kam also jeder Proband nur vier Mal in die Lage, seine eigene Zuverlässigkeit anzugeben.

An dem Experiment nahmen schließlich 34 männliche Züricher Studenten teil. Einer musste aufgrund technischer Probleme von der Analyse ausgeschlossen werden. Immerhin sieben weitere (also 21%) wurden aufgrund ungünstiger Spielverläufe entfernt. Dies waren Versuchspersonen, bei denen der Computer mehr als fünf Mal entschied, ihnen kein Geld anzuvertrauen, oder deren Kooperationsverhalten sich zwischen den Durchläufen mit und ohne Versprechensphase zu stark voneinander unterschied. In letzterem Fall ließen sich ihre Hirnaktivierungen nicht mehr eindeutig interpretieren, so die Forscher, da dann beispielsweise die finanziellen Ergebnisse zwischen der Ziel- und der Kontrollbedingung zu stark voneinander abwichen. Wie verfuhren Baumgartner und Kollegen nun mit den verbleibenden 26 männlichen Studenten im Alter von gemittelt 23,5 Jahren?

Gehirnaktivierung in drei Phasen

Anhand ihres Verhaltens unterteilten sie die Forscher in zwei Gruppen, »ehrliche« und »unehrliche« Spieler, wie folgt. Beiden war gemeinsam, dass sie sich gegenüber ihrem Mitspieler stets als sehr zuverlässig beschrieben. Sie hatten angegeben, das Geld immer oder doch wenigstens meistens zu teilen. Die als ehrlich eingeteilten Probanden teilten dann in ca. 90%, die unehrlichen jedoch nur in ca. 30% der Fälle das Geld mit ihrem anonymen Mitspieler. Diese Reaktionsmuster waren unabhängig davon, ob tatsächlich die eigene Zuverlässigkeit – also das Versprechen – angegeben werden musste oder in den Kontrolldurchläufen lediglich ein bedeutungsloser Knopfdruck vorgesehen war. Für das resultierende Verhalten spielte es also keine Rolle, ob die Versuchspersonen überhaupt ein Versprechen abgeben mussten oder nicht. Die einen (»ehrlich«) teilten meistens, die anderen (»unehrlich«) kaum. Aus dem gesamten Spielverlauf wählten Baumgartner und Kollegen dann drei Phasen aus, um die hirnphysiologischen Veränderungen genauer zu untersuchen: erstens die Aussage über die eigene Zuverlässigkeit beziehungsweise die entsprechende Kontrollaufgabe – »Versprechensphase«; zweitens die Dauer des Abwartens, während angeblich der Mitspieler seine Entscheidung traf, die 50 Rappen zu investieren oder zu behalten – »Antizipationsphase«; und drittens den Abschnitt der eigenen Entscheidung, das Geld zu teilen oder zu behalten – »Entscheidungsphase«.

In der Versprechensphase – im Mittel dauerte sie 3,1 s mit und 2,3 s ohne Versprechen – fanden sie speziell für die Gruppe der »Versprechensbrecher« eine stärkere Aktivität im vorderen zingulären Kortex (ACC) sowie in beiden Inseln des Frontalhirns.[20] Für die Entscheidungsphase – im Mittel dauerte sie ca. 10 s – rechneten die Forscher mit zwei unterschiedlichen Modellen. Im ersten fassten sie alle Vorgänge zusammen, dass auf dem Computerbildschirm zuerst für 6 s die Entscheidung des Mitspielers mitgeteilt wurde, sie dann für 3 s an ihr eigenes Versprechen erinnert wurden und anschließend die Möglichkeit hatten, ihre Entscheidung – teilen oder nicht teilen – per Knopfdruck zu wählen. Hierfür fanden sie stärkere Aktivierungen im Striatum (»Streifenkörper«) der unehrlichen Probanden. Trennten sie im zweiten Modell jedoch die ersten 6 s vom Rest bis zur Entscheidung der Versuchspersonen, fanden sie im ersten Abschnitt wieder den ACC sowie den linken dorsolateralen präfrontalen Kortex (DLPFC) und im zweiten die linke Amygdala. Auch in keinem dieser Vergleiche fand sich eine stärkere Aktivierung für die ehrlichen Probanden.

Doch wo ist die Antizipationsphase geblieben? In diesem Abschnitt zwischen Versprechen und Entscheidung sahen die Versuchspersonen für 6 s einen Bildschirm mit der Information, der Mitspieler entscheide nun, während in Wirklichkeit der Computer in einer Millisekunde die Wahrscheinlichkeit berechnete. Für ihre Auswertung drehten die Hirnforscher nun die Analyse überraschend um. Sie erwarteten nun gerade in denjenigen Durchläufen, in denen die unehrlichen Probanden *kein* Versprechen abgeben konnten, stärkere Hirnaktivierungen. Baumgartner und Kollegen erklären das damit, dass den »Versprechensbrechern« in diesen Fällen nicht die Möglichkeit gegeben war, durch ein (unehrliches) Versprechen das Verhalten des Mitspielers zu beeinflussen. Aufgrund dieser fehlenden Möglichkeit müsse dieser Abschnitt für sie besonders stressintensiv sein. Jedenfalls fanden sie so eine stärkere Aktivierung in der vorderen rechten Insel und dem rechten inferioren frontalen Gyrus (IFG). Wieder fand sich keine erhöhte Aktivität für die ehrliche Gruppe.

Das Gehirn, dein heimlicher Verräter

Diese Unterschiede in der Hirnaktivität bedürfen natürlich einer Erklärung. Unter Hinzuziehung früherer Untersuchungen zeichnen die Forscher das folgende psychologische Bild: Während der Versprechensphase würden die unehrlichen Versuchspersonen bereits die Absicht formen, ihr Versprechen später zu brechen. Dies führe zu einem Entscheidungskonflikt und entsprechenden negativen Emotionen, die sich im ACC und den Inseln ausdrückten. Womöglich hätten die Versuchspersonen sogar ein schlechtes Gewissen gegenüber dem Mitspieler. In der Antizipationsphase hätten die unehrlichen Versuchspersonen, wie bereits erwähnt, aufgrund der mangelnden Einflussnahme auf den Mitspieler und des daher weniger vorhersehbaren Ergebnisses eine besonders harte Zeit. Tatsächlich seien den Ergebnissen zufolge ihre Gefühls- und vor allem Stressreaktionen hier besonders groß, siehe Insel und rechter IFG. Zusammengenommen zeige dies alles, dass man anhand der Hirnreaktionen schon vor der Entscheidungsphase die ehrlichen und unehrlichen Versuchspersonen voneinander unterscheiden könne.

Die Aktivierungen während der Entscheidung erklären Baumgartner und Kollegen vor dem Hintergrund der hirnphysiologischen Untersuchungen von Lügen, von denen wir einige bereits in Abschnitt 3.1 kennengelernt haben. Ähnlich wie lügende Versuchspersonen die wahrheitsgemäße Antwort unterdrücken müssten, müssten die unehrlichen Probanden bei dem Interaktionsspiel die ehrliche Reaktion unterdrücken. In den 6 s, in denen die Versuchspersonen die Entscheidung mitgeteilt bekommen, ob ihnen der »Mitspieler« die 50 Rappen anvertraute oder nicht, würden sich kognitiver und emotionaler Konflikt sowie deren Überwindung vor allem in der Aktivierung des ACC äußern; analog würden sich in der Aktivierung des DLPFC die Kontrolle sowie Unterdrückung unangemessener Gedankenvorgänge und Verhaltensweisen ausdrücken. In den verbleibenden rund 4 s, in denen die Probanden an ihr Versprechen erinnert wurden und ihre eigene Entscheidung treffen mussten, seien die Teilnehmer direkt mit ihrem Mitspieler konfrontiert. Es handle sich dabei um eine besonders realistische soziale Situation, mutmaßen die Hirnforscher, und daher würden die unehrlichen Versuchspersonen wohl Schuldgefühle gegenüber dem Spielpartner empfinden sowie die Angst, ihr unehrliches Verhalten könne auffliegen. Bleibt zum Schluss noch die Aktivierung im Striatum, die sich aus der Analyse der gesamten ca. 10 s – allerdings in keinem der beiden einzelnen Zeitabschnitte – fand. Da diese Hirnregion häufig mit der Verarbeitung von Belohnung in Zusammenhang gebracht worden sei, spreche dies für die motivierende Komponente des unehrlichen Verhaltens, das schließlich den eigenen Gewinn erhöht. Dass sich für die ehrlichen Versuchspersonen keine stärkeren Aktivierungen finden ließen, spreche bei diesem Kooperationsspiel ebenso wie bei den Untersuchungen zu Lügen für einen ehrlichen Standardmodus des Gehirns. (Abb. 5–2)

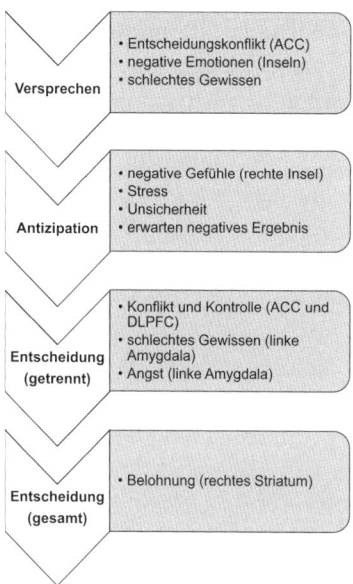

Abb. 5–2 **Die psychischen Prozesse von Versprechensbrechern?** Für die drei experimentellen Phasen sind die von den Autoren vermuteten Vorgänge im Innern der Versuchspersonen aufgezählt. Man beachte, dass je nach Modellierung der Entscheidungsphase (6 + 4 s getrennt oder 10 s zusammen) sich widersprechende Ergebnisse herauskommen, nämlich entweder Konflikt und negative Emotionen oder Belohnung.

Bevor ich diese Erklärung theoretisch kommentiere, möchte ich Sie kurz bitten, Ihren gesunden Menschenverstand zu gebrauchen. Versuchen Sie sich in einen der 26 Studenten hineinzuversetzen, die für Baumgartner und Kollegen im Hirnscanner lagen und ihre Antworten in einen Computerbildschirm eingaben. Das ganze Spiel wiederholte sich 24 Mal. Sie haben keinen dieser 24 anonymen und gesichtslosen Mitspieler, die in Wirklichkeit nur von einem Computer simuliert wurden, jemals gesehen noch werden Sie ihm jemals über den Weg laufen beziehungsweise ihn erkennen oder er Sie. Es geht um Geldbeträge zwischen 40 Eurocent und weniger als 2 Euro. Vier Mal starren Sie auf den Bildschirm und sollen sich anhand einer Vier-Punkte-Skala als mehr oder weniger zuverlässig beschreiben. Ihre Entscheidung dauert drei Sekunden, in denen Sie – falls Sie zu den unehrlichen gehören – einen Entscheidungskonflikt, negative Emotionen und womöglich ein schlechtes Gewissen erleben.

In der Antizipationsphase sind Sie gestresst – aber nur dann, wenn Sie *kein* Versprechen abgeben durften und insgesamt unehrlich sind. Denn nun würde Ihnen besonderes Kopfzerbrechen bereiten, dass Sie Ihr Gegenüber nicht beeinflussen konnten und sein Verhalten daher ungewiss ist (was Sie in den anderen Durchläufen noch einen Konflikt und schlechte Gefühle gekostet hat). Faktisch sprechen wir hier von einem Unterschied zwischen den 74 % der Fälle, in denen Sie nun die 50 Rappen kriegen würden, und den 75 % oder 96 % dank einem manipulierenden Versprechen. Doch damit ist Ihre Odyssee noch lange nicht am Ende. Wenn Sie sehen, wie sich Ihr Mitspieler entscheidet, erleben Sie noch einmal für 6 s den Konflikt und müssen ihn kontrollieren, bevor in den verbleibenden Sekunden die negativen Emotionen, gar Schuldgefühle und Angst, besonders groß werden. Man muss sich fast schon fragen, ob das überhaupt noch ethisch vertretbar ist, seine Versuchspersonen in solche psychischen Nöte zu bringen! Gleichzeitig erleben sie während der letzten 10 s aber wenigstens noch die Belohnung dafür, dass Sie Ihrem Mitspieler die 1,25 Franken nicht abgeben, sondern alles für sich behalten.

Eine Portion Neuro-Skepsis

Als ich in der vorweihnachtlichen Zeit die Veröffentlichung las, bekam ich schnell den Eindruck, dass die von den Forschern vorgeschlagenen Erklärungen eigentlich viel zu gut sind. Sie schienen mir vor allem viel zu gut vor dem Hintergrund, dass sich nicht einmal die Reaktionszeiten zwischen den ehrlichen und unehrlichen Versuchspersonen unterschieden. Seit Bestehen der Psychologie verwenden Wissenschaftler Reaktionszeitmessungen, um subtile Unterschiede in der kognitiven und emotionalen Verarbeitung bestimmter Situationen herauszufinden. Dabei können schon Differenzen im Bereich weniger Hundert Millisekunden aufschlussreich sein. Im Gegensatz zu der ganzen kognitiv-emotionalen Erklärung, die Baumgartner und Kollegen beispielsweise für die Versprechensphase anbieten, brauchen die Versuchspersonen hier im Mittel nur 3,1 s und unterscheiden sich ehrliche und unehrliche Probanden nicht signifikant voneinander. Schon für den bedeutungslosen Knopfdruck, der in der Hälfte der Durchläufe ohne Versprechen nötig war, brauchten die Probanden im Mittel 2,3 s. Das Versprechen selbst veranschlagte also nur rund 800 ms – und auf diesen Bruchteil einer Sekunde sollen sich Konflikt, schlechtes Gewissen und Kontrolle der unehrlichen Versuchspersonen nicht ausgewirkt haben! Erinnern wir uns noch an den »emotionalen Interferenzeffekt« von Greene und Kollegen. Dass Versuchspersonen dort länger benötigten (immerhin knapp 2 s), um in moralisch-persönlichen

Dilemmata für eine »Opferhandlung« zu stimmen, wurde gerade als Zeichen für Konflikt und Kontrolle angesehen und auch dort ging es um Aktivierungen im ACC. Ebenso hatten Greene und Paxton in ihrer Schummelstudie einen Unterschied in der Reaktionszeit erwartet, sollten die Versuchspersonen gemäß der Willenshypothese eine Versuchung überwinden müssen.

Überhaupt ist es auffällig, dass das Versprechen selbst zu keinerlei signifikanten Verhaltensunterschieden führte. Was die Forscher letztlich als ehrliche und unehrliche Versuchspersonen bezeichneten, waren schlicht Probanden, die ganz allgemein häufiger oder seltener mit den Mitspielern teilten. Das könnte schlicht auf verminderte Kooperationsbereitschaft, auf eine verringerte subjektive Teilnahme an dem Spiel oder auch auf größere Gewinnsucht deuten. Erinnern wir uns daran, dass diejenigen Versuchspersonen, bei denen das Versprechen verglichen mit den Kontrolldurchläufen einen Unterschied machte, von Baumgartner und Kollegen »aufgrund eines inkonsistenten Verhaltensmusters« aus dem Experiment ausgeschlossen wurden.[21] Lediglich die Tatsache, dass sich die eine Gruppe als zuverlässiger beschreibt, als sie letztendlich ist, macht sie zu »Versprechensbrechern«. Dabei stellten diese Versuchspersonen in weniger als 60 % der Fälle in Aussicht, das Geld »immer« zu teilen, und gaben sie in über 40 % der Fälle an, es »meistens« zu tun. Ihrer mutmaßlichen Unehrlichkeit zum Trotz teilten sie in immerhin ca. 30 % der Durchläufe das Geld tatsächlich mit dem Mitspieler. Die Grenzen zwischen beiden Gruppen sind also eher relativ als absolut zu verstehen.

Diese Überlegungen sind deshalb wichtig, weil Baumgartner und Kollegen ohne Verhaltensunterschiede kein externer Maßstab zur Kontrolle ihrer Erklärung verbleibt. Sie haben ihre Versuchspersonen nicht einmal nach dem Experiment über das Vorliegen von Konflikt, Kontrolle, schlechtem Gewissen, Angst oder Stress befragt. Die Forscher machen aus dieser Not aber eine Tugend und folgern, die mangelnden Verhaltensunterschiede würden nur die besondere Bedeutung der Hirnforschung hervorheben. Damit hängt alles davon ab, wie die Forscher selbst die gefundenen Aktivierungen interpretieren. Dabei wissen wir gerade heute besser als je zuvor in der Geschichte, dass es keine 1:1-Übereinstimmung zwischen Hirnregionen und psychischen Prozessen gibt. Um nur zwei Beispiele zu nennen, werde ich im Folgenden die Aktivierungen im ACC und in den Inseln diskutieren.

Das Gehirn kennt viele Möglichkeiten

Gemäß einer verbreiteten Unterteilung von George Bush von der Harvard Medical School (US-Bundesstaat Massachusetts) und Kollegen ist der vordere Bereich um die Spitze des Balkens (sub- und pregenualer ACC von lat. *genu* für Knie des Balkens, lat. *corpus callosum*, siehe cc in Abb. 5–3 auf S. 150), wo der Aktivitätsunterschied der unehrlichen Versuchspersonen gefunden wurde, stärker bei emotionaler Informationsverarbeitung aktiv.[22] Einer anderen Übersichtsarbeit von David M. Amodio von der New York University (USA) und Chris D. Frith vom University College London zufolge hängt dieser Bereich mit verschiedenen Prozessen sozialer Kognition zusammen, beispielsweise der Wahrnehmung von Personen sowie Selbstwissen.[23] Gemäß einer umfangreichen Analyse von Georg Northoff, jetzt Forschungsdirektor an der Universität Ottawa (Kanada), und Kollegen ist dieser Bereich vor allem aktiv, wenn Versuchspersonen bei sprachlichen Aufgaben über sich selbst reflektieren.[24] Dies würde dazu passen, dass die Versuchspersonen von Baumgartner und Kollegen ausdrücklich die Aufgabe erhalten, ihre eigene Zuverlässigkeit einzuschätzen. Dafür braucht man nicht von Konflikt, kognitiver Kontrolle oder gar einem schlechten Gewissen zu sprechen.

Aspekte kognitiver Informationsverarbeitung und von Handlungskontrolle wurden von mehreren dieser Gruppen hingegen mit dem weiter oben und hinten gelegenen (dorsaler oder supragenualer) Teil des ACC in Zusammenhang gebracht, der aber in der Untersuchung von Baumgartner und Kollegen gerade nicht stärker aktiviert war. Hugo D. Critchley vom University College London und seine Kollegen wiederum hinterfragen diese kognitive Erklärung und schreiben diesem Hirnbereich stattdessen die Steuerung des Herz-Kreislauf-Systems zu.[25] Ähnlich mehrdeutig verhält es sich mit Aktivierungen in den Inseln. Diese wurden mit unterschiedlichen emotionalen Erlebniszuständen verbunden, darunter Angst, Ärger, Schuld, Freude, Trauer und Ekel.[26] Ohne weitere Hinweise liegt es vor allem in den Augen der Betrachter – also der Hirnforscher, die ihre gefundenen hirnphysiologischen Unterschiede erklären –, welche dieser Möglichkeiten sie in Betracht ziehen.

Um das Risiko dieses Fehlschlusses (mehr dazu in Abschnitt 6.3) zu verringern, haben Forscher in den Neurowissenschaften mehrere Möglichkeiten. Sie können beispielsweise ein Experiment verwenden, dessen psychische Anforderungen bereits sehr gut verstanden sind, sie können Versuchspersonen über deren Erlebnisse befragen oder eben durch Messungen von Verhalten, Reaktionszeiten oder weiteren physiologischen Merkmalen die Gehirnerklärung unterstützen. In Ermangelung dieser Unterstützung kann man von einem neutralen und unvoreingenommenen Wissenschaftler idealerweise erwarten, dass er nicht nur solche Evidenzen zulässt, die seine eigenen Erwartungen stützen, sondern auch solche, die ihnen widersprechen.

Mehr Spekulation, als die Logik erlaubt

Die spekulative Natur der Erklärung von Baumgartner und Kollegen wird an einem Knackpunkt besonders deutlich, nämlich der Untersuchung der Antizipationsphase. Wir erinnern uns, dass sie hier die Analyse umdrehten, nun also stärkere Aktivierungen für diejenigen Durchläufe erwarteten, in denen die Versuchspersonen *kein* Versprechen abgeben konnten. Erstens ist nicht deutlich, wieso die von ihnen angenommene Verunsicherung nur bei den unehrlichen, nicht aber den ehrlichen Probanden auftreten sollte. Schließlich gilt für letztere ebenso, dass sie das Vertrauen des Mitspielers nicht durch ihre Selbstauskunft erhöhen konnten. Die Forscher beschreiben ihre Erwartung nun wie folgt: »Wir fragten uns daher, ob dieser unsichere und stressvolle Antizipationsprozess deutlicher bei denjenigen Versuchspersonen ausgedrückt sein könnte, die beabsichtigen, ihr Versprechen zu brechen anstatt es zu halten«.[27] Wie kann man aber die Absicht haben, ein Versprechen zu brechen, wenn man vorher gar keins geben konnte? Kann das Gehirn möglich machen, was logisch unmöglich ist? Oder gibt es vielleicht doch eine alternative Erklärung, die etwas mit den anderen Aufgaben zu tun hat, bei denen diese Hirnregionen schon gefunden wurden?

Es gibt allerdings noch andere kritische Punkte in dieser Studie. An mehreren Stellen heben die Forscher nämlich hervor, wie realistisch – oder fachlich ausgedrückt: ökologisch valide – ihr Versuchsaufbau sei. In ihren eigenen Worten hört sich das beispielsweise so an:

> »... unsere Untersuchung ist die erste, welche den neuronalen Unterbau der oben diskutierten emotionalen und kognitiven Prozesse in einem ökologisch validen Paradigma untersucht. In ihm konnten die Versuchspersonen frei entscheiden, ihr Versprechen in einem realistischen sozialen Austausch mit positiven oder negativen Konsequenzen für den Interaktionspartner zu brechen oder zu halten.«[28]

Wir erinnern uns daran, dass sich der »realistische soziale Austausch« im Experiment darauf beschränkte, dass ein Computer gemäß zuvor ermittelter Wahrscheinlichkeiten für ein angegebenes Zuverlässigkeitsniveau eine Reaktion berechnete und das Ergebnis in den ersten 6 s der Entscheidungsphase auf dem Bildschirm anzeigte. Tatsächlich wurde für jeden der »anonymen Mitspieler« im Hirnscanner stets dieselbe Funktion ausgerechnet – 0 %, 46 %, 75 % und 96 % – und nicht einmal die tatsächlichen Wahrscheinlichkeiten dieses konkreten Mitspielers, die ja nach oben oder unten abweichen konnten. Dass die Forscher den Probanden aus dem Vorexperiment anschließend den Gewinn aus dem fMRT-Experiment zuschickten, mag man für eine nette Geste halten. Ob das Geld bei ihnen aber wirklich ankam oder nicht, war für die aufgezeichneten Hirnaktivierungen völlig irrelevant.

Vorhersagen oder Nachhersagen?

Auch in einem anderen Aspekt schießen Baumgartner und Kollegen weit über das hinaus, was ihre Studie zu zeigen vermag. So sprechen Sie wiederholt davon, ehrliche und unehrliche Versuchspersonen anhand ihrer Gehirnaktivierung zu erkennen – ja sogar schon zu einem Zeitpunkt, in dem ein Versprechen noch gar nicht gegeben und das Verhalten noch völlig offen sei. Erinnern wir uns an die Pressemitteilung der Universität Zürich, derzufolge dies das wichtigste Ergebnis der Studie sei. Hier handelt es sich wieder um eine Analogie zu den Experimenten über Täuschung und Lügen, schließlich fand das Verstehen der entsprechenden hirnphysiologischen Veränderungen vor dem Hintergrund statt, anhand dieses Wissens in Zukunft Wahrheit und Lüge im Gehirn zu erkennen. Wie wir gesehen haben, verbirgt sich dahinter sogar eine Geschäftsidee, die bereits mit großen Versprechen beworben wird und es ins Fernsehen geschafft hat.

Die Autoren stellen hier ihr eigenes Vorgehen auf den Kopf. Führen wir uns vor Augen, dass die Versuchspersonen am Anfang der Auswertung ihrer Gehirnaktivierungen erst einmal *gemäß ihrem Verhalten* in zwei Gruppen geteilt wurden, nämlich die der den Mitspielern gegenüber ehrlichen und die der unehrlichen Probanden. Die in Folge berechneten Subtraktionsterme, die gefundenen Aktivierungsunterschiede sowie die Erklärungen von Baumgartner und Kollegen setzen diese fundamentale Verhaltensunterscheidung voraus. Theoretisch gesprochen haben sie anhand der *unabhängigen Variablen* Ehrlichkeit die *abhängige Variable* Gehirnaktivität untersucht. Das heißt, sie haben in Wirklichkeit nach hirnphysiologischen Unterschieden zwischen ehrlichen und unehrlichen Probanden gesucht und nicht umgekehrt ehrliche und unehrliche Probanden anhand ihrer Gehirnreaktionen unterschieden. Wenn also das Verhalten einer Versuchsperson, ob sie ehrlich ist oder unehrlich, bereits bekannt und sogar die Voraussetzung für die Gehirnanalyse ist, wie kann dann die Gehirnanalyse die Ehrlichkeit vorhersagen? Bestenfalls kann es sich dabei noch um eine »Nachhersage« handeln, also um etwas, das nur bestätigt, was ohnehin schon bekannt ist.

Vergleichen wir das mit dem Vorgehen in der zweiten Studie von Langleben und Kollegen. Hier wurde versucht, anhand der Signalverläufe in verschiedenen Hirnregionen die Antwort zu bestimmen, ob eine Versuchsperson über den Besitz einer Karte gerade die Wahrheit sagt oder lügt. Die Hirnregionen sind hier mittels der Gruppenauswertung bestimmt worden, die wiederum das Wissen um das Verhalten – was also ehrliche und was unehrliche Antworten waren – voraussetzten. Die Forscher gingen mit diesem Modell aber zwei Schritte weiter, indem sie es erstens auf die einzelnen Entscheidungen anwandten – also die Frage stellten, wie zuverlässig das Gruppenmodell im Einzelfall funktioniert – und es zweitens bei drei weiteren Versuchspersonen überprüften, deren Daten nicht schon in das Modell eingeflossen waren. Kozel und Kollegen haben dasselbe Vorgehen im größeren Maßstab mit ihrer Modellbildungs- und den beiden Modelltestungsgruppen durchgeführt.

Nicht ohne meinen Scanner!

Andere Forscher verwenden inzwischen neuere Methoden aus der Informatik, um mit Verfahren des Maschinenlernens nach bestimmten Mustern von Gehirnaktivität zu suchen, die im Fall einer einzelnen Entscheidung oder wenigstens für jede einzelne Versuchsperson eine Vorhersage über den kognitiven Prozess zulassen (siehe *Gedankenlesen*, Kap. 3 und 4). Allen diesen Untersuchungen ist gemein, dass sie auch einen Kennwert darüber liefern, wie gut die Prognose überhaupt funktionierte. Das waren dann beispielsweise 77 % (Langleben) sowie 93 %, 90 % und 71 % (Kozel). Baumgartner und Kollegen haben aber nichts dergleichen untersucht und können auch keinen Kennwert vorweisen, wie gut die Prognose in ihrem eigenen Experiment überhaupt ist. Sie haben bestenfalls einen ersten Schritt in diese Richtung getan, indem sie bestimmte Hirnregionen identifiziert haben, die sich in einer zukünftigen Studie für ein Modell zur Verhaltensvorhersage anbieten. Dennoch sprechen sie in ihrer Veröffentlichung acht Mal von einer »Vorhersage« – auffälligerweise aber nur in ihrer Einführung und im Diskussionsteil, nie jedoch bei den Methoden oder Ergebnissen. In ihren eigenen Worten fassen sie ihre Studie wie folgt zusammen:

> »Eines der wichtigsten Ergebnisse betrifft drittens die Vorhersagekraft ›verräterischer‹ Muster von Gehirnaktivierungen im ACC, beidseitigen frontoinsulären Kortex sowie dem rechten IFG während der Versprechens- oder Antizipationsphasen für die abschließende Entscheidung, das Versprechen zu halten oder zu brechen. … Die Tatsache, dass sich die Hirnaktivierungen der Täuschenden während der Versprechens- und Antizipationsphase eindeutig von denjenigen der ehrlichen Versuchspersonen unterscheiden, bedeutet, dass die Gehirnaktivierungen allein und nicht bloß das beobachtete Verhalten dazu in der Lage sind, die unehrliche Handlung vorherzusagen. Unsere Studie zeigt daher, dass Daten aus der Neurowissenschaft wichtige Einsichten in das Verhalten liefern können, die über das hinausgehen, was reine Verhaltensdaten feststellen können.«[29]

Diese letzte Feststellung ist natürlich absurd vor dem Hintergrund, dass es viele andere Verhaltensmessungen geben könnte, etwa Augenbewegungen oder Veränderungen in der Gesichtsmuskulatur, die sich bei ehrlichen und unehrlichen Reaktionen voneinander unterscheiden. Außerdem haben Baumgartner und Kollegen Versuchspersonen zum Teil gerade so ausgewählt, dass sich die Verhaltensdaten nicht signifikant voneinander unterscheiden. Ihre Ergebnisse interpretieren sie ferner mit Blick auf die fachliche Diskussion unter Wissenschaftlern, ob die Neurowissenschaften für solche Disziplinen relevant sind, die wie die Ökonomik menschliches Verhalten verstehen wollen. Ganz gleich, ob Ökonomen sich in Zukunft für oder gegen neurowissenschaftliche Verfahren entscheiden, kann ich nur hoffen, dass sie nicht die Studie von Baumgartner und Kollegen zum Vorbild nehmen.

Ich möchte kurz noch auf zwei weitere Irrtümer hinweisen. Erstens sprechen die Forscher immer wieder – schon im Titel ihrer Arbeit – von »neuronalen Schaltkreisen«, die sie entdeckt hätten. Das ist nicht korrekt, da sich mithilfe der fMRT keine neuronalen Schaltkreise differenzieren lassen, sondern nur mit einem neuronalen Maßstab verglichen sehr grobkörnige Unterschiede in der Durchblutung ganzer Hirnbereiche. Tatsächlich enthält die kleinste von den Forschern berichtete hirnphysiologische Einheit (10 Voxel) etwa 5 bis 30 Millionen Neuronen mit wiederum 110 bis 270 Milliarden Synapsen und mehr als 1000 Kilometern Axonen. Welchen neuronalen Schaltkreis sie meinen, verraten sie aber nicht. Zweitens seien es neuronale Schaltkreise »gebrochener Versprechen«. Das ist aber auch nicht korrekt, da die Forscher die Entscheidung, erst das Versprechen zu geben und später mit dem Mitspieler zu teilen oder nicht, in ihrem Modell überhaupt nicht vorgesehen haben.

Stattdessen haben sie ganz allgemein die mehrsekundigen Zeitabschnitte ausgewertet, in denen die Versuchspersonen Informationen lasen, darüber nachdachten und schließlich entschieden. Sie haben also zwar allgemeine Begleitumstände gebrochener Versprechen (und anderer Entscheidungen) untersucht, mehr aber auch nicht. Daher sollte man auch die Spekulationen über die ehrlichen Antworten als »Standardmodus« des Gehirns wie schon bei den Untersuchungen zu Täuschung und Lüge nicht ernst nehmen. Schließlich müssen auch gehaltene Versprechen irgendwo im Gehirn verarbeitet werden, wenn es einen engen Zusammenhang zwischen Gehirn und Geist gibt. Ich vermute daher, dass vielmehr das Verfahren und/oder das Modell der ehrlichen Entscheidungen nicht gut genug ist, um die damit einhergehenden hirnphysiologischen Veränderungen zuverlässig festzustellen.

Die Erwiderung

Warum habe ich der Diskussion dieser Studie so viel Platz eingeräumt? Einerseits halte ich es für ein wichtiges Beispiel dafür, wie eine einflussreiche neurowissenschaftliche Studie im Kontext (un)moralischer und gefährlicher Gehirne missverstanden und in der Öffentlichkeit missrepräsentiert werden kann. Andererseits ist die Diskussion von Interesse, da sich Baumgartner und Kollegen zu einigen meiner hier beschriebenen Kritikpunkte bereits geäußert haben. In der Ausgabe des Magazins für Hirnforschung und Psychologie *Gehirn&Geist* vom März 2010 ist nämlich ein Kommentar von mir zu den »neuronalen Schaltkreisen gebrochener Versprechen« erschienen, auf den die Forscher eine Replik verfasst haben.[30] Das heißt, wir können diesen Fall nicht nur anhand der Originalveröffentlichung diskutieren, sondern aufgrund meiner Kritik, der Replik und ihrer Analyse noch mehrere Schritte weitergehen.

Auch wenn es dazu noch mehr zu sagen gäbe, möchte ich mich hier auf zwei Aspekte beschränken. Dabei geht es erstens um den Rückschluss von der Gehirnaktivierung auf die psychischen Prozesse, vor allem den Konflikt. Zweitens geht es um die Frage, ob Baumgartner und Kollegen in ihrer Studie etwas vorhersagen, was laut ihrem eigenen Bekunden eines der wichtigsten Ergebnisse ihrer Untersuchung ist. Was den letzten Punkt betrifft, möchte ich zunächst einmal feststellen, dass mir die Forscher hier Recht geben. In ihrer Replik schreiben sie nun selbst: »Wir sind uns einig darin, dass unsere Studie ›nur‹ einen ersten Schritt zu einer Vorhersage von falschen Versprechen darstellt, ein Schritt der unseres Erachtens aber wichtig ist und bisher noch nie gemacht wurde.«[31]

Doch keine Vorhersage

Wenn sie nun selbst zugeben, dass sie keine Vorhersage gemacht haben, dann widersprechen sie ihrer eigenen Darstellung in ihrer Originalarbeit sowie den Medien. Man kann nicht gleichzeitig nur einen Schritt in Richtung einer Vorhersage machen und die Vorhersage tatsächlich treffen; und es ist ein bedeutender Unterschied, sein Ergebnis mit Blick auf diese Möglichkeit spekulativ zu interpretieren oder zu behaupten, dies bereits getan zu haben. Entweder sie haben die Vorhersage bereits durchgeführt, dann bleibt die Kritik an dieser Aussage bestehen und müssen entsprechende Ergebnisse vorgelegt werden, oder ein zentraler Teil der Studie von Baumgartner und Kollegen widerspricht ihrer eigenen Darstellung. Tatsächlich führen die Forscher in ihrer

Replik nun selbst ausführlich aus, warum ihrer Meinung nach so eine Vorhersage noch gar nicht machbar sei. Ihre Erklärung erfolgt in zwei Schritten:

>Erstens brauchen sie sehr viele einzelne experimentelle Trials pro Bedingung – ein fünffaches oder eher zehnfaches unserer Trialanzahl. Dies lässt sich relativ gut mit einfachen experimentellen Paradigmen (beispielsweise demjenigen von Langleben), durchführen, bei sozialen Interaktionsexperimenten mit realen, aber wechselnden, Interaktionspartnern kommt man hier aber sehr schnell an die Grenzen des Machbaren. Folglich erstaunt es nicht, dass es bislang kein einziges derartiges Interaktionsexperiment gibt, welches diesen Ansatz verfolgt hat.«[32]

Für die Behauptung, Versprechensbrecher durch ihre Gehirnaktivierung zu erkennen, würde es schon reichen, diese Entscheidung anhand der gemittelten Hirnaktivierung pro Versuchsperson zu treffen. Langleben und Kollegen haben in einer ähnlichen Studie sogar vorgemacht, wie man auf der Ebene einzelner Ereignisse eine hohe Trefferquote erzielen kann. Es ist also überhaupt nicht nachvollziehbar, wieso eine Klassifikation bei der Untersuchung von Lügen anhand von 22 Versuchspersonen und 48 Ereignissen mit einer Dauer von 2 s sogar im Einzelfall gelingen sollte (Langleben und Kollegen), bei der Untersuchung der Antizipationsphase mit einer Dauer von 6 s bei 26 Studenten aber noch nicht einmal im größeren Maßstab gemittelt über alle Durchläufe eines Probanden (Baumgartner und Kollegen). Langleben und Kollegen hatten keine fünf- oder zehnmal so vielen Durchläufe nötig, sondern gerade einmal doppelt so viele, die dafür nur ein Drittel der Zeit dauerten. Es ist allein eine offene empirische Frage, wie gut die Vorhersage letztlich funktionieren würde. Ausrechnen ließe sich das ohne Probleme. Der Verweis auf die Komplexität sozialer Interaktionsexperimente ist auch nicht überzeugend. Schließlich haben die Forscher die soziale Interaktion auf das Ausrechnen einer Wahrscheinlichkeitsrechnung reduziert, die jeder Taschenrechner im Bruchteil einer Sekunde durchführen kann.

Das Gehirn erklärt alles!

Kommen wir damit zum anderen Punkt, der Frage nach dem Schluss von der Hirnaktivierung auf die psychischen Prozesse. Meine Kritik bestand darin, dass in Ermangelung von Verhaltensunterschieden oder anderer Informationen allein noch die Hirnaktivierung bleibt, um die psychischen Prozesse der Versuchspersonen zu erklären. Ferner hielt ich es intuitiv für überhaupt nicht plausibel, dass die Probanden bei dem anonymen Interaktionsspiel von Baumgartner und Kollegen die beschriebenen Konflikte, Ängste und Nöte überhaupt erlebten. Die Forscher antworten auf meine Skepsis wie folgt:

»Sehr viele Studien mit kognitiven oder emotionalen Konfliktparadigmen haben gezeigt, dass diese Paradigmen in Aktivierungen des dorsalen ACC und des frontoinsularen Kortex resultieren. Damit ist eine der wichtigsten Voraussetzungen für die Sinnhaftigkeit eines Umkehrschlusses gegeben – eine sehr hohe a priori Wahrscheinlichkeit, dass die experimentelle Aufgabe tatsächlich die angeführten Hirnaktivierungen hervorruft.«

Was meinen Baumgartner und Kollegen hier mit der sehr hohen A-priori-Wahrscheinlichkeit? Würde sich jemand die Arbeit machen und auf der einen Seite alle Untersuchungen zusammenfassen, bei denen die Versuchspersonen einen Konflikt erlebten, und auf der anderen Seite alle, bei denen Aktivierung im ACC gefunden wurde, dann würde sich folgendes Bild ergeben: Einerseits wäre (fast) immer der ACC aktiv, wenn ein Konflikt vorläge; andererseits läge (fast) nie ein anderer psychischer Prozess vor, wenn Aktivierung im ACC gefunden würde. Allerdings behaupten dies die Forscher nur, ohne dafür Belege anzuführen. Im Gegenteil habe ich oben bereits mehrere Belege angeführt, die ein differenzierteres Bild zeichnen. Für den vorderen Teil des ACC, in dem die unehrlichen Versuchspersonen in der Versprechensphase die stärkere Aktivierung aufzeigten, gibt es gemäß anerkannter Übersichtsarbeiten andere Erklärungen als bloß emotionaler oder kognitiver Konflikt. Ebenso gibt es für die weiter oben und hinten gelegene »Konfliktzone« Alternativvorschläge. Dass Baumgartner und Kollegen hier auf »sehr viele Studien« verweisen, wiederholt daher nur ihren fraglichen Umkehrschluss.

Hirnregion ist nicht gleich Hirnregion

Beim Formulieren dieser Abschnitte habe ich mir die fragliche Stelle in der Originalarbeit über die Verbrechensbrecher noch einmal genauer vorgenommen. Auf welche Studien berufen sie sich genau, wenn sie die Hirnaktivierungen während der Versprechensphase erklären? Es handelt sich dabei um vier Einzelexperimente und eine Übersichtsarbeit.[33] Mit Ausnahme ihrer eigenen Arbeit kommt keine der anderen zitierten Studien auch nur in die Nähe des Aktivierungsbereichs von Baumgartner und Kollegen (siehe Abb. 5–3). Man muss kein Experte für Hirnforschung sein, um diesen Unterschied zu erkennen. Damit ist die Erklärung der Neuroökonomen also nicht nur psychologisch unplausibel, sondern auch neurowissenschaftlich ungenau.

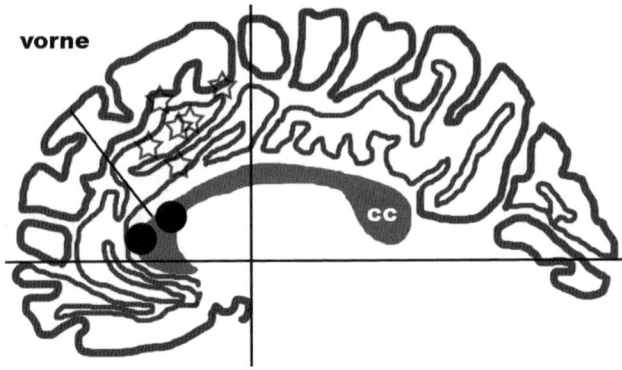

Abb. 5-3 Äpfel mit Birnen verglichen: Baumgartner und Kollegen erklären ihre Aktivierung (vorderster Kreis) im ACC mit Verweis auf andere Studien (Sterne). Eine Kontrolle im Talairach-Raum zeigt allerdings, dass keines der Aktivierungszentren auch nur in die Nähe ihrer Region kommt (mittlere Entfernung: 33,5 mm). Allein eine frühere Studie der Autoren selbst befindet sich in der Nähe (hinterer Kreis). Davon abgesehen reichen beide Aktivierungen höchstens am Rand in den ACC und befinden sich sonst im Balken (cc). Auch gemäß der Analyse von Amodio und Frith (2006) handelt es sich um unterschiedliche Regionen. Allein der Bereich hinter der schrägen Linie, wo sich alle Sterne befinden, wurde von ihnen mit Kontrollaufgaben in Verbindung gebracht. Der vordere Bereich hängt stattdessen unter anderem mit Selbstwissen und Personenwahrnehmung zusammen (anatomische Karte nach Talairach & Tournoux, 1988).

Die Frage, was von den Erkenntnissen dieser Studie bleibt, lässt sich nicht leicht beantworten. Die 2008 von Baumgartner und Kollegen in derselben Zeitschrift veröffentlichte Studie ist innerhalb von zwei Jahren schon mehr als 70 Mal zitiert worden. Im Durchschnitt wird ein aktueller Artikel dort jährlich ca. 27 Mal zitiert. Es handelt sich also nicht nur um eine populäre Zeitschrift, sondern auch um ein sehr populäres Forschungsgebiet und eine sehr bekannte Forschungsgruppe. Ich selbst bin nur durch Zufall auf diese Studie gestoßen und hätte mir nichts weiter dabei gedacht, wäre ich nicht schon in der Pressemitteilung auf die verdächtig weitreichenden Aussagen getroffen, wäre mein Anfangsverdacht nicht durch den reißerischen Ton der Arbeit weiter geschürt und schließlich von den zu perfekten Erklärungen bestätigt worden. Ich kannte vorher keinen der Forscher, habe seitdem nur einmal mit Thomas Baumgartner am Telefon über seine Untersuchung gesprochen und keinen Grund, diese eine Untersuchung mehr oder weniger kritisch zu beurteilen als jede andere. Was bei mir von den gebrochenen Versprechen bleibt, ist daher vor allem ein gesunkenes Vertrauen in die Aussagekraft mancher neurowissenschaftlicher Studien – vor allem denjenigen, die eigentlich viel zu gut erscheinen.

Auf einen Blick
Baumgartner und Kollegen haben ihre Versuchspersonen an einem Vertrauens-spiel teilnehmen lassen. Eine detailliertere Analyse ihrer neurowissenschaftlichen Funde deutet auf eine große Erklärungslücke zwischen ihren Ergebnissen und Interpretationen. Dieser Eindruck wird durch mangelnde unabhängige Evidenzen verstärkt. Die ausführliche Diskussion mit Erwiderung und Gegener-widerung ist aber ein gutes Beispiel für die Rolle einer gesunden Portion Neuro-skepsis.

5.3   Zusammenfassung

Wenn die Analysen in diesem Kapitel auch nur teilweise stimmen, dann äußern sich in so manchem Befund der bildgebenden Hirnforschung weniger »objektive Tatsachen« als subjektive Entscheidungen über die Interpretation von Gehirnaktivierungen. Wenn aber viele Möglichkeiten offen bleiben, wer entscheidet dann darüber, welche am ehesten zutrifft? Es scheint zumindest ein Spielraum dafür zu bestehen, dass persönliche Überzeugungen der Versuchs-leiter über das Verhalten und Erleben der Versuchspersonen die am Ende gege-bene Erklärung beeinflussen. Zwar würden solche Fälle von »Neuro-Autori-tät« nicht völlig beliebig sein, da zumindest eine grobe funktionelle Spezialisierung des Gehirns bestimmte Wege mehr oder weniger wahrschein-lich macht; diese Wahrscheinlichkeiten lassen sich zwar berechnen, in der Pra-xis wird das aber so gut wie nie gemacht (siehe Abschnitt 6.3). Allerdings ist insbesondere bei der Diskussion der Beispiele um unfreie und ökonomische Entscheidungen deutlich geworden, dass der Spielraum im Einzelfall bis zur gegenteiligen Erklärung reichen kann und eine gute Erklärung idealerweise nicht nur auf dem Gehirn basiert, sondern auch weitere Datenquellen und Plausibilitätsargumente umfasst.

»Die neuronale Bildgebung ist nun die vorherrschende Methode in der behavioralen und kognitiven Hirnforschung. Das Ausmaß der Publikationen und die Anzahl der Gebiete, die sie durchdringt, sind konkurrenzlos. Im Gegensatz dazu ist es seltsamerweise schwierig, ihre Errungenschaften zusammenzufassen.«

Karl J. Friston, Wissenschaftlicher Direktor am Wellcome Trust Centre for Neuroimaging in London und Pionier der bildgebenden Hirnforschung[1]

6 Dringend gesucht: Gehirn-Theorie

In den vorherigen Kapiteln wurden Beispiele dafür beschrieben, dass Gehirnbefunde oft mehr als *eine* psychische Interpretation zulassen. Ferner wurde auf Probleme verwiesen, ältere Funde zu replizieren oder konsistente Gehirnaktivierungen für ein bestimmtes psychisches Phänomen zu entdecken. Angesichts des hohen Stellenwerts dieser Forschung in der wissenschaftlichen Gemeinschaft und der Öffentlichkeit mag diese Darstellung manche überraschen, andere gar enttäuschen. Die vorangegangene Kritik wirft daher zahlreiche weitere Fragen auf. Um nur eine auszuformulieren: Wie kann es sein, dass sich diese sonst so hoch angesehene wissenschaftliche Methodik zumindest in den für die Neurogesellschaft zentralen sozialen Kontexten als so wenig zuverlässig erweist? Ein Teil der Antwort könnte sich in einer Reflexion der Grundlagen der funktionellen Magnetresonanztomographie (fMRT) sowie der mit ihr verbundenen wissenschaftlichen Praxis finden lassen. Daher verweisen die aufgeworfenen Fragen der früheren Kapitel auf die hier durchgeführte methodische Diskussion.

Im Zentrum steht dabei natürlich erst einmal das Messverfahren selbst. Was wird überhaupt mit der fMRT gemessen? Welchen Zusammenhang gibt es zu neuronaler Aktivität? Danach wird das individuelle Gehirn thematisiert. Jedes Gehirn ist einzigartig – dennoch sprechen Forscher in ihren Studien ganz allgemein von Gehirnregionen. Wie sicher ist aber die anatomische Lokalisierung, wie repräsentativ sind die in der Forschung verwendeten Standardgehirne? Der anschließende und für das Buch sehr zentrale Abschnitt (Abschnitt 6.3) befasst sich dann mit dem Rückschluss von Veränderungen

(Abschnitt 6.1) der anatomisch lokalisierten (Abschnitt 6.2) Gehirnaktivität auf psychische Prozesse. Danach werden die bereits in der Einleitung des Buchs angesprochenen kritischen Einwände gegen die bildgebende Hirnforschung besprochen. Zum Schluss werden noch die allgemeinen wissenschaftstheoretischen Aspekte der Validität, Reliabilität und Objektivität diskutiert.

6.1 Ein Abriss der funktionellen Magnetresonanztomographie

»Fortschritte der Scanner-Technologie, Protokolle zur Bildaufnahme, experimentelle Abläufe und Analyseverfahren versprechen die fMRT von einer Methode der bloßen Kartographie zur wirklichen Erforschung der Gehirnorganisation zu verändern. Grundlegende Probleme der Interpretation der fMRT-Daten sind jedoch reichlich vorhanden und die gezogenen Schlussfolgerungen ignorieren oft die tatsächlichen Einschränkungen der Methodologie.«

Nikos K. Logothetis, Grundlagenforscher und Direktor am Max-Planck-Institut für Biologische Kybernetik in Tübingen[2]

Die fMRT ist das Ergebnis jahrzehntelanger mathematischer, physikalischer und neurobiologischer Grundlagenforschung, das dank ingenieurwissenschaftlicher Leistungen standardisiert in die Praxis umgesetzt werden kann. Mithilfe eines tiefgekühlten supraleitenden Magnets wird ein statisches Magnetfeld erzeugt, das die in biotischem Gewebe reichlich vorhandenen Wasserstoffkerne in einen bestimmten Zustand zwingt. Die Stärke dieses Felds variiert je nach Bauart und liegt für die Hirnforschung am lebenden Menschen häufig im Bereich von 1,5 bis 3 Tesla (1 Tesla ist dabei 20.000 Mal so viel wie das natürliche Magnetfeld der Erde). An einzelnen Standorten wie dem Exzellenzzentrum für Hochfeld-Magnetresonanz am Universitätsklinikum Wien (7 Tesla) oder dem Forschungszentrum Jülich (9,4 Tesla) sind noch stärkere Geräte vorhanden. Diese können zwar theoretisch eine bessere Signalqualität liefern, befinden sich jedoch oft noch in einem experimentellen Stadium und sind deshalb bisher für die kognitive Hirnforschung von geringerer Bedeutung.

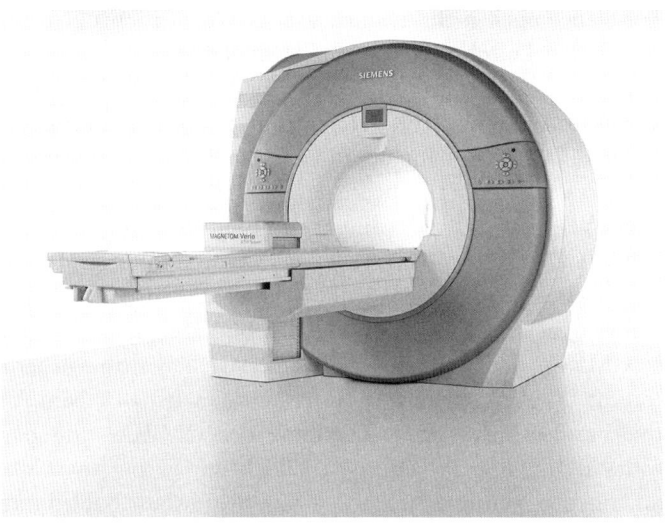

Abb. 6-1 **60.000 Mal so stark wie das natürliche Magnetfeld der Erde** ist dieser Kernspintomograph mit einer Feldstärke von 3 Tesla. Die Versuchsperson oder der Patient wird auf der
Liege in das Innere der Röhre gefahren, deren Durchmesser bei diesem Gerät 70 cm
beträgt. Um das zu untersuchende Körperteil wird zuvor eine Spule angebracht, die
Radiosignale sendet und empfängt. Quelle: Siemens Medical Pressebilder.

Zum statischen Magnetfeld kommt das ortsabhängige Gradientenfeld hinzu,
das sich bei der fMRT permanent ändert und für die Auswahl einer bestimmten Gewebeschicht notwendig ist – und dessen Erzeugung leider zu dem für
das Verfahren charakteristischen Lärm führt. Unter den durch die Magnetfel-
der hergestellten Bedingungen lassen sich nun mithilfe eines bestimmten elek-
tromagnetischen Pulses die Wasserstoffkerne zur Resonanz bringen, was dem
Verfahren den Namen gibt. Eine um den zu untersuchenden Körperteil (in
der Hirnforschung also den Kopf) angebrachte Spule zeichnet die magnetische Reaktion infolge des Pulses auf (mehr zu den physikalischen Hintergrün-
den siehe *Gedankenlesen*, Kap. 3). Für die Anwendung dieses Verfahrens in
der kognitiven Neurowissenschaft ist von entscheidender Bedeutung, dass
sauerstoffarmes (Desoxyhämoglobin) und sauerstoffreiches Blut (Oxyhämo-
globin) unterschiedliche magnetische Eigenschaften haben. Ersteres stört ein
magnetisches Feld, letzteres hat hingegen kaum einen messbaren Einfluss.
Durch die Aufzeichnung mit der fMRT lässt sich daher ein Rückschluss auf
das Verhältnis der beiden Blutzustände zueinander ziehen. Dieser Effekt
erklärt auch die gebräuchliche Bezeichnung *Blood-Oxygen-Level-Depen-
dent*-Signal (deutsch: vom Sauerstoffgehalt des Bluts abhängig; BOLD).

Damit ist aber noch nicht geklärt, welche Art von Hirnprozessen genau mit den messbaren Durchblutungsveränderungen einhergeht. Die Idee, dass der zerebrale (von lat. *cerebrum*, Gehirn) Blutfluss mit Zellfunktionen des Gehirns in Zusammenhang steht, hat aufgrund von Beobachtungen nach neurochirurgischen Eingriffen schon der italienische Physiologe Angelo Mosso im 19. Jahrhundert vertreten.[3] Das heute gemessene BOLD-Signal ist das Ergebnis komplexer Veränderungen des zerebralen Blutflusses (CBF), des zerebralen Blutvolumens (CBV) sowie der zerebralen Metabolisierungsrate von Sauerstoff oder einfacher gesagt des Sauerstoffverbrauchs ($CMRO_2$). Ein Anstieg des CBF führt dabei zu einer Zunahme des BOLD-Signals, ein Anstieg von CBV oder $CMRO_2$ aber zu einer Abnahme. Gemäß dem vorherrschenden Modell kommt es infolge zellulärer Aktivität zunächst zu einem Anstieg des Sauerstoffverbrauchs, also einer Zunahme der $CMRO_2$ und damit einer Abnahme des BOLD-Signals. Diese ist jedoch nur gering sowie von kurzer Dauer und mit den heutigen Verfahren kaum messbar. Bald darauf strömt jedoch sauerstoffreiches Blut ein (CBF), das die negativen Effekte von erhöhter $CMRO_2$ und CBV deutlich überkompensiert. Dieser Überschuss resultiert schließlich in dem gemessenen BOLD-Signal (siehe Abb. 6–2).

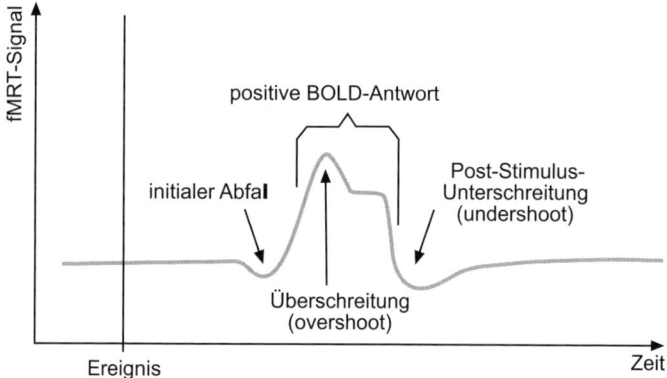

Abb. 6–2 Mit ein paar Sekunden Verzögerung reagiert das Durchblutungssignal auf die (angenommene) neuronale Aktivität. Der initiale Abfall ist zu klein, um zuverlässig von den heutigen Geräten gemessen zu werden. Für die Forscher ist daher die positive BOLD-Antwort von größter Bedeutung, deren Dauer proportional zur Stimulationsdauer im Experiment ist. Warum es überhaupt zu dieser Überversorgung mit sauerstoffreichem Blut kommt, ist bis heute Gegenstand von Grundlagenforschung. Ohne dieses Geschenk der Natur wäre die fMRT jedoch kaum von Bedeutung.

Wie neuronal ist das BOLD-Signal?

Zuvor wurden bereits Beispiele dafür angeführt, dass manche Neurowissenschaftler bis hin zum »neuronalen Schaltkreis eines gebrochenen Versprechens« ihre fMRT-Ergebnisse in neuronalen Begriffen erklären. Einer meiner Untersuchungen zufolge sind Wendungen wie »neuronale Aktivität«, »Prozesse«, »Korrelate«, »Grundlagen«, »Schaltkreise« oder »Substrate« in der Literatur weit verbreitet.[4] Dabei gibt es unterschiedliche biologische Erklärungen der Durchblutungsreaktion. Als besonders plausibel haben sich bisher zwei Erklärungen erwiesen. Der ersten zufolge ist die Veränderung der Sauerstoffkonzentration eine indirekte Konsequenz gesteigerter synaptischer Aktivität. Weil Astrozyten, ein Zelltyp mit unterstützender Funktion für die Neuronen, für das Recyceln von Botenstoffen mit Glukose versorgt werden müssen, gibt es den eigentlich nicht nötigen Zuschuss an Sauerstoff als Beiprodukt. Der zweiten zufolge brauchen die Neuronen selbst für ihre Arbeit ein Mehr an Sauerstoff. Zwar sind auch ohne den Zustrom von mehr Blut dafür reichlich Reserven vorhanden. Allerdings könnte es sein, dass für das Herauslösen von Sauerstoff durch passive Vorgänge eine Überkompensation nötig ist, um eine ausreichende Versorgung zu gewährleisten.[5]

Auf andere mögliche Erklärungen hat der bereits zuvor zitierte neurowissenschaftliche Experte Marcus E. Raichle von der Washington-Universität in St. Louis (US-Bundesstaat Missouri) mit einem Kollegen hingewiesen. Beispielsweise könnten die Änderungen im Blutfluss auch mit dem Abbau von Stoffwechselprodukten, dem Ausgleich des Säure-Base-Verhältnisses oder der Temperaturregulation in Zusammenhang stehen.[6] Unserem Wissen setzt zudem Grenzen, dass der Energiebedarf von Neuronen oft in aus dem Gehirn (von Tieren) entfernten Scheiben untersucht wird und nicht im lebenden Organismus.[7] Unter diesen Untersuchungsbedingungen ist der natürliche Stoffwechselkreislauf aber gerade nicht mehr vorhanden. Damit bleiben für die Grundlagenforschung viele Fragen offen, welche Aspekte neuronaler Verarbeitung sich im BOLD-Signal äußern und wie direkt Rückschlüsse darauf durch die fMRT-Ergebnisse möglich sind.

Als einschlägiger Referenzpunkt haben sich Untersuchungen von Nikos Logothetis, Direktor am Max-Planck-Institut für Biologische Kybernetik in Tübingen, und seinen Kollegen erwiesen. Durch gleichzeitige elektrische Messungen mit Elektroden im visuellen Kortex von Affen und fMRT-Aufnahmen konnten sie das BOLD-Signal mit *lokalen Feldpotenzialen* (LFP) in Verbindung bringen, die wiederum synaptische Aktivierung repräsentieren.[8] Diesem Ergebnis zufolge würden die Blutflussmessungen vor allem die Verarbeitung ankommender neuronaler Signale reflektieren. Allerdings haben die

Forscher gleichzeitig einen – wenn auch etwas schwächeren – Zusammenhang mit sogenannter *multiunit activity* (MUA) berichtet. Dementsprechend würde das BOLD-Signal auch für die eigene Arbeit der Nervenzellen stehen, wofür häufig die Metapher vom »Neuronenfeuern« gebraucht wird. Überhaupt war dieser Zusammenhang alles andere als perfekt: Der Korrelationswert für LFP betrug 0,52, der für MUA 0,45, wobei 1 für eine perfekte und 0 für überhaupt keine Übereinstimmung steht. Der Unterschied war zwar signifikant, jedoch gering, und lässt insgesamt Spielraum für andere Effekte.[9]

Auch andere Befunde deuten auf einen nur schwächeren Zusammenhang mit neuronalen Prozessen hin. So ist etwa schon länger bekannt, dass sich mit zunehmendem Alter, durch Medikamentenkonsum oder bei Krankheit das BOLD-Signal verändert.[10] Außerdem konnten Hanzang Lu von der University of Texas in Dallas (USA) und Kollegen zeigen, dass der Ausschlag der BOLD-Kurve vom vorhandenen Sauerstoff im Grundzustand einer Versuchsperson abhängt. Je höher die Messung des Sauerstoffgehalts ausfiel, desto geringer war das messbare BOLD-Signal.[11] Mit der Idee, die Variabilität der Messungen zu verbessern, haben Stefano Magon von der Universität Verona (Italien) und Kollegen die Folgen des Luftanhaltens untersucht. Ein Atemstopp für die kurze Dauer von 9 Sekunden verschlechterte die Signalqualität. Hielten die Versuchspersonen jedoch für 15 oder 21 Sekunden lang die Luft an, hatte das ein besseres BOLD-Signal zur Folge.[12] Zahlreiche weitere Faktoren wie der letzte getrunkene Kaffee, die letzte gerauchte Zigarette, Hormonzyklen, Schlaf oder Sport können die Messungen beeinflussen. Das unterstreicht, dass auch die neueren Untersuchungen der Gehirndurchblutung mit der fMRT nur einen indirekten Rückschluss auf neuronale Aktivierung zulassen.

Arne Ekstrom von der University of California in Davis (USA) zählt in einer neueren Übersichtsarbeit nicht nur zahlreiche Beispiele für einen gefundenen Zusammenhang zwischen LFP und/oder MUA und BOLD-Signal auf, sondern auch viele Fälle, in denen dies nicht beobachtet werden konnte. Zwar stütze die Forschungsliteratur überwiegend die übliche Interpretation in weiten Teilen des Neokortex. Untersuchungen in den insbesondere für Gedächtnisfunktionen wichtigen Hippocampi hätten aber zum Beispiel in der Mehrzahl keine Übereinstimmung ergeben.[13]

Von der Blutflussmessung zum Aktivierungszentrum

Wir sind aber noch gar nicht beim wirklichen Ergebnis der Untersuchungen angekommen, sondern noch relativ nah an dem Rohsignal des Scanners. Das sind vierdimensionale Datenpakete, welche die einzelnen Messkurven für in der Regel über 100.000 räumlich zugeordnete Datenpunkte – die sogenannten Voxel – enthalten. Durch die oben beschriebene magnetische Auswahlprozedur wird üblicherweise alle zwei bis drei Sekunden (*time of repetition*, TR) ein gesamtes Volumen des Gehirns aufgezeichnet, das aus ca. 30 Schichten zusammengesetzt wird. Die Forscher können mit diesen Parametern in gewissem Rahmen spielen, beispielsweise weniger Schichten, aber dafür in schnellerer zeitlicher Abfolge aufnehmen. Häufig bleiben am Ende ca. 60.000 bis 70.000 dreidimensionale Voxel mit einer Kantenlänge von rund 3 mm übrig, die sich wirklich im Gehirn befinden und ausgewertet werden. Für jeden dieser kleinen Würfel liegt dann entsprechend der gewählten TR beispielsweise alle zwei Sekunden *ein* Wert vor, der immerhin einen Bereich mit schätzungsweise 540.000 bis 2,7 Millionen Neuronen mit 11 bis 27 Milliarden Synapsen, 10,8 km Dendriten (die Signalempfänger der Neuronen) und 108 km Axonen (die Signalsender) repräsentiert.

Erschwerend kommt hinzu, dass das BOLD-Signal sehr verrauscht ist. So verringern beispielsweise störende physiologische oder elektromagnetische Einflüsse die Qualität. Deshalb sind zahlreiche Messwiederholungen zur Sammlung mehrerer Datenpunkte nötig. Die unvermeidlichen Störfaktoren versucht man ferner mit zahlreichen Vorverarbeitungsschritten einzudämmen, etwa durch zeitliche und räumliche Glättung. Das verringert zwar das zufällige Rauschen, wird aber durch einen Verlust an Auflösung erkauft. Erst jetzt wird ein statistisches Modell aufgesetzt, das nach vom Forscher zu bestimmenden Kriterien in den Zeitreihen nach der BOLD-Kurve sucht. Dadurch entstehen dreidimensionale Karten, mit denen sich verschiedene Vergleiche berechnen lassen. Üblicherweise subtrahiert man dabei die statistischen Werte von zwei Experimentalbedingungen, die sich geringfügig unterscheiden. Was dies auf einer bestimmten statistischen Signifikanzschwelle übersteht, wird dann mit dem Unterschied zwischen den Bedingungen in Verbindung gebracht. Die Ergebnisse sind wiederum statistische Werte, denen sich Farben zuordnen lassen und die man auf anatomische Gehirnaufnahmen projizieren kann (siehe Abb. 1 auf Umschlaginnenseite).

Handelt es sich dabei um »neuronale Korrelate«, wie so oft behauptet wird? Die Sprache von einem »Korrelat«, »Substrat« oder »Mechanismus« ist meines Erachtens abzulehnen, da sie eine Verdinglichung nahelegt. Die Ergebnisse weisen aber nur auf eine signifikante Verbindung – das heißt, der Zusammenhang ist nicht null – zwischen einer Experimentalbedingung und grobkörnigen hirnphysiologischen Vorgängen. Allein unter bestimmten Voraussetzungen, die jedoch selbst noch Gegenstand von Grundlagenforschung sind, handelt es sich dabei um neuronale Prozesse. Selbst unter der Annahme, dass ein bestimmter psychischer Vorgang zuverlässig mit einem bestimmten neuronalen Vorgang einhergeht, würden aufgrund der starken Variabilität auf physiologischer und elektromagnetischer Ebene unterschiedliche BOLD-Signale gemessen. Das Messergebnis markiert daher in erster Linie einen Ort, an dem weitere Untersuchungen sinnvoll sein können, die idealerweise mit anderen neurowissenschaftlichen Verfahren und soliden Verhaltensuntersuchungen und Befragungen verbunden sind.[14] Daraus folgt aber nicht, dass nicht auch andere Orte, Auswerteverfahren oder Modelle Hinweise liefern können.

Auf einen Blick
Die fMRT misst ein komplexes, aber grobkörniges hirnphysiologisches Signal. Die Veränderungen im Blutfluss sind sehr variabel und reflektieren nicht zwangsläufig neuronale Prozesse. Zahlreiche offene Grundlagenprobleme beschränken beim heutigen Wissen die Aussagekraft der Messungen. Von den tatsächlichen Verarbeitungsvorgängen im Gehirn ist man zeitlich und räumlich noch weit entfernt.

6.2 Ihr Gehirn – So einzigartig wie Sie

»Die Lokalisierung von Gehirnaktivierung kann nur in Wahrscheinlichkeitstermen ausgedrückt werden, weil die zellulär bedingten Grenzen und die Aktivierungszentren stark zwischen den Subjekten variieren. Daher müssen auf der zellulären Struktur basierende Karten als anatomische Referenz für funktionelle Untersuchungen probabilistisch sein.«

Karl Zilles, Professor für Neurowissenschaften am C. & O. Vogt-Institut für Hirnforschung der Universität Düsseldorf und Direktor des Instituts für Neurowissenschaften und Medizin des Forschungszentrums Jülich, und Katrin Amunts, Professorin für Strukturell-Funktionale Hirnkartierung an der Universität Aachen[15]

Im vorherigen Kapitel ging es um die Messung und Verarbeitung der Daten. Ein Aspekt ist dabei noch außen vor geblieben: Dass es bei einer Lokalisierungsmethode wie der fMRT natürlich darum geht, an welchem genauen Ort eine Veränderung gefunden wurde. Diese Information war bei allen bisher vorgestellten Studien entscheidend, um anhand der Hirnaktivierung auf einen psychischen Prozess zu schließen (dazu mehr im folgenden Abschnitt). Was der Scanner abspeichert, sind jedoch nur wenig aussagekräftige dreidimensionale Koordinaten aus dem Inneren der Röhre. Viel hängt also davon ab, die aufgezeichneten funktionellen Daten in einen neuroanatomischen Raum zu übertragen, in dem sich die Ergebnisse einer Studie mit der restlichen Literatur vergleichen lassen. Die anatomische Beschreibung selbst kann auf unterschiedlichen Ebenen der Feinkörnigkeit geschehen. Oft hatten wir es mit Beschreibungen wie »ventromedialer« oder »dorsolateraler präfrontaler Kortex« (VMPFC und DLPFC) zu tun. Hierbei sollte man sich nicht zu sehr von den aus dem Lateinischen entlehnten Begriffen beeindrucken lassen.

So bezeichnet die erste Umschreibung etwa den eher zur Mitte (lat. *medius*), eher unten (von lat. *venter*, Bauch) gelegenen Bereich des vorderen Teils (lat. *prae*, vor) des Stirnlappens (von lat. *frons*, Stirn); die zweite bezieht sich auf den eher zur Seite (lat. *latus*) und oben (von lat. *dorsum*, Rücken) gelegenen Bereich dieses Teils. Es liegt auf der Hand, dass sich hinter solchen Angaben selbst auf makroskopischer Ebene mehrere anatomische Strukturen verbergen und die Grenzen zwischen den Bereichen undeutlich sind. Erinnern wir uns an das Beispiel, dass Joshua Greene und Kollegen ihren stärksten Effekt beim »utilitaristischen« Urteilen im DLPFC verorteten und dies mit abstrakter Kontrolle in Zusammenhang brachten. Jorge Moll und Ricardo de Oliveira-Souza erkannten darin aber – meines Erachtens zu Recht – den MPFC, der im Gegenteil eher mit Emotionen oder sozialer Kognition verbunden wird (siehe Abb. 2–3, Seite 25). Wer seine Arbeit genauer und feiner machen möchte, greift zu einem etablierten Gehirnatlas.

Großer Beliebtheit erfreut sich noch stets die mehr als hundert Jahre alte auf zellulären (zytoarchitektonischen) Eigenschaften beruhende Einteilung Korbinian Brodmanns in 43 sogenannte Brodmann-Areale (siehe Abb. 6–3). Ein zweites verbreitetes System bietet der Talairach-Atlas, der auf der Untersuchung einer Hirnhemisphäre einer 60-jährigen Französin beruht, die ihr Gehirn der Forschung zur Verfügung stellte. Ein drittes ist der Atlas des Montreal Neurological Institute, das auf einer Auswahl von 305 anatomischen MRT-Bildern beruht und einen Durchschnitt relativ junger (im Mittel 23,4 Jahre alt), rechtshändiger, überwiegend männlicher gesunder Nordamerikaner darstellt. Für diese Referenzsysteme gibt es teils vollautomatische Möglichkeiten, die Aufzeichnungen einer Versuchsperson auf eine Referenzschablone übertragen zu lassen. Teils wird über den Zwischenschritt der individuellen strukturellen Aufnahme und anhand bestimmter Landmarken eine räumliche Transformation durchgeführt. Dabei werden die Originaldaten gedreht, gestaucht und gekrümmt, sodass sie sich mit der Vorlage decken.

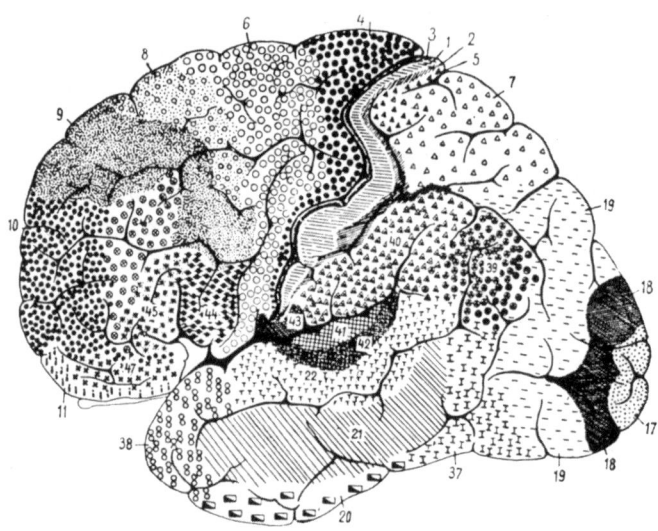

Abb. 6–3 Mehr als hundert Jahre Hirnkartierung: Diese mehr als 100 Jahre alte Unterteilung der menschlichen Großhirnrinde hat durch den Erfolg der bildgebenden Hirnforschung eine Renaissance erfahren. Ihre Besonderheit ist die Unterscheidung anhand der nur mikroskopisch erkennbaren Feinstruktur der Nervenzellen. Ihre heutige Verwendung in der kognitiven Neurowissenschaft täuscht aber darüber hinweg, dass individuelle Gehirne nicht ohne Weiteres mit der Brodmann-Karte verglichen werden können.
Quelle: Brodmann, 1909

Verlust der Neuro-Individualität

Der Gewinn an Vergleichbarkeit geht natürlich mit einem Verlust an individuellen Merkmalen einher, die bei der Auswertung der meisten bildgebenden Untersuchungen verlorengehen. Dabei ist jedes Gehirn einzigartig. Frank Weber und Heinz Knopf, Mediziner der Deutschen Luftwaffe in Fürstenfeldbruck, konnten bei neuroradiologischen Routineuntersuchungen von 2500 gesunden Anwärtern für den Flugdienst sogar in ca. 25 Prozent der Fälle mit dem bloßen Auge Normabweichungen oder Abnormalitäten im Gehirn feststellen.[16] Davon abgesehen befinden sich die häufig identifizierten makroskopischen anatomischen Strukturen nicht bei allen Menschen am selben Fleck oder können sie vereinzelt auch einmal gänzlich fehlen. Das bedeutet, dass die im Gruppenergebnis einer bestimmten Region zugeordnete Gehirnaktivierung bei den einzelnen Versuchspersonen in unterschiedlichen anatomischen Strukturen liegen kann (siehe Abb. 3 Umschlaginnenseite).

Ein Kompromiss besteht darin, die Ergebnisse zwar auf der Gruppenebene zu berichten, jedoch mit einem Wahrscheinlichkeitswert zu versehen.

Damit würde der Tatsache Rechnung getragen, dass eine bestimmte anatomische Struktur bei verschiedenen Menschen unterschiedlich ausgeprägt sein kann. Sogenannte probabilistische Atlanten des gesamten Gehirns befinden sich zurzeit in Entwicklung und liegen für vereinzelte Regionen bereits vor. Dabei werden meist mehrere Gehirne verstorbener Menschen nicht nur nach groben makroskopischen Kriterien unterteilt, sondern aufgrund der Ausprägung bestimmter Zelltypen oder Rezeptoren feiner untersucht. Dadurch werden strukturelle Unterteilungen sichtbar, die dem bloßen Auge verborgen bleiben und auf unterschiedliche Verarbeitungsfunktionen deuten. So können selbst kleine Strukturen wie die Amygdalae (Mandelkerne), die in fMRT-Messungen oft nicht mehr als 50 bis 60 Voxel ausmachen, in weitere Untereinheiten aufgespalten werden.

Mit einer am Forschungszentrum Jülich und der Universität Aachen entwickelten Wahrscheinlichkeitskarte konnten Tonio Ball vom Bernstein Center for Computational Neuroscience in Freiburg und Kollegen die Forschungsliteratur der Jahre 2000 bis 2008 einer Meta-Analyse unterziehen. Dabei fanden sie heraus, dass die Zentren von 335 berichteten Aktivierungsunterschieden in den Amygdalae in 49 % der Fälle mit hoher Wahrscheinlichkeit (80 %) in dieser Region lagen.[17] Die knappe Mehrheit lag also darunter. In 50 Fällen (15 %) betrug die Wahrscheinlichkeit sogar nur 0 %, in 56 (17 %) befanden sie sich mit hoher Wahrscheinlichkeit eher in den angrenzenden Hippocampi. Diese Ergebnisse unterstreichen die Wichtigkeit einer sauberen anatomischen Lokalisierung, denn wenn psychische Prozesse aus den aktivierten Hirnregionen abgeleitet werden, ist dieser Untersuchungsschritt zentral. Ohne ergänzende Wahrscheinlichkeitsangabe sind Berichte von »der« Amygdala oder »der« Temporo-Parietalen Kreuzung (TPJ), um nur zwei Beispiele zu nennen, also mit Vorsicht zu genießen.

Auf einen Blick

Es existieren verschiedene Standards der anatomischen Zuordnung funktioneller Befunde. Aufgrund der individuellen Variabilität von Gehirnstrukturen müssten Aktivierungsunterschiede mit einer Wahrscheinlichkeitsangabe ergänzt werden. Für einige Hirnstrukturen liegen entsprechende probabilistische Karten bereits vor. Eine Meta-Analyse von Befunden in den Amygdalae konnte nur ca. der Hälfte der berichteten Fälle eine hohe Trefferwahrscheinlichkeit attestieren. In den kommenden Jahren dürften verbesserte Karten für das gesamte Gehirn zur Verfügung stehen.

6.3   Vom Gehirn zum Geist und zurück

»Technologische Fortschritte und Wissen tragen dazu bei, zuverlässige und gültige Maße der relevanten physiologischen Ereignisse zu gewinnen; ähnlich tragen umfassende und systematische Methoden der Signaldarstellung zu der Ermittlung bei, ob es einen Zusammenhang zwischen psychologischen Vorgängen und physiologischen Ereignissen gibt. Nichts davon ist aber hinreichend, um Schlüsse über die psychologische Bedeutung physiologischer Signale zu ziehen.«

John Cacioppo, Direktor des Zentrums für Kognitive und Soziale Neurowissenschaft der Universität Chicago (US-Bundesstaat Illinois), und Louis Tassinary, Direktor des Labors für Umweltbedingte Psychophysiologie der Texas A&M University in College Station (USA)[18]

In den letzten beiden Abschnitten ging es um die Messung hirnphysiologischer Reaktionen mithilfe der fMRT und die anatomische Verortung der Ergebnisse. Für die Bedeutung des Verfahrens für die kognitive Neurowissenschaft – oder Psychologie, Philosophie und andere Disziplinen im Allgemeinen – ist es jedoch entscheidend, dem physiologischen Signal eine *psychische* Bedeutung beizumessen. Der mit einem theoretischen Schwerpunkt arbeitende kognitive Neurowissenschaftler Russell A. Poldrack von der University of Texas in Austin (USA) hat das für diese Aufgabe gängige Vorgehen als »Umkehrschluss« (*reverse inference*) bezeichnet. In etwas vereinfachter Weise dargestellt vollzieht sich der Schluss vom Gehirn auf den Geist demnach in den folgenden drei Schritten:

1. Bei Aufgabe A der vorliegenden Studie findet sich Aktivierung in Hirnregion H.
2. Andere Studien fanden Aktivierung in Hirnregion Z, als (mutmaßlich) der psychische Prozess P stattfand.
3. Also zeigt die Aktivierung in Hirnregion H, dass bei Aufgabe A der psychische Prozess P stattfand.[19]

Wie bereits anhand des konkreten Beispiels der »Versprechensbrecher« verdeutlicht (Abschnitt 5.2), ist für die Gültigkeit dieses Schlusses die funktionelle Spezialisierung der jeweiligen Hirnregion H zentral. Hierfür sind fünf theoretische Zusammenhänge möglich: Es könnte erstens eine 1:1-Übereinstimmung zwischen Hirnregion und psychischem Prozess geben. In diesem Fall wäre die Aktivierung in H zugleich notwendig und hinreichend für einen bestimmten P. Das hieße, genau dann, wenn H aktiv wäre, würde P vorliegen. Zweitens könnten mehrere Hirnregionen H_1 ... H_n für P und zwar *nur* für P hinreichen (n:1-Übereinstimmung). Dann wäre noch stets sicher, dass P vorläge, fände man Aktivierung in einer H_a. Drittens könnte eine bestimmte H und zwar *nur* diese für eine Reihe von $P_1 \ldots P_n$ hinreichen (1:n-Übereinstimmung). Es liegt auf der Hand, dass man dann aus Aktivierung in H nicht auf einen bestimmten P_a schließen könnte, denn stattdessen könnten in diesem Fall auch P_b oder P_c und so weiter vorliegen. Die vierte Möglichkeit ist eine Kombination der beiden vorherigen. Schließlich könnte eine bestimmte H_a auch mit mehreren $P_1 \ldots P_n$ in Zusammenhang stehen, umgekehrt aber ein bestimmter P_a mit Aktivierung in mehreren $H_1 \ldots H_m$ einhergehen (n:m-Übereinstimmung). Dann wäre weder von Aktivierung einer konkreten H_a auf das Vorliegen eines bestimmten P_b zu schließen, noch könnte man beim Vorliegen eines konkreten P_a eine bestimmte H_b erwarten. Zum Schluss und nur der Vollständigkeit halber sei die Möglichkeit erwähnt, dass es keinen Zusammenhang zwischen H und P geben könnte (0-Übereinstimmung).

Was sich erst einmal sehr abstrakt anhört, begegnet uns tatsächlich oft im Alltag. Beispielsweise ist bei korrekter Vergabe jede Steuer-Identifikationsnummer der BRD genau einer Person zuzuordnen und besitzt jede Person genau eine solche Nummer. Das ist ein Beispiel für eine 1:1-Übereinstimmung. Im Gegensatz dazu kann eine Person (bei nachvollziehbarer Begründung) mehrere Reisepässe erhalten und daher mehrere Passnummern besitzen. Dennoch lässt sich jede Passnummer genau einer Person zuordnen (1:n-Übereinstimmung). Telefonnummern sind jedoch ein Beispiel für einen n:m-Zusammenhang. Viele Menschen haben heutzutage eine Festnetznummer zuhause, ein (oder mehrere) Mobiltelefon(e) und eine Nummer im Büro. Umgekehrt sind zuhause oder im Büro vielleicht mehrere Personen über eine Telefonnummer erreichbar. Kehren wir zur Hirnforschung zurück, dann ist der Umkehrschluss zumindest logisch nur in zwei Fällen gerechtfertigt, nämlich der 1:1- und n:1-Übereinstimmung zwischen Gehirnregionen und psychischen Prozessen. In allen anderen Fällen handelt es sich streng genommen um einen logischen Fehlschluss, da durch die Auswahl eines bestimmten P_a alternativ mögliche P_b, P_c und so weiter übergangen werden.

Logik gegen Gehirn

Nun hat aber gerade der große Erfolg der bildgebenden Hirnforschung, vor allem mit der fMRT selbst, zahllose Beispiele für n:m-Verknüpfungen zwischen Gehirnregionen und psychischen Prozessen geliefert. In Abschnitt 5.2 haben wir bereits gesehen, dass der anteriore zinguläre Kortex (ACC) mit einer Reihe unterschiedlicher Prozesse in Zusammenhang gebracht wurde. Ein anderes Beispiel ist der Präcuneus, um den es ebenfalls bereits ging, und der mit visuell-räumlicher Vorstellung, der Einnahme einer Erste-Person-Perspektive, dem Abrufen episodischer Erinnerungen, selbstbezogenen Aufgaben und Bewusstsein in Zusammenhang gebracht wurde,[20] von anderen Forschern sogar allgemein mit Emotionsverarbeitung. Um daraus nur eine Möglichkeit auszuwählen, wurde die Perspektiveneinnahme ihrerseits neben dem Präcuneus mit dem MPFC und rechten TPJ in Zusammenhang gebracht.[21] In der Praxis wird dieses Problem häufig dadurch umgangen, dass viele Forscher nur die Möglichkeiten innerhalb ihres eigenen Gebiets berücksichtigen. Wer Bewusstsein erforscht, wird in einer Aktivierung des Präcuneus also einen Hinweis auf bewusste Informationsverarbeitung sehen; wer sich mit visuell-räumlicher Vorstellung beschäftigt, wird die Aktivierung in diesem Licht erklären.

Kognitive Neurowissenschaftler stehen diesem Problem nicht hilflos gegenüber. Sie können durch Erhebung weiterer Verhaltens- oder physiologischer Maße, Befragungen oder begriffliche Argumente das Vorliegen eines bestimmten psychischen Prozesses untermauern. Poldrack hat selbst ein auf dem Bayes-Theorem basierendes statistisches Verfahren vorgeschlagen, um die Qualität eines Umkehrschlusses zu überprüfen. Die funktionelle Spezialisierung einer Region kann dafür in einer Datenbank wie *www.brainmap.org* untersucht werden, wo inzwischen über 75.000 Aktivierungsdaten von knapp 10.000 Experimenten gespeichert sind. So ergab beispielsweise eine von Poldrack durchgeführte Suche für das mit Sprachverarbeitung in Zusammenhang gebrachte Broca-Areal, dass dort in Studien zur Sprachverarbeitung 166 Mal eine Aktivierung berichtet wurde, 703 Mal nicht. In Studien, in denen es jedoch nicht um Sprache ging, war das Verhältnis 199:2154. Wenn man nun davon ausgeht, dass bei der eigenen experimentellen Aufgabe die Chance für das Vorliegen von Sprachverarbeitung oder nicht 50:50 beträgt, dann erhöht ein Fund im Broca-Areal mithilfe der Ergebnisse der Datenbank die Chance auf 115:50.[22] Das ist nach Poldrack ein moderater Hinweis darauf, dass die gefundene Hirnaktivierung bei dieser Aufgabe tatsächlich auf das Vorliegen von Sprachverarbeitung schließen lässt – und das wohlgemerkt in einer Hirnregion, die als Paradebeispiel funktionaler Spezialisierung gilt.

Das hört sich nicht nur kompliziert an, sondern ist auch umständlich zu berechnen. Vielleicht wird deshalb – selbst wenn sich mehr und mehr Forscher der Probleme der Umkehrschlüsse bewusst sind – die vorgeschlagene Kontrollmethode so gut wie nie durchgeführt. Die fMRT ist aber darum nicht nutzlos. Gemäß der schon vom britischen Philosophen Francis Bacon (1561–1626) vorgeschlagenen hypothetisch-deduktiven Methode können durch ein Experiment bestimmte Theorien und ihre Voraussagen geprüft werden. Wenn beispielsweise Theorie A behauptet, dass die Repräsentation mentaler Zustände anderer in der rechten TPJ verarbeitet wird, Theorie B diese Funktion aber dem MPFC zuweist, dann können Untersuchungen entsprechender Aufgaben natürlich eine (oder auch beide) Theorien stützen oder unterminieren. Ein passendes Beispiel dieses Vorgehens war die Untersuchung von Greene und Paxton zum Vergleich der Willens- und Gnadenhypothese beim Schummeln (siehe Abschnitt 3.1). Ein wesentlicher Unterschied ist, dass die psychischen Prozesse hier in den Annahmen stecken und nicht durch das Experiment erschlossen werden sollen. Auch die neueren Verfahren zur Mustererkennung (vgl. *Gedankenlesen*, Kap. 3 und 4), die manchmal unter dem Begriff des »Gedankenlesens« zusammengefasst sind, ändern diese Bewertung nicht grundlegend. Denn auch hier sind die Forscher auf Umkehrschlüsse hingewiesen, wenn sie die gefundenen Muster psychisch erklären wollen.

Auf einen Blick
Die meisten Gehirnbereiche sind nur eingeschränkt funktionell spezialisiert. Das begrenzt den Schluss von Gehirnaktivierung auf psychische Prozesse. Damit sind beim heutigen Wissensstand die Möglichkeiten echten Gedankenlesens oder Durchleuchtens einer Person zwar eingeschränkt. Dennoch bieten die bildgebenden Verfahren Möglichkeiten zum Testen psychologischer Theorien. Der Umkehrschluss kann ferner durch statistische Verfahren überprüft werden. Diese finden jedoch bisher kaum Anwendung.

6.4 Die ganze Geschichte vom Voodoo und dem Lachs

> Die Erforschung von Hirnfunktionen »… trifft auf die Herausforderung, Zirkularität zu vermeiden. Bei einer zirkulären Analyse verzerren die Annahmen die Ergebnisse. Wir haben gezeigt, dass verbreitete Praktiken in der bildgebenden Hirnforschung von Zirkularität betroffen sind. Insbesondere können Datengewichtung, -sortierung und -selektion Ergebnisse verzerren und Tests entwerten, wenn sie nicht unabhängigen Analysen vorangehen.«
>
> Nikolaus Kriegeskorte und Kollegen von den National Institutes of Health in Bethesda (US-Bundesstaat Maryland)[23]

Bereits in der Einführung ging es um den Skandal um die »Voodoo-Korrelationen« in der Sozialneurowissenschaft, der in kürzester Zeit ein erstaunliches Medienecho erfuhr. Fangen wir aber für die theoretische Reflexion in diesem Kapitel noch einmal von vorne an: Edward Vul vom Massachusetts Institute of Technology in Cambridge (USA) und Kollegen wunderten sich über extrem gute Korrelationsergebnisse mancher fMRT-Studien. Allgemein gesprochen beschreiben Korrelationen einen statistischen Zusammenhang zwischen zwei Variablen der Art »je mehr, desto mehr« oder »je mehr, desto weniger«. Ein berechneter Korrelationskoeffizient bringt zum Ausdruck, wie stark dieser Zusammenhang ist, und reicht von -1 (perfekt entgegengesetzt) über 0 (kein Zusammenhang) bis hin zu 1 (perfekt). Neben den häufig gerechneten Vergleichen experimenteller Bedingungen gehören Korrelationsanalysen zu den beliebtesten Tests der bildgebenden Hirnforschung. Findet sich ein derartiger Zusammenhang zwischen der Aktivierung in einer Hirnregion und beispielsweise den Ergebnissen eines Fragebogens oder eines Verhaltenstests, dann stützt dies die Bedeutung der Gehirnregion für die untersuchte Aufgabe.

Vul und Kollegen fanden es jedoch auffällig, dass die Größe des berichteten Zusammenhangs vor allem in bestimmten einschlägigen Publikationen der Sozialneurowissenschaft in vielen Fällen sehr hoch war, höher als in vielen anderen Bereichen psychologischer Untersuchungen. Da das fMRT-Signal einerseits sehr verrauscht ist, andererseits mehrere Zehntausend Voxel ausgewertet werden, ist das Risiko falscher Ergebnisse hier besonders hoch. Tatsächlich schätzten sie anhand theoretischer Überlegungen, dass die Korrelationseffizienten eigentlich nicht größer als 0,74 ausfallen dürften. Das hängt damit zusammen, dass die Zuverlässigkeit eines Messverfahrens (dazu mehr im folgenden Abschnitt) hier eine theoretische Obergrenze vorgibt. Selbst wenn eine Korrelation in Wirklichkeit perfekt wäre, dürften die gemessenen Ergebnisse nicht höher als dieser Grenzwert liegen. Dennoch berichteten viele Studien Werte größer als 0,8. Daraufhin schauten sich Vul und Kollegen die Methoden der Untersuchungen etwas genauer an.

Dabei machten sie zwei auffällige Entdeckungen: Erstens wurde das Vorgehen in vielen Fällen nicht genau genug beschrieben, um die angewandten Methoden nachvollziehen zu können. Eine wissenschaftliche Veröffentlichung sollte aber so genau sein, dass andere Menschen dieselben Schritte wiederholen können. Zweitens schienen sich manche der Untersuchungen im Kreis zu drehen. Zunächst wurde nämlich über das gesamte Gehirn nach Korrelationen geschaut, also die Zehntausende einzelnen Voxel mit einem Persönlichkeits- oder Verhaltensmaß verglichen. Da hierbei viele Falschergebnisse auftreten, wurden die Ergebnisse anhand bestimmter Signifikanzschwellen abgeschnitten. Nun haben einige Forscher – nach den Ermittlungen von Vul und Kollegen in immerhin 53 Prozent der Fälle – aber das gemacht, was die Kritiker einen »Nicht-Unabhängigkeitsfehler« (*non-independence error*) nennen: nämlich in einem zweiten Schritt für diejenigen Voxel, welche die vorgegebene Schwelle passiert haben, die Korrelationskoeffizienten zu berechnen. Um den Fehler zu veranschaulichen, haben Vul und Kollegen die Messdaten einer amerikanischen Wetterstation mit über 3000 Kursverläufen an der New Yorker *Wall Street* korreliert. Dabei fanden sie tatsächlich ein

Wertpapier, dessen Zeitreihe einen hohen Zusammenhang mit den Wetterdaten aufwies.[24]

Zirkelschlüsse in der bildgebenden Hirnforschung

Was ist an diesen Berechnungen falsch? Aufgrund des Zufallsrauschens der fMRT-Messungen werden im ersten Schritt Voxel ausgewählt, die nicht nur eine echte Korrelation aufweisen, sondern deren Rauschen zufällig mit dem Verhaltens- oder Persönlichkeitsmaß übereinstimmt. Das heißt, die Ergebnisse der zweiten Berechnung sind teilweise aufgebläht. Die berichteten Zusammenhänge scheinen also stärker, als sie in Wirklichkeit sind. Tatsächlich zeigt die Untersuchung von Vul und Kollegen, dass die größten Korrelationskoeffizienten am häufigsten bei den nicht unabhängigen Analysen auftraten. Dieser Fehler ließe sich auf unterschiedliche Art und Weise vermeiden: Man könnte beispielsweise mit einer unabhängigen Messung oder auf vorhergehenden Hypothesen basierend eine anatomische Region auswählen, in der man nach dem Zusammenhang schaut. Eine andere Möglichkeit wäre, für die Auswahl der Voxel beim ersten Schritt nur die Daten der Hälfte der Versuchspersonen zu verwenden. Der Korrelationskoeffizient könnte dann unabhängig davon mit den Daten der anderen Hälfte berechnet werden. Da es sich bei dem störenden Rauschen eben um Zufallsprozesse handelt, ist nicht davon auszugehen, dass sie sich auf beide Hälften gleich auswirken. Entsprechend dürften sich auch die Vorhersagen mithilfe der Wetterdaten als Unsinn entpuppen, wenn man sie auf zukünftige, also neue Daten der Börse anwendete.

Die kritische Arbeit von Vul und Kollegen hat sehr viel Gegenwind erfahren. Das war zum Teil berechtigt, da ihre Wortwahl etwas übertrieben war. Die letztlich publizierte Arbeit ist gegenüber dem im Internet zirkulierenden Manuskript entsprechend entschärft worden. So wurden beispielsweise aus »Voodoo-Korrelationen« etwas weniger provokante »rätselhaft hohe Korrelationen«. Vielen dürfte zudem nicht gefallen haben, dass die genauen Publikationsdaten und damit auch die Namen der kritisierten Forscher veröffentlicht wurden. Die Erwiderungen konnten aber nicht immer überzeugen. Häufig wurde etwa der Einwand gebracht, durch eine entsprechend strenge Korrektur bei der Auswahl der ersten Stufe könnten Falschergebnisse (sogenannte Falsch-Positive) vermieden werden. Dabei ist es aber nicht trivial, die richtige statistische Schwelle zu finden; außerdem kann man nicht beliebig streng korrigieren, da man sonst auch echte Korrelationen verliert (sogenannte Falsch-Negative).

Zudem bestätigte sogar eine Erwiderung von Matthew D. Lieberman von der University of California in Los Angeles (USA) und Kollegen einen Teil der ursprünglichen Vorwürfe. Liebermann ist einer der führenden Forscher der Sozialneurowissenschaft und zwei seiner Arbeiten befanden sich auf der »schwarzen Liste«. Bei einer Simulation anhand von Zufallsdaten konnten sie herausfinden, dass die Häufigkeit extrem hoher, aber falscher Korrelationen entscheidend von der Anzahl der untersuchten Versuchspersonen abhängt. Selbst wenn an einem Experiment 18 Probanden teilnehmen, kommt es ihren Berechnungen zufolge trotz statistischer Korrektur in etwa einem Viertel der Fälle zu mindestens einem falsch-positiven Ergebnis.[25] Nun stellte die Gruppengröße von 18 den Mittelwert der von Vul und Kollegen berücksichtigen Studien dar. Viele der kritisierten Publikationen basierten auf den Daten von weniger Versuchspersonen, bei denen die Fehleranfälligkeit noch viel höher ist. Übrigens hat unabhängig von dieser Diskussion die eingangs zitierte Arbeit von Nikolaus Kriegeskorte und Kollegen auf ähnliche Art und Weise auf Zirkelschlüsse in der Neurowissenschaft hingewiesen. Von der Veröffentlichung ihrer »schwarzen Liste« haben diese Forscher aber abgesehen.

Und was sucht nun der Fisch im Scanner?

An diesen Beobachtungen ist überraschend, dass die Gefahren bei der Auswertung großer, verrauschter Datenmengen schon lange bekannt sind. Die große Verbreitung von fMRT-Scannern, die Verfügbarkeit enormer Rechenleistung heutiger Standard-PCs sowie einfach zu bedienende Standardsoftware zur Auswertung der Messdaten erklären vielleicht die Häufigkeit der dargestellten Fehler. Diese Interpretation legt zumindest eine Untersuchung von Craig M. Bennett von der University of California in Santa Barbara (USA) und Kollegen nahe. Für ein Experiment der etwas anderen Art legten sie einen knapp 50 Zentimeter langen und 2 Kilogramm schweren Seelachs in den Hirnscanner. Dem toten Fisch wurden dann für die Dauer von etwa sechs Minuten Fotos sozialer Situationen mit unterschiedlichen emotionalen Konnotationen gezeigt, während der Tomograph seine Gehirnaktivierung aufzeichnete.

Nach dem Experiment verglichen die Forscher die Messungen während der Präsentation von Fotos mit Ruhepausen, in denen der Fisch nur einen schwarzen Bildschirm gezeigt bekam. Dabei fanden sie tatsächlich einen Gehirnbereich mit einem positiven BOLD-Ausschlag, nachdem sie eine nicht unübliche statistische Schwelle zur Korrektur falsch-positiver Ergebnisse angewandt hatten (siehe Abb. 2 Umschlaginnenseite). Erst durch eine Korrektur anhand verbesserter Verfahren, wie sie in jedem Standardpaket zur

Datenauswertung vorhanden sind, verschwanden die zuvor signifikant aktivierten Voxel vollständig. Das legt die spontane Erwiderung nahe, dass bei
entsprechender Korrektur eben keine Fehler zu befürchten sind. Allerdings
haben Bennett und Kollegen in verschiedenen Zeitschriften publizierte
fMRT-Studien aus dem Jahr 2008 untersucht. Dabei variierte die Häufigkeit
von Publikationen ohne diese Korrekturverfahren von 25 bis 40 Prozent. Das
legt den Verdacht nahe, dass sich unter den Ergebnissen der bildgebenden
Hirnforschung so manch »toter Fisch« befindet, auch wenn die meisten von
ihnen glücklicherweise nicht bis zur Publikation schwimmen.

Am schlimmsten wird ein Ergebnis dann verzerrt, wenn es zu einer Ver-
mischung der beiden Probleme kommt – sozusagen einem Voodoo-Lachs.
Wird schon bei der Datenauswahl nicht streng kontrolliert, fließen zu viele
aufblähende Voxel in das Ergebnis ein. Allerdings konnte der uns inzwischen
gut bekannte Russell A. Poldrack mit seiner Mitarbeiterin Jeanette Mumford
zeigen, dass hohe Korrelationswerte in der fMRT-Forschung nicht unmöglich
sind. Dabei wiederholten sie die Auswertung einer eigenen Studie, bei der sie
vorher den Nicht-Unabhängigkeitsfehler begangen und so in acht Gehirnregionen Korrelationen im Bereich von 0,46 bis 0,9 gefunden hatten. Die neue
Analyse zeigte, dass diese Werte im Mittel um 0,21 bis 0,34 Punkte aufgebla-
sen waren – was im Einzelfall einen beträchtlichen Unterschied ausmachen
kann. Bei einer sehr strengen Korrektur und völlig unabhängiger Auswahl
der Daten blieben zwar nur noch drei Gehirnregionen übrig, die Korrelationen waren hier im Bereich von 0,78 bis 0,82 aber sehr hoch, ohne dem Verdacht des Voodoo ausgesetzt zu sein.[26] Wie viele andere Forscher sich den
Vorwürfen stellen und ihre Daten erneut auswerten, muss sich noch zeigen.

Auf einen Blick
Eine aktuelle Diskussion hat methodische Mängel in der bildgebenden Hirnforschung aufgezeigt. Die Ergebnisse zeichnen ein ambivalentes Bild. In manchen
Gebieten scheinen bis zur Hälfte der Forscher zirkuläre Analysen und/oder
mangelnde Korrekturverfahren anzuwenden. Strengere Kontrollen innerhalb der
wissenschaftlichen Gemeinschaft scheinen notwendig.

6.5 Validität, Reliabilität, Objektivität

»Viele Forscher (und die Öffentlichkeit) sehen in der funktionellen MRT ein unfehlbares Werkzeug, das uns eine klare, zuverlässige Einsicht in regionale Gehirnaktivität liefert. In Wahrheit spiegelt das Gegenteil die Realität besser wider. Die MRT ist ein inhärent verrauschtes Maß, deren Ergebnisse beeinflusst und verändert werden können, je nachdem, wie der Untersucher die Daten verarbeitet. ... Ich bin der festen Überzeugung, dass die fMRT, wenn sie richtig eingesetzt wird, ein mächtiges Forschungswergzeug ist. Die Herausforderung, diejenigen Muster zu verstehen, die wir beobachten, werden uns noch für Jahrzehnte beschäftigen.«

Craig M. Bennett, Psychologe und methodischer Grundlagenforscher an der University of California in San Diego[27]

Validität, Reliabilität, Objektivität – das sind Stichwörter, die jedem Studierenden einer wissenschaftlichen Disziplin mit einem Mindestmaß an wissenschaftstheoretischer Reflexion gleich in der Einführungsveranstaltung mit auf den Weg gegeben werden. Vereinfacht gesagt geht es bei Validität um die Frage, ob ein Verfahren wirklich das misst, was es zu messen vorgibt; Reliabilität bezieht sich darauf, ob seine Methoden und Ergebnisse wiederholbar sind; und Objektivität bezeichnet seine Beobachterunabhängigkeit. Tatsächlich hatten wir es im Buch schon oft mit Fragen der Validität zu tun. Untersucht ein Experiment wirklich »utilitaristische« Entscheidungen? Kann man eine Lüge per Aufforderung provozieren? Handelt es sich bei dem »gebrochenen Versprechen« um eine realistische soziale Interaktion? Auf diese Fragen gibt es keine einfachen Antworten. Natürlich arbeitet jedes wissenschaftliche Verfahren mit einer Operationalisierung, mit einem mehr oder weniger geeigneten Konstrukt zur Beantwortung einer Forschungsfrage. Die Beweislast trägt im Zweifelsfall jedenfalls der Forscher, ob sein Verfahren wirklich das misst, was er oder sie zu messen vorgibt.

Reliabilität lässt sich einfacher prüfen. Ein Kerngedanke wissenschaftlichen Arbeitens besteht darin, dass die entwickelte Prozedur von einem anderen Wissenschaftler wiederholt werden kann und dann auch dasselbe Ergebnis liefert. In der bildgebenden Hirnforschung sind die Messungen von Gruppen, die Verwendung standardisierter Referenzräume und statistischer Verfahren gerade dazu bestimmt, über die einzelne Messung sowie die einzelne Person hinaus verallgemeinerbare Aussagen zu stützen. Allerdings ist über die Reliabilität von fMRT-Messungen erstaunlich wenig bekannt. Ein Problem besteht darin, dass die wissenschaftliche Gemeinschaft derart auf Originalität und Neuigkeit fixiert ist, dass (zumindest bisher) auch zentrale Experimente kaum wiederholt werden. Dabei haben wir gesehen, dass selbst innerhalb ein und derselben Versuchsperson zahlreiche Faktoren die gemessenen physiologischen Prozesse beeinflussen können, ganz zu schweigen von zahlreichen weiteren Einflüssen auf die Messapparatur.

In einer neueren Überblicksarbeit sind Craig Bennett und Michael Miller von der University of California in Santa Barbara (USA) der Frage nach der Reliabilität von fMRT-Ergebnissen nachgegangen. Ein einfaches Prüfkriterium besteht darin, eine Versuchsperson zu einem späteren Zeitpunkt denselben Test ein weiteres Mal durchführen zu lassen und die gefundenen Aktivierungskarten miteinander zu vergleichen. Bei einer Durchsicht der vorhandenen Literatur kamen die Forscher hier auf die bescheidene Übereinstimmung von 29 Prozent der Voxel.[28] Ein anderes Kriterium ist *intraclass correlation* (ICC), das nicht nur nach grob ausgewählten räumlichen Überlappungen sucht, sondern den genaueren Aktivierungsgrad der Voxel berücksichtigt. Hierbei erzielte die fMRT im Mittel einen Wert von 0,50, was auf einer Skala von »exzellent« (> 0,75) über »gut« (0,59 bis 0,75) und »ausreichend« (0,40 bis 0,58) hin zu »schlecht« (< 0,40) eher am bescheidenen Ende liegt.

In einer neuen Publikation haben Klaus Fliessbach und Kollegen von der Universität Bonn mit drei verschiedenen Experimenten vor allem das menschliche »Belohnungssystem« untersucht, das für viele Studien der sozialen oder klinischen Neurowissenschaft sowie der Neuroökonomik zentral ist. Die ICC-Werte lagen hier im Bereich von -0,15 bis 0,44 und waren damit deutlich schlechter. Zumindest waren die Werte in motorischen Regionen, die auf einfachen Knopfdrücken für die Bewältigung der experimentellen Aufgaben basierten, im Bereich von 0,32 bis 0,73 eher ausreichend bis gut.[29] Wer ein fMRT-Experiment wiederholt, kann also nur bedingt dieselben Ergebnisse erwarten.

Tatsächlich gab es hier ein interessantes Einzelbeispiel von Jason P. Mitchell von der Harvard-Universität in Cambridge (US-Bundesstaat Massachusetts). Er wiederholte einschlägige Experimente von Rebecca Saxe vom benachbarten Massachusetts Institute of Technology, bei denen es um das Repräsentieren mentaler Zustände anderer geht (sogenannte *Theory-of-Mind*-Aufgaben). Laut Saxe ist die rechte TPJ hierfür von zentraler Bedeutung. Mitchell konnte dort unter Verwendung desselben Experiments jedoch nur in einem Teil der Versuchspersonen einen Aktivierungsunterschied finden; zudem fand er Deaktivierungen, wo zuvor Aktivierungen berichtet worden waren. Die gescheiterte Replikation könne auf die geringere Feldstärke seines MRT-Geräts zurückzuführen sein sowie verschiedene statistische Gepflogenheiten zwischen Arbeitsgruppen, erklärt er.[30] Dies verweist auf das Problem, dass schon unabhängig von den Versuchspersonen immer ein Grund parat ist, wenn eine Replikation scheitert, sobald die Untersuchung von einer anderen Arbeitsgruppe und/oder an einem anderen MRT-Gerät durchgeführt wurde.

Objektive Apparate?

Wenn die Validität schwer zu beurteilen ist und es um die Reliabilität der fMRT nicht so gut bestellt ist, funktioniert das Verfahren dann nicht wenigstens beobachterunabhängig? Das gilt für die Messung im engeren Sinn, denn ist erst einmal das Experiment entwickelt, sind erst einmal die Parameter für die Bildaufnahme festgelegt und ist die Versuchsperson erst einmal instruiert, dann läuft die Untersuchung ohne weiteres Zutun des Experimentators durch. Allerdings ist der gesamte Entwicklungsprozess des wissenschaftlichen Wissens von subjektiven Entscheidungen geprägt: Das beginnt mit der Auswahl einer relevanten Idee, die mit Blick auf die verfügbare Technik operationalisiert wird. Es werden bestimmte Versuchspersonen ausgewählt, die an dem Experiment teilnehmen (und aus unterschiedlichen Gründen wieder ausgeschlossen werden können). Die resultierenden Daten müssen vorverarbeitet und ausgewertet werden, was alles vor dem Hintergrund methodischer Möglichkeiten und praktischer Gepflogenheiten geschieht.

Die Ergebnisse werden selektiert und interpretiert, was nicht immer gelingt und zu neuen Messungen, Auswertungen oder Selektionen führen kann. Ein Manuskript wird schließlich bei einer wissenschaftlichen Zeitschrift eingereicht, wo es Fachwissenschaftler oder festangestellte Redakteure vorselektieren und an Gutachter schicken (oder ablehnen). Die Gutachter können eigene Vorschläge und Kritikpunkte anbringen, sodass womöglich neue Messungen, Auswertungen oder Selektionen nötig werden. Wird die Arbeit schließlich publiziert, befindet sie sich in einem Wettstreit um Aufmerksamkeit von Kollegen, womöglich aber auch der Öffentlichkeit, der Medien und Förderinstitute. Diese Faktoren wiederum dürfte so mancher Wissenschaftler im Hinterkopf haben, wenn er sich eine Idee ausdenkt und der Kreislauf von Neuem beginnt (siehe Abb. 6–4). Natürlich stammen die gemessenen hirnphysiologischen Veränderungen aus der Maschine; aber was in die Maschine hineinkommt und was mit ihren Ergebnissen geschieht, ist eine Konsequenz einer langen Kette menschlicher Entscheidungen, die im wissenschaftlichen Betrieb mehr oder weniger standardisiert sind.

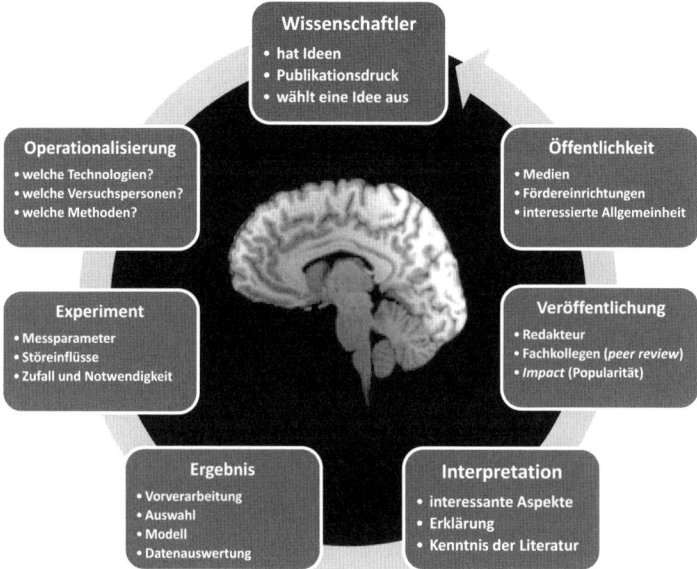

Abb. 6–4 **Objektive Wissenschaft?** Im Kreislauf wissenschaftlichen Arbeitens und Publizierens sind subjektive Entscheidungen und Einflüsse eher die Regel als die Ausnahme, auch wenn die experimentelle Messung nach Festlegung der Rahmenbedingungen beobachterunabhängig geschieht. Je nach Vorentscheidungen, Datenselektion und Interpretation ergeben sich unterschiedliche Erkenntnisse.

Auf einen Blick
Klassische wissenschaftstheoretische Fragen betreffen die Validität, Reliabilität und Objektivität eines Verfahrens. Die Validität lässt sich nur kompliziert im Einzelfall bestimmen. Neuere Übersichten zur Reliabilität sind für die fMRT jedoch ernüchternd. Schließlich prägen im Laufe der Entstehung eines publizierten Ergebnisses zahlreiche subjektive Entscheidungen das Geschehen.

6.6 Zusammenfassung

Dem ersten Kapitel habe wurde ein Zitat des Neurobiologen und Nobelpreisträgers Roger Sperry vorangestellt, in dem die Hirnforschung als das Maß aller Dinge für Fragen der Geltung, Moral und Werte beschrieben wird. In seinem anlässlich des erhaltenen Preises geschriebenen Aufsatz geht es ihm aber um mehr als die Verteidigung der Wissenschaft als Schlüssel zur Entwicklung allgemeinverbindlicher moralischer Richtlinien. Unter dem Titel der »Wechselnden Prioritäten« wagt er dort nämlich einen Blick in die kommenden Dekaden seiner Disziplin. Vor dem Hintergrund mangelnden Ansehens der Forschung in der Gesellschaft und drohender Katastrophen einer globalisierten und überbevölkerten Welt setzt er sich nämlich für die Bevorzugung problem- anstatt methodenorientierter Forschung ein.[31] Zumindest ein Teil der Neurowissenschaften scheint dieser Forderung gefolgt zu sein.

Die ausführlichere Reflexion der methodischen Hintergründe der fMRT in diesem Kapitel weist jedenfalls auf überraschend viele Schwierigkeiten. Die vielen offenen Grundlagenprobleme und fehlenden beziehungsweise häufig nicht eingehaltenen Standards im Umgang mit den Ergebnissen lassen nur den Schluss zu, dass das Verfahren beim heutigen Kenntnisstand häufig überschätzt wird. Als besonders enttäuschend erweist sich die stark begrenzte Reliabilität, welche die Aussagekraft einzelner Befunde infrage stellt und nach mehr Replikationsversuchen verlangt. Vielleicht kann diese kritische Bilanz einen Beitrag dazu liefern, die Forschungspriorität weg von den weitreichenden sozialen Anwendungsfragen und hin zu den methodischen und grundlegenden Herausforderungen zu verschieben.

»Der Punkt ist, daß die Wissenschaften nicht die letzte Autorität über die Verwendung ihrer Erzeugnisse, einschließlich ihrer Interpretation, haben. Fragen darüber, was wirklich ist, sind zu wichtig, als daß man sie Wissenschaftlern überlassen könnte. Eine der Ideen, die heute im Umlauf ist und von der ich mir wünsche, daß Sie sie etwas entspannter angehen, ist die Idee, daß die Wissenschaft alles sagt, was es über die Welt zu wissen gibt, und daß Ideen, die mit der Wissenschaft in Konflikt stehen, keine Beachtung verdienen.«

Paul Feyerabend (1924–1994), österreichischer Philosoph und *enfant terrible* der Wissenschaftsphilosophie[1]

7 Die Neurogesellschaft – Gut oder schlecht?

Die Neurogesellschaft führte durch Politik, Gehirninterventionen, Moral, Lügen, gefährliche Gehirne, Gerichtsurteile, Freiheit, Wissenschaftstheorie und Philosophie. Die Kernthese war, dass Gehirne (noch) keine eindeutigen Antworten geben. Die theoretische Diskussion hat gezeigt, dass manche Interpretationen mehr im Auge des Betrachters als im »Neuronenfeuern« liegen; in manchen Fällen kamen sogar gravierende Fehler ans Tageslicht. Dieses Buch selbst ist Ergebnis eines Auswahlprozesses; daher ist es auch nicht »objektiv«. Vor dem Hintergrund der überwiegend euphorischen Berichte über die bildgebende Hirnforschung stellt es jedoch eine Ergänzung zu einer möglichst umfassenden Übersicht der Neurogesellschaft dar. Man vergesse nicht, dass die vorgebrachte Kritik an vielen Stellen konstruktive Verbesserungsvorschläge umfasst.

Forscher müssen für ihre Arbeit operationalisieren, vereinfachen, reduzieren. Es gibt zwingende methodische Gründe für Selektion, Kontrolle und Ausschluss. Es kann aber nicht sein, dass die zahlreichen Vereinfachungsschritte in den Schlussfolgerungen oder dem Pressegespräch plötzlich vergessen werden. Wer stark reduziert, verspielt einen Teil seiner Generalisierbarkeit. Vielleicht ist es ein systembedingtes Problem, dass Popularität im wissenschaftlichen Alltag zu einer der wichtigsten Größen geworden ist – ausgedrückt beispielsweise im *Impact Factor* oder einem der zahlreichen anderen Indizes zur Quantifizierung wissenschaftlichen Erfolgs. Als besonders tückisch erweisen sich die hier im Buch vorgestellten Mängel in Kombination mit dem Publikationsdruck, unter dem viele Forscher heutzutage stehen. Denn wer methodisch weniger streng vorgeht und mühsame Kontrollen auslässt, kann nicht nur augenscheinlich bessere Ergebnisse produzieren, sondern insgesamt mehr Studien publizieren. Selbst schon die Befürchtung, *andere* Wissenschaftler könnten sich so Vorteile verschaffen, übt auf den Einzelnen einen Druck aus, es vielleicht ebenfalls nicht so genau zu nehmen. Diese Mischung schadet der wissenschaftlichen Gemeinschaft auf kurze wie lange Sicht.

Speziell bei der MRT-Forschung kommt hinzu, dass nach der Anschaffung immens teurer Magnetresonanztomographen – gemäß einer Faustregel kostet jedes Tesla Feldstärke 1 Million Euro – von den Maschinen ein Nutzungszwang ausgeht. Durch laufende Personal- und Wartungskosten wird der Druck erhöht, die kostbare Messzeit für Experimente zu verwenden, ob man gerade eine gute Idee hat oder nicht. Erste Berichte darüber, die Datenanalyse in der bildgebenden Hirnforschung an gewinnorientierte Unternehmen auszusourcen, weisen auf eine zunehmende »Industrialisierung« dieser Forschung hin.[2] Zusätzlich zur Devise »*publish or perish*« (dt. veröffentliche oder stirb) ist die Bekanntheit innerhalb der wissenschaftlichen Gemeinschaft, aber auch in der Öffentlichkeit wichtiger geworden. Peter Janich, Philosophieprofessor an der Universität Marburg, hat dies wie folgt auf den Punkt gebracht:

> »Öffentliche Anerkennung ist ein kaum zu unterschätzender Faktor für das Einwerben öffentlicher Finanzierung. Ein Forschungsgebiet, das öffentliche Aufmerksamkeit erreichen kann wie die Hirnforschung, ist auch in der Forschungspolitik besser gestellt als exotische Spezialitäten, von denen niemand etwas weiß.«[3]

Neuronen und Normen

Es ging hier nicht darum, die Erforschung des Gehirns zu diskreditieren. Wer wollte nicht die Rätsel lüften, die sich hinter den vielen Milliarden Neuronen und Gliazellen des Gehirns verbergen? Wer wollte den Patienten im (mutmaßlichen) Wachkomazustand (engl. *persistent vegetative state*, PVS) die Chance nehmen, durch willentliche Steuerung ihrer Hirnaktivierung mit der Außenwelt zu kommunizieren?[4] Wer würde bestreiten, dass Verfahren wie *Neurofeedback* in Echtzeit Menschen die Möglichkeit geben könnten, ansonsten unbewusste Vorgänge ihres Körpers wahrzunehmen und unter Umständen zu steuern?[5] Hierbei handelt es sich aber um Verfahren, die im Individuum validiert werden und den Signalen im Wechselspiel von Mensch und Maschine eine Bedeutung verleihen. Auch gibt es positive Beispiele für einen durch die Forschung motivierten normativen Wandel: Man führe sich nur den Übergang vom somatischen Todeskriterium über Herz-Kreislauf-Tod hin zum Gehirntod (seit den 1970-er Jahren) vor Augen.[6] Dank wissenschaftlicher und medizinischer Fortschritte wird heute niemand gleich für tot erklärt, wenn Herzschlag und Atmung aufhören; umgekehrt muss auch nicht auf den sichtbaren Verfall des Körpers gewartet werden. Dass allerdings die mindestens seit der Antike gebetsmühlenartig wiederholte Determinismusthese das Rechtssystem umstürzen wird, ist eher unwahrscheinlich.

Mir ist die Schlussfolgerung wichtig, dass wir in der Neurogesellschaft den Funden der Hirnforschung nicht hilflos ausgeliefert sind. Wir verfügen über Fähigkeiten, die Plausibilität der Erklärungen zu überprüfen: Angefangen bei unserem Alltagswissen und unserem gesunden Menschenverstand, dank kritischer Reflexion und durch die Überprüfung von interner Stimmigkeit, im vernünftigen Austausch mit anderen Menschen, durch das Verfügbarmachen von Hintergrundwissen und auch vor Gericht durch den Widerstreit von Gutachten und Gegengutachten verfügen wir über Methoden des Vergleichs, der Einordnung und Bewertung. Interessanterweise handelt es sich dabei gerade um Fähigkeiten, die in den meisten Experimenten ausgeschlossen werden. Nicht zuletzt werden den Versuchspersonen die wahren Hintergründe der Untersuchung oft verschwiegen, weil eben neue Information das Denken (und die Gehirne) verändert. Wir Menschen verfügen aber gerade in sozialen Kontexten über ein nicht zu unterschätzendes Reaktionsvermögen, das vom permanenten Abgleich von Mensch und Umwelt aktualisiert wird.[7] Wenn Experimente diese Aspekte unterbinden, ist es auch nicht überraschend, wenn ihre Ergebnisse ein anderes Bild vom Menschen zeichnen.

Die Annahme einer Kausalität in nur einer Richtung, vom Gehirn aufs Erleben und Verhalten, ist nicht nur einfach, sondern *zu* einfach. Ebenso wie ich davon überzeugt bin, dass die Neurowissenschaften wie andere Disziplinen das menschliche Wissen bereichern werden, bin ich davon überzeugt, dass unser vorhandenes Wissen die wissenschaftlichen Unternehmungen auf ihrem Weg anleiten kann. Ganz gleich, ob und in welchem Maße unsere Gehirne uns festlegen: Wir können unsererseits festlegen, wie wir mit den Errungenschaften der Hirnforschung umgehen; und damit können wir so mancher »Neuro-Prophezeihung« die Grundlage entziehen.

A Fußnoten

Vorwort

[1] Kuhn, 1962; dt. 1978

[2] Singer, 2004, S. 30

[3] Abbott, 2010; Miller 2010

1 Willkommen in der Neurogesellschaft

[1] Sperry, 1981, S. 4 f., dt. Übers. d. A.

[2] Zaborsky & Zilles, 2009, S. 363; dt. Übers. d. A.

[3] Vul et al., 2009

[4] This is Your Brain on Politics, online abrufbar unter
http://www.nytimes.com/2007/11/11/opinion/11freedman.html;
Zugriff am 11. Oktober 2010

[5] Bennett et al., im Druck

[6] Merkel & Roth, 2008, S. 61; Roth, 2004a, S. 75; 2004b, S. 84; 2006, S. 10

[7] Delgado, 1971, S. 114; Penfield, 1958, S. 39

[8] Delgado, 1971, S. 114; dt. Übers. d. A.

[9] Penfield, 1975, S. 77, zit. n. Wegner, 2002, S. 45

[10] Kirschfeld, 2008, S. 252

[11] Delgado, 1971, S. 116

[12] Kirschfeld, 2008, S. 252

[13] Selimbeyoglu & Parvizi, 2010

[14] Dennett, 1991, S. 167

[15] vgl. die abgedruckte E-Mail Dennetts in Hartmann 2000, S. 80;
Durch Hartmanns Aufsatz wurde ich auf diesen Fall aufmerksam.

[16] Schleim, 2010a; vgl. dazu auch Dupré, 2001, Kap 2.5

[17] Delgado et al., 1968

[18] Greene & Cohen, 2004, S. 1775; dt. Übers. d. A.

2 (Un)moralische Gehirne

[1] Gazzaniga, 2005, S. xix, dt. Übers. d. A.

[2] Casebeer & Churchland, 2003, S. 171; dt. Übers. d. A.

[3] siehe z.B. Thomson, 1985: vgl. die Diskussion in Unger, 1996

[4] Greene et al., 2001; 2004

[5] vgl. dazu Schleim, 2008a, 2008b und Kapitel 6.1

[6] Greene et al., 2001, S. 2107n9

[7] Greene et al., 2004, S. 392 u. 395

[8] Greene et al., 2004, S. 396; dt. Übers. d. A.

[9] ebd., S. 398; dt. Übers. d. A.

[10] siehe sein gleichnamiger Artikel, Greene, 2008

[11] Greene, 2003, S. 849

[12] ebd.; dt. Übers. d. A.

[13] vgl. Haidt, 2001

[14] Singer, 2005, S. 350

[15] ebd.; dt. Übers. d. A.

[16] Moore, Clark & Kane, 2008, S. 556

[17] McGuire et al., 2009, S. 577

[18] Moll & de Oliveira-Souza, 2007, S. 320

[19] z. B. Amodio & Frith, 2006

[20] Greene et al., 2001, S. 2106

[21] Greene et al., 2004, S. 392

[22] Kahane & Shackel, 2008

[23] Greene, 2008, 77n2

[24] für jüngste Beispiele siehe Crocket et al., 2010; Glenn, Raine & Schug, 2009

[25] Gewirtz, 1996, S. 1025; dt. Übers. d. A.

[26] z.B. Heekeren et al., 2005

[27] Schleim et al., 2010, S. 5

[28] Bush, Luu & Posner, 2000

[29] siehe z.B. Kampen & Swyngedouw, 2000

[30] Buckholtz et al., 2008, S. 932

[31] Buckholtz et al., 2008, S. 936; dt. Übers. d. A.

3 Gefährliche Gehirne

[1] *www.cephoscorp.com* Zugriff am 11. August 2010; dt. Übers. d. A.

[2] *www.noliemri.com* Zugriff am 11. August 2010; dt. Übers. d. A.

[3] Dateline NBC; *http://vimeo.com/8066880*;
die ganze Sendung *http://www.msnbc.msn.com/id/30645239*;
Zugriff am 30. August 2010; dt. Übers. d. A.

[4] vgl. die Übersichtsarbeiten Gamer & Vossel, 2009; Gamer, im Druck

5   vgl. Putzke et al., 2009
6   aus der Selbstdarstellung auf *www.polygraph.org*;
    Zugriff am 1. September 2010; dt. Übers. d. A.
7   Langleben et al., 2002, S. 730
8   Langleben et al., 2005
9   Ben-Shakhar & Furedy, 1990, zit. n. Nose, Murai & Taira, 2009, S. 1386
10 Kozel et al., 2005
11 Kozel et al. 2009
12 Greene & Paxton, 2009, PNAS
13 Günther, 2008, S. 10 ff.
14 z.B. Silverman, 1944
15 Babiak & Hare, 2006; deutsch 2007
16 www.dsm5.org; Zugriff am 12. Oktober 2010
17 Damasio et al., 1994; Damasio, 1994; vgl. dazu auch Macmillan, 2002, S. 118 f.
18 Damasio, 1997, S. 35 ff.
19 Schleim, 2008a, S. 17 f.
20 Harlow, 1848, 1868
21 Bigelow, 1850
22 Raine & Yang, 2006, S. 278 f.
23 Roth, 1997, S. 211
24 Eslinger & Damasio, 1985
25 Meyers et al., 1992
26 Mataró et al., 2001
27 Ellenbogen et al., 2005, Neurology
28 Burns & Swerdlow, 2003
29 vgl. Weber et al., 2008
30 Yang et al., 2005
31 vgl. Müller, 2010
32 Glenn, Raine & Schug, 2009
33 Glenn et al., 2009
34 Raine, 2002; vgl. dazu auch Müller 2010
35 2008, S. 24; dt. Übers. d. A.
36 z.B. Bechara et al., 1997
37 Shiv et al., 2005

4 Das Gehirn vor Gericht

1   Gazzaniga, 2008, S. 415; dt. Übers. d. A.
2   Morse, 2006, S. 397; dt. Übers. d. A.
3   Hughes, 2010
4   ETA v. Blagojevich, 2005
5   Weisberg et al., 2008; zur Rolle der Hirnbilder, siehe auch Beaulieu, 2002

[6] McCabe & Castel, 2008

[7] Miller, 2009

[8] deCharms et al., 2005

[9] Greely & Illes, 2007, S. 420; dt. Übers. d. A.

[10] über diesen Fall sind leider nur wenige Details verfügbar. Ich musste mich daher auf den Wired-Bericht sowie den im Law and Biosciences Blog der Stanford-Universität (*http://blogs.law.stanford.edu/lawandbiosciences/*) beschränken, in dem der Brief veröffentlicht wurde.

[11] Wilson v. Corestaff Services L. P., 2010

[12] USA v. Semrau, 2010, S. 18; dt. Übers. d. A.

[13] vgl. Greely & Illes, 2007, S. 402

[14] 1 StR 578/53, S. 57

[15] BVerfG NJW, 1982, S. 375)

[16] 1 StR 156/98

[17] Beck, 2006; Spranger, 2009; siehe auch Schneider, 2010

[18] 1 StR 156/98, JurPC Web-Dok. 13/1999 Abs. 28

[19] Beck, 2006, S. 149; Zitatstellen weggelassen

[20] ebenda

[21] zit. n. Wilson v. Corestaff Services, 2010, S. 3; dt. Übers. d. A.

[22] 1 StR 156/98, JurPC Web-Dok. 13/1999 Abs. 55-58

[23] *https://epetitionen.bundestag.de/index.php?action=petition;sa=details;petition=13841*; Zugriff am 24. Oktober 2010

[24] Spiegel 31/2007, S. 122

[25] *http://www.nature.com/news/2009/091030/full/news.2009.1050.html*

[26] Brunner et al., 1993, Science

[27] Caspi et al., 2002

[28] Widom & Brzustowicz, 2006

[29] Alia-Klein et al., 2008

[30] von Galen, 2006 S. 32 f.

[31] Roper v. Simmons, 2005

[32] Gilfoyle et al., 2004, S. 9 ff.

[33] zit. n. Dresser, 2008, S. 9

[34] Gilfoyle et al., 2004, S. 14

[35] Roper v. Simmons, 2005, Opinion Kennedy, S. 16

[36] Dresser, 2008, S. 9; dt. Übers. d. A.

[37] Yang et al., 2008, S. 78; dt. Übers. d. A.; Zitatstellen entfernt

[38] vgl. dazu auch Morse, 2006, S. 409

[39] Roper v. Simons, 2005, Dissent Scalia, S. 11 f.

[40] Graham v. Florida, 2009

5 Zwei Lehrstücke in Neuro-Autorität

1 Thagard, 2010, S. xi f.; dt. Übers. d. A.

2 Soon et al., 2008

3 Die originale Pressemitteilung ist unter *http://idw-online.de/pages/de/news254669* verfügbar; Zugriff am 14. Oktober 2010.

4 Welberg, 2008, S. 410; dt. Übers. d. A.

5 Günther, 2009

6 vgl. z. B. Aharoni et al., 2008, S. 148 f.

7 vgl. Libet, 1985, S. 532; 2004

8 Trevena & Miller, 2010

9 z. B. Rösler, 2008; Hartmann 2000

10 Trevena & Miller, 2002, zit. n. Rösler, 2008, S. 154

11 Soon et al., 2008

12 Schleim, 2009

13 Laureys, Owen & Schiff, 2004

14 Vogt & Laureys, 2005

15 vgl. Pauen & Roth, 2008, S. 80 ff.

16 Roth, 1997, S. 306 f.

17 ebenda, S. 309

18 Metzinger, 2005, S. 165

19 *http://idw-online.de/pages/de/news348118*; Zugriff am 23. Oktober 2010

20 Baumgartner et al., 2009

21 Baumgartner et al., 2009, Suppl. Mat., S. 2

22 Bush et al., 2000

23 Amodio & Frith, 2006

24 Northoff et al., 2006

25 Critchley et al., 2003

26 Wager et al., 2003

27 Baumgartner et al., 2009, S. 759; dt. Übers. d. A.

28 ebenda, S. 759; dt. Übers. d. A.

29 ebenda, S. 767; dt. Übers. d. A.

30 Schleim, 2010; Baumgartner, Fischbacher & Fehr, 2010; online ist eine längere Fassung der Replik unter *http://www.iew.uzh.ch/institute/people/baumgartner/publications1/ AusfuehrlicheEntgegnungzuKritikinGehirnundGeist.pdf* erhältlich, Zugriff am 6. September 2010

31 Online-Text S. 7; vgl. auch Baumgartner, Fischbacher & Fehr, 2010, S. 45

32 Online-Text, S. 5

33 Baumgartner et al., 2008; Botvinick et al., 1999; 2001; Carter et al., 1998; Delgado et al., 2005

6 Dringend gesucht: Gehirn-Theorie

[1] Friston 2009, S. 399; dt. Übers. d. A.
[2] Logothetis, 2008, S. 869; dt. Übers. d. A.
[3] Mosso, A., 1881
[4] Schleim & Rosier, 2009, S. 3
[5] Heeger & Ress, 2002, S. 144
[6] Raichle & Mintun, 2006, S. 468
[7] Zilberter et al., 2010
[8] Logothetis et al., 2001
[9] Logothetis et al., 2001; zit. n. Raichle & Mintun, 2006, S. 452
[10] D'Esposito, Deouell & Gazzaley, 2003
[11] Lu et al., 2008
[12] Magon et al., 2009
[13] Ekstrom, 2010, S. 240
[14] vgl. dazu auch Klein, 2010
[15] Zilles & Amunts, 2010, S. 143; dt. Übers. d. A.
[16] Weber & Knopf, 2006
[17] Ball et al., 2009, S. 65
[18] Cacioppo & Tassinary 1990, S. 18; dt. Übers. d. A.
[19] nach Poldrack, 2006, S. 59
[20] Cavanna & Trimble, 2006
[21] Vogeley & Fink, 2003
[22] Poldrack, 2006, S. 62
[23] Kriegeskorte et al., 2009, Nature Neuroscience S. 540; dt. Übers. d. A.
[24] Vul et al., 2009
[25] Lieberman et al., 2009, Persp. Psychol. Sci. S. 301
[26] Poldrack & Mumford, 2009
[27] persönliche Kommunikation; dt. Übers. d. A.
[28] Bennett & Miller, 2010, S. 145
[29] Fliessbach et al., 2010
[30] Mitchell, 2008, S. 269
[31] Sperry, 1981, S. 1

7 Die Neurogesellschaft - Gut oder schlecht?

[1] Feyerabend, 1998, S. 73 u. 76 f.
[2] Dick & Hasson, 2010
[3] Janich, 2009, S. 92
[4] vgl. z. B. Monti et al., 2010
[5] vgl. z. B. deCharms, 2008
[6] vgl. Laureys, 2005
[7] vgl. dazu Gergen, 1973

B Quellen

Gerichtsfälle

ETA gegen Blagojevich (US District Court Northern District of Illinois Eastern Division 2005).

Roper gegen Simmons [Decision Kennedy] (Supreme Court of The United States of America 2005).

Roper gegen Simmons [Dissent Scalia] (Supreme Court of the United States of America 2005).

Graham gegen Florida (Supreme Court of the United States of America 2009).

Wilson gegen Corestaff Services L.P. (Supreme Court of the State of New York County of Kings 2010).

USA gegen Semrau (US District Court Western District of Tennessee Eastern Division 2010).

Literatur

Abbott, A. (2010). The Drug Deadlock. *Nature* 468: 158–159.

Aharoni, E., Funk, C., Sinnott-Armstrong, W., & Gazzaniga, M. (2008). Can neurological evidence help courts assess criminal responsibility? Lessons from law and neuroscience. *Annals of the New York Academy of Sciences,* 1124, 145–160.

Alia-Klein, N., Goldstein, R. Z., Kriplani, A., Logan, J., Tomasi, D., Williams, B., et al. (2008). Brain monoamine oxidase A activity predicts trait aggression. *J Neurosci,* 28(19), 5099–5104.

Amodio, D. M., & Frith, C. D. (2006). Meeting of minds: the medial frontal cortex and social cognition. *Nature Reviews Neuroscience,* 7(4), 268–277.

Association, A. P. (Ed.). (1987). *Diagnostic and Statistical Manual of Mental Disorders, Third Edition, Revised.* Washington, D.C.

Association, A. P. (Ed.). (2000). *Diagnostic and Statistical Manual of Mental Disorders, Fourth Edition, Text Revision.* Arlington, VA.

Babiak, P., & Hare, R. D. (2006). *Snakes in Suits. When Psychopaths Go to Work.* New York.

Babiak, P., & Hare, R. D. (2007). *Menschenschinder oder Manager. Psychopathen bei der Arbeit.* München.

Ball, T., Derix, J., Wentlandt, J., Wieckhorst, B., Speck, O., Schulze-Bonhage, A., et al. (2009). Anatomical specificity of functional amygdala imaging of responses to stimuli with positive and negative emotional valence. *J Neurosci Methods, 180*(1), 57–70.

Baumgartner, T., Fischbacher, U., & Fehr, E. (2010). Psychologie und Bildgebung. *Gehirn&Geist, 3/2010*, 44–45.

Baumgartner, T., Fischbacher, U., Feierabend, A., Lutz, K., & Fehr, E. (2009). The neural circuitry of a broken promise. *Neuron, 64*(5), 756–770.

Baumgartner, T., Heinrichs, M., Vonlanthen, A., Fischbacher, U., & Fehr, E. (2008). Oxytocin shapes the neural circuitry of trust and trust adaptation in humans. *Neuron, 58*(4), 639–650.

Beaulieu, A. (2002). Images Are Not the (Only) Truth: Brain Mapping, Visual Knowledge, and Iconoclasm. *Science, Technology, & Human Values* 27(1): 53–86.

Bechara, A., Damasio, H., Tranel, D., & Damasio, A. R. (1997). Deciding advantageously before knowing the advantageous strategy. *Science, 275*(5304), 1293–1295.

Beck, S. (2006). Unterstützung der Strafermittlung durch die Neurowissenschaften? *Juristische Rundschau, 4/2006*, 146–150.

Ben-Shakhar, G., & Furedy, J. J. (1990). *Theories and applications in the detection of deception. A psychophysiological and international perspective.* New York.

Bennett, C. M., Baird, A. A., Miller, M. B., & Wolford, G. L. (im Druck). Neural Correlates of Interspecies Perspective Taking in the Post-Mortem Atlantic Salmon: An Argument For Proper Multiple Comparisons Correction. *Journal of Serendipitous and Unexpected Results.*

Bennett, C. M., & Miller, M. B. (2010). How reliable are the results from functional magnetic resonance imaging? *Year in Cognitive Neuroscience 2010, 1191*, 133–155.

Bigelow, H. J. (1850). Dr. Harlow's case of Recovery from the passage of an Iron Bar through the Head. *American Journal of the Medical Sciences, 20*, 13–22.

Botvinick, M., Nystrom, L. E., Fissell, K., Carter, C. S., & Cohen, J. D. (1999). Conflict monitoring versus selection-for-action in anterior cingulate cortex. *Nature, 402*(6758), 179–181.

Botvinick, M. M., Braver, T. S., Barch, D. M., Carter, C. S., & Cohen, J. D. (2001). Conflict monitoring and cognitive control. *Psychol Rev, 108*(3), 624–652.

Brodmann, K. (1909). *Vergleichende Lokalisationslehre der Grosshirnrinde: in ihren Prinzipien dargestellt auf Grund des Zellenbaues.* Leipzig.

Brunner, H. G., Nelen, M., Breakefield, X. O., Ropers, H. H., & van Oost, B. A. (1993). Abnormal behavior associated with a point mutation in the structural gene for monoamine oxidase A. *Science, 262*(5133), 578–580.

Buckholtz, J. W., Asplund, C. L., Dux, P. E., Zald, D. H., Gore, J. C., Jones, O. D., et al. (2008). The neural correlates of third-party punishment. *Neuron, 60*(5), 930–940.

Burns, J. M., & Swerdlow, R. H. (2003). Right orbitofrontal tumor with pedophilia symptom and constructional apraxia sign. *Arch Neurol, 60*(3), 437–440.

Bush, G., Luu, P., & Posner, M. I. (2000). Cognitive and emotional influences in anterior cingulate cortex. *Trends Cogn Sci, 4*(6), 215–222.

Cacioppo, J. T., & Tassinary, L. G. (1990). Inferring psychological significance from physiological signals. *Am Psychol, 45*(1), 16–28.

Carter, C. S., Braver, T. S., Barch, D. M., Botvinick, M. M., Noll, D., & Cohen, J. D. (1998). Anterior cingulate cortex, error detection, and the online monitoring of performance. *Science, 280*(5364), 747–749.

Casebeer, W. D., & Churchland, P. S. (2003). The neural mechanisms of moral cognition: A multiple-aspect approach to moral judgment and decision-making. *Biology & Philosophy, 18*(1), 169–194.

Caspi, A., McClay, J., Moffitt, T. E., Mill, J., Martin, J., Craig, I. W., et al. (2002). Role of genotype in the cycle of violence in maltreated children. *Science, 297*(5582), 851–854.

Cavanna, A. E., & Trimble, M. R. (2006). The precuneus: a review of its functional anatomy and behavioural correlates. *Brain, 129*(Pt 3), 564–583.

Critchley, H. D., Mathias, C. J., Josephs, O., O'Doherty, J., Zanini, S., Dewar, B. K., et al. (2003). Human cingulate cortex and autonomic control: converging neuroimaging and clinical evidence. *Brain, 126*(Pt 10), 2139–2152.

Crockett, M. J., Clark, L., Hauser, M. D., & Robbins, T. W. (2010). From the Cover: Serotonin selectively influences moral judgment and behavior through effects on harm aversion. *Proc Natl Acad Sci U S A, 107*(40), 17433–17438.

D'Esposito, M., Deouell, L. Y., & Gazzaley, A. (2003). Alterations in the BOLD fMRI signal with ageing and disease: a challenge for neuroimaging. *Nature Reviews Neuroscience, 4*(11), 863–872.

Damasio, A. R. (1994). *Descartes' error. Emotion, reason and the human brain.* New York.

Damasio, A. R. (1997). *Descartes' Irrtum. Fühlen, Denken und das menschliche Gehirn.* München.

Damasio, H., Grabowski, T., Frank, R., Galaburda, A. M., & Damasio, A. R. (1994). The return of Phineas Gage: clues about the brain from the skull of a famous patient. *Science, 264*(5162), 1102–1105.

deCharms, R. C. (2008). Applications of real-time fMRI. *Nature Reviews Neuroscience, 9*(9), 720–729.

deCharms, R. C., Maeda, F., Glover, G. H., Ludlow, D., Pauly, J. M., Soneji, D., et al. (2005). Control over brain activation and pain learned by using real-time functional MRI. *Proc Natl Acad Sci U S A, 102*(51), 18626–18631.

Delgado, J. M., Mark, V., Sweet, W., Ervin, F., Weiss, G., Bach, Y. R. G., et al. (1968). Intracerebral radio stimulation and recording in completely free patients. *J Nerv Ment Dis, 147*(4), 329–340.

Delgado, J. M. R. (1971). *Physical Control of the Mind. Toward a Psychocivilized Society.* New York.

Delgado, M. R., Frank, R. H., & Phelps, E. A. (2005). Perceptions of moral character modulate the neural systems of reward during the trust game. *Nat Neurosci, 8*(11), 1611–1618.

Dennett, D. C. (1991). *Consciousness Explained.* Boston.

Dick, A. S., & Hasson, U. (2010). Outsourcing neuroimaging data analysis Implications for scientific accountability and issues in the public interest. *Trends Cogn Sci, 14*(1), 2–4.

Dresser, R. (2008). Neuroscience's Uncertain Threat to Criminal Law. *Hastings Center Report, 38*(6), 9–10.

Dupré, J. (2001). *Human Nature and the Limits of Science.* Oxford.

Ekstrom, A. (2010). How and when the fMRI BOLD signal relates to underlying neural activity: the danger in dissociation. *Brain Res Rev, 62*(2), 233–244.

Ellenbogen, J. M., Hurford, M. O., Liebeskind, D. S., Neimark, G. B., & Weiss, D. (2005). Ventromedial frontal lobe trauma. *Neurology, 64*(4), 757.

Eslinger, P. J., & Damasio, A. R. (1985). Severe disturbance of higher cognition after bilateral frontal lobe ablation: patient EVR. *Neurology, 35*(12), 1731–1741.

Feyerabend, P. (1998). *Widerstreit und Harmonie. Trentiner Vorlesungen.* Wien.

Fliessbach, K., Rohe, T., Linder, N. S., Trautner, P., Elger, C. E., & Weber, B. (2010). Retest reliability of reward-related BOLD signals. *Neuroimage, 50*(3), 1168–1176.

Friston, K. J. (2009). Modalities, Modes, and Models in Functional Neuroimaging. *Science, 326*(5951), 399–403.

Galen, M. von (2006). Grußwort. In T. Hillenkamp (Ed.), *Neue Hirnforschung – Neues Strafrecht? Tagungsband der 15. Max-Alsberg-Tagung am 28.10.2005 in Berlin* (pp. 31–33). Baden-Baden.

Gamer, M. (im Druck). Detecting of deception and concealed information using neuroimaging techniques. In B. Verschuere, G. Ben-Shakhar & E. Meijer (Eds.), *Memory Detection. Theory and Application of the Concealed Information Test.* Cambridge.

Gamer, M., & Vossel, G. (2009). Psychophysiologische Aussagebeurteilung: Aktueller Stand und neuere Entwicklungen. *Zeitschrift fur Neuropsychologie, 20*(3), 207–218.

Gazzaniga, M. S. (2005). *The Ethical Brain.* New York, Washington, D.C.: DANA Press.

Gazzaniga, M. S. (2008). The law and neuroscience. *Neuron, 60*(3), 412–415.

Gergen, K. J. (1973). Social Psychology as History. *Journal of Personality and Social Psychology, 26*(2), 309–320.

Gewirtz, P. (1996). On »I know it when I see it«. *Yale Law Journal, 105*(4), 1023–1047.

Gilfoyle, N. F. P., Days III, D. S., Childress-Beatty, L., Brinkmann, B. S., Blount, S. N., & Lambert, T. C. (2004). *Brief for the American Psychological Association.* Washington DC.

Glenn, A. L., Raine, A., & Schug, R. A. (2009). The neural correlates of moral decision-making in psychopathy. *Mol Psychiatry, 14*(1), 5–6.

Glenn, A. L., Raine, A., Schug, R. A., Young, L., & Hauser, M. (2009). Increased DLPFC activity during moral decision-making in psychopathy. *Mol Psychiatry, 14,* 909–911.

Greely, H. T., & Illes, J. (2007). Neuroscience-based lie detection: the urgent need for regulation. *Am J Law Med, 33*(2–3), 377–431.

Greene, J. (2003). From neural 'is' to moral 'ought': what are the moral implications of neuroscientific moral psychology? *Nature Reviews Neuroscience, 4*(10), 846–849.

Greene, J., & Cohen, J. (2004). For the law, neuroscience changes nothing and everything. *Philos Trans R Soc Lond B Biol Sci, 359*(1451), 1775–1785.

Greene, J. D. (2008). The Secret Joke of Kant's Soul. In W. Sinnott-Armstrong (Ed.), *Moral Psychology. The Neuroscience of Morality: Emotion, Brain Disorders, and Development* (Vol. 3, pp. 35–79). Cambridge, MA: MIT Press.

Greene, J. D., Nystrom, L. E., Engell, A. D., Darley, J. M., & Cohen, J. D. (2004). The neural bases of cognitive conflict and control in moral judgment. *Neuron, 44*(2), 389–400.

Greene, J. D., & Paxton, J. M. (2009). Patterns of neural activity associated with honest and dishonest moral decisions. *Proc Natl Acad Sci U S A, 106*(30), 12506–12511.

Greene, J. D., Sommerville, R. B., Nystrom, L. E., Darley, J. M., & Cohen, J. D. (2001). An fMRI investigation of emotional engagement in moral judgment. *Science, 293*(5537), 2105–2108.

Günther, K. (2008). *Diagnose »Psychopath«. Die Behandlung von Soldaten und Zivilisten in der Marburger Universitäts-Nervenklinik 1939–1945*. Marburg.

Günther, K. (2009). Die naturalistische Herausforderung des Schuldstrafrechts. In S. Schleim, T. M. Spranger & H. Walter (Eds.), *Von der Neuroethik zum Neurorecht?* (pp. 214–242). Göttingen.

Haidt, J. (2001). The emotional dog and its rational tail: A social intuitionist approach to moral judgment. *Psychological Review, 108*(4), 814–834.

Hare, R. D. (1991). *The Hare Psychopathy checklist, Revised*. Toronto.

Harlow, J. M. (1848). Passage of an iron rod through the head. *Boston Medical and Surgical Journal, 39*, 389–393.

Harlow, J. M. (1868). Recovery after Severe Injury to the Head. *Bulletin of the Massachusetts Medical Society*.

Hartmann, D. (2000). Willensfreiheit und die Autonomie der Kulturwissenschaften. *Handlung, Kultur, Interpretation, 1*, 66–103.

Heeger, D. J., & Ress, D. (2002). What does fMRI tell us about neuronal activity? *Nature Reviews Neuroscience, 3*(2), 142–151.

Heekeren, H. R., Wartenburger, I., Schmidt, H., Prehn, K., Schwintowski, H. P., & Villringer, A. (2005). Influence of bodily harm on neural correlates of semantic and moral decision-making. *Neuroimage, 24*(3), 887–897.

Heekeren, H. R., Wartenburger, I., Schmidt, H., Schwintowski, H. P., & Villringer, A. (2003). An fMRI study of simple ethical decision-making. *Neuroreport, 14*(9), 1215–1219.

Hughes, V. (2010). Science in court: head case. *Nature, 464*(7287), 340–342.

Janich, P. (2009). *Kein neues Menschenbild. Zur Sprache der Hirnforschung*. Frankfurt am Main.

Kahane, G., & Shackel, N. (2008). Do abnormal responses show utilitarian bias? *Nature, 452*, E5.

Kampen, J., & Swyngedouw, M. (2000). The Ordinal Controversy Revisited. *Quality & Quantity, 34*, 87–102.

Kirschfeld, K. (2008). Die Hierarchie von Gehirn und Geist. In U. Baumann (Ed.), *Was bedeutet Leben? Beiträge aus den Geisteswissenschaften* (pp. 243–268). Frankfurt am Main.

Klein, C. (2010). Images Are not the Evidence in Neuroimaging. *British Journal for the Philosophy of Science, 61*, 265–278.

Kozel, F. A., Johnson, K. A., Grenesko, E. L., Laken, S. J., Kose, S., Lu, X., et al. (2009). Functional MRI detection of deception after committing a mock sabotage crime. *J Forensic Sci, 54*(1), 220–231.

Kozel, F. A., Johnson, K. A., Mu, Q., Grenesko, E. L., Laken, S. J., & George, M. S. (2005). Detecting deception using functional magnetic resonance imaging. *Biol Psychiatry, 58*(8), 605–613.

Kriegeskorte, N., Simmons, W. K., Bellgowan, P. S., & Baker, C. I. (2009). Circular analysis in systems neuroscience: the dangers of double dipping. *Nat Neurosci, 12*(5), 535–540.

Kuhn, T. S. (1962). *The Structure of Scientific Revolutions*. Chicago.

Kuhn, T. S. (1978). *Die Struktur wissenschaftlicher Revolutionen, 2. rev. u. erg. Aufl.* Frankfurt am Main.

Langleben, D. D., Loughead, J. W., Bilker, W. B., Ruparel, K., Childress, A. R., Busch, S. I., et al. (2005). Telling truth from lie in individual subjects with fast event-related fMRI. *Hum Brain Mapp, 26*(4), 262–272.

Langleben, D. D., Schroeder, L., Maldjian, J. A., Gur, R. C., McDonald, S., Ragland, J. D., et al. (2002). Brain activity during simulated deception: an event-related functional magnetic resonance study. *Neuroimage, 15*(3), 727–732.

Laureys, S. (2005). Science and society: death, unconsciousness and the brain. *Nature Reviews Neuroscience, 6*(11), 899–909.

Laureys, S., Owen, A. M., & Schiff, N. D. (2004). Brain function in coma, vegetative state, and related disorders. *Lancet Neurology, 3*(9), 537–546.

Libet, B. (1985). Unconscious Cerebral Initiative and the Role of Conscious Will in Voluntary Action. *Behavioral and Brain Sciences, 8*(4), 529–539.

Libet, B. (2004). Haben wir einen freien Willen? In C. Geyer (Ed.), *Hirnforschung und Willensfreiheit. Zur Deutung der neuesten Experimente* (pp. 268–289). Frankfurt am Main.

Lieberman, M. D., Berkman, E. T., & Wager, T. D. (2009). Correlations in Social Neuroscience Aren't Voodoo. Commentary on Vul et al. *Perspectives on Psychological Science, 4*, 299–307.

Logothetis, N. K. (2008). What we can do and what we cannot do with fMRI. *Nature, 453*(7197), 869–878.

Logothetis, N. K., Pauls, J., Augath, M., Trinath, T., & Oeltermann, A. (2001). Neurophysiological investigation of the basis of the fMRI signal. *Nature, 412*(6843), 150–157.

Lu, H., Zhao, C., Ge, Y., & Lewis-Amezcua, K. (2008). Baseline blood oxygenation modulates response amplitude: Physiologic basis for intersubject variations in functional MRI signals. *Magn Reson Med, 60*(2), 364–372.

Macmillan, M. (2002). *An odd kind of fame. Stories of Phineas Gage.* Cambridge, MA.

Magon, S., Basso, G., Farace, P., Ricciardi, G. K., Beltramello, A., & Sbarbati, A. (2009). Reproducibility of BOLD signal change induced by breath holding. *Neuroimage, 45*(3), 702–712.

Mataro, M., Jurado, M. A., Garcia-Sanchez, C., Barraquer, L., Costa-Jussa, F. R., & Junque, C. (2001). Long-term effects of bilateral frontal brain lesion: 60 years after injury with an iron bar. *Arch Neurol, 58*(7), 1139–1142.

McCabe, D. P., & Castel, A. D. (2008). Seeing is believing: the effect of brain images on judgments of scientific reasoning. *Cognition, 107*(1), 343–352.

McGuire, J., Langdon, R., Coltheart, M., & Mackenzie, C. (2009). A reanalysis of the personal/impersonal distinction in moral psychology research. *Journal of Experimental Social Psychology, 45*(3), 577–580.

Merkel, G., & Roth, G. (2008). Freiheitsgefühl, Schuld und Strafe. In K.-J. Grün, M. Friedman & G. Roth (Eds.), *Freiheitsgefühl, Schuld und Strafe* (pp. 54–95). Göttingen.

Metzinger, T. (2005). *Being No One. The Self-Model Theory of Subjectivity.* Cambridge, MA.

Meyers, C. A., Berman, S. A., Scheibel, R. S., & Hayman, A. (1992). Case-Report - Acquired Antisocial Personality-Disorder Associated with Unilateral Left Orbital Frontal-Lobe Damage. *Journal of Psychiatry & Neuroscience, 17*(3), 121–125.

Miller, G. (2009). Neuroscience. Brain scans of pain raise questions for the law. *Science, 323*(5911), 195.

Miller, G. (2010). Is Pharma Running Out of Brainy Ideas? *Science, 329*, 502–504.

Mitchell, J. P. (2008). Activity in right temporo-parietal junction is not selective for theory-of-mind. *Cerebral Cortex, 18*(2), 262–271.

Moll, J., & de Oliveira-Souza, R. (2007). Moral judgments, emotions and the utilitarian brain. *Trends in Cognitive Sciences, 11*(8), 319–321.

Monti, M. M., Vanhaudenhuyse, A., Coleman, M. R., Boly, M., Pickard, J. D., Tshibanda, L., et al. (2010). Willful modulation of brain activity in disorders of consciousness. *N Engl J Med, 362*(7), 579–589.

Moore, A. B., Clark, B. A., & Kane, M. J. (2008). Who shalt not kill? Individual differences in working memory capacity, executive control, and moral judgment. *Psychological Science, 19*(6), 549–557.

Morse, S. J. (2006). Brain Overclaim Syndrome and Criminal Responsibility. A Diagnostic Note. *Ohio State Journal of Criminal Law, 3*, 397–412.

Mosso, A. (1881). *Ueber den Kreislauf des Blutes im Menschlichen Gehirn. Untersuchungen.* Leipzig.

Müller, J. L. (2010). Psychopathy – an approach to neuroscientific research in forensic psychiatry. *Behav Sci Law, 28*(2), 129–147.

Northoff, G., Heinzel, A., de Greck, M., Bermpohl, F., Dobrowolny, H., & Panksepp, J. (2006). Self-referential processing in our brain – a meta-analysis of imaging studies on the self. *Neuroimage, 31*(1), 440–457.

Nose, I., Murai, J., & Taira, M. (2009). Disclosing concealed information on the basis of cortical activations. *Neuroimage, 44*(4), 1380–1386.

Pauen, M., & Roth, G. (2008). *Freiheit, Schuld und Verantwortung. Grundzüge einer naturalistischen Theorie der Willensfreiheit.* Frankfurt am Main.

Penfield, W. (1958). *The Excitable Cortex in Conscious Man.* Liverpool.

Penfield, W. (1975). *The mystery of mind.* Princeton.

Poldrack, R. A. (2006). Can cognitive processes be inferred from neuroimaging data? *Trends Cogn Sci, 10*(2), 59–63.

Poldrack, R. A., & Mumford, J. A. (2009). Independence in ROI analysis: where is the voodoo? *Soc Cogn Affect Neurosci, 4*(2), 208–213.

Putzke, H., Scheinfeld, J., Klein, G., & Undeutsch, U. (2009). Polygraphische Untersuchungen im Strafprozess. Neues zur faktischen Validität und normativen Zulässigkeit des vom Beschuldigten eingeführten Sachverständigenbeweises. *Zeitschrift für die gesamte Strafrechtswissenschaft, 121*(3), 607–644.

Raichle, M. E., & Mintun, M. A. (2006). Brain work and brain imaging. *Annual Review of Neuroscience, 29*, 449–476.

Raine, A. (2002). Annotation: the role of prefrontal deficits, low autonomic arousal, and early health factors in the development of antisocial and aggressive behavior in children. *J Child Psychol Psychiatry, 43*(4), 417–434.

Raine, A., & Yang, Y. (2006). The Neuroanatomical Bases of Psychopathy. In C. J. Patrick (Ed.), *Handbook of psychopathy* (pp. 278–295). New York.

Rösler, F. (2008). Was verraten die Libet-Experimente über den »freien Willen«? – Leider nicht sehr viel! In E.-J. Lampe, M. Pauen & G. Roth (Eds.), *Willensfreiheit und rechtliche Ordnung* (pp. 140-164). Frankfurt am Main.

Roth, G. (1997). *Das Gehirn und seine Wirklichkeit, 5. Auflage.* Frankfurt am Main.

Roth, G. (2004a). Worüber dürfen Hirnforscher reden – und in welcher Weise? In C. Geyer (Ed.), *Hirnforschung und Willensfreiheit. Zur Deutung der neuesten Experimente* (pp. 66–85). Frankfurt am Main.

Roth, G. (2004b). Das Problem der Willensfreiheit aus Sicht der Hirnforschung. In B.-B. A. d. Wissenschaften (Ed.), *Zur Freiheit des Willens: Streitgespräch* (pp. 83–92). Berlin.

Roth, G. (2006). Willensfreiheit und Schuldfähigkeit aus Sicht der Hirnforschung. In G. Roth & K.-J. Grün (Eds.), *Das Gehirn und seine Freiheit. Beiträge zur neurowissenschaftlichen Grundlegung der Philosophie* (pp. 9–28). Göttingen.

Samaha, A. N., Yau, W. Y., Yang, P., & Robinson, T. E. (2005). Rapid delivery of nicotine promotes behavioral sensitization and alters its neurobiological impact. *Biol Psychiatry, 57*(4), 351–360.

Sanfey, A. G., Rilling, J. K., Aronson, J. A., Nystrom, L. E., & Cohen, J. D. (2003). The neural basis of economic decision-making in the Ultimatum Game. *Science, 300*(5626), 1755–1758.

Schleim, S. (2008a). *Gedankenlesen – Pionierarbeit der Hirnforschung.* Hannover: Heise Verlag.

Schleim, S. (2008b). Moral Physiology, Its Limitations and Philosophical Implications. *Jahrbuch für Wissenschaft und Ethik, 13*, 51–80.

Schleim, S. (2009). Der Mensch und die soziale Hirnforschung – philosophische Zwischen-bilanz einer spannungsreichen Beziehung. In S. Schleim, T. S. Spranger & H. Walter (Eds.), *Von der Neuroethik zum Neurorecht? Vom Beginn einer neuen Debatte* (pp. 37–66). Göttingen: Vandenhoeck & Ruprecht.

Schleim, S. (2010a). Cognitive Enhancement - Sechs Gründe dagegen. In H. Fink & R. Rosenzweig (Eds.), *Künstliche Sinne, gedoptes Gehirn* (pp. 179–207). Paderborn.

Schleim, S. (2010b). Gebrochene Versprechen. *Gehirn&Geist, 3/2010*, 40–43.

Schleim, S., & Roiser, J. P. (2009). fMRI in translation: the challenges facing real-world applications. *Frontiers in Human Neuroscience, 3*(63), 1–7.

Schleim, S., Spranger, T. M., Erk, S., & Walter, H. (2010). From moral to legal judgment: The influence of normative context in lawyers and other academics. *Social Cognitive and Affective Neuroscience*.

Schneider, K. (2010). *Der Einsatz bildgebender Verfahren im Strafprozess*. Köln.

Selimbeyoglu, A., & Parvizi, J. (2010). Electrical stimulation of the human brain: percep-tual and behavioral phenomena reported in the old and new literature. *Front Hum Neurosci, 4*, 46.

Shiv, B., Loewenstein, G., Bechara, A., Damasio, H., & Damasio, A. R. (2005). Investment behavior and the negative side of emotion. *Psychological Science, 16*(6), 435–439.

Silverman, D. (1944). The Electroencephalogram of Criminals. *Archives of Neurology and Psychiatry, 52*, 38–42.

Singer, P. (2005). Ethics and Intuitions. *Journal of Ethics, 9*, 331–352.

Singer, W. (2004). Verschaltungen legen uns fest. Wir sollten aufhören, von Freiheit zu sprechen. In C. Geyer (Ed.), *Hirnforschung und Willensfreiheit. Zur Deutung der neu-esten Experimente*. Frankfurt am Main.

Soon, C. S., Brass, M., Heinze, H. J., & Haynes, J. D. (2008). Unconscious determinants of free decisions in the human brain. *Nat Neurosci, 11*(5), 543–545.

Spence, S. A. (2008). Playing Devil's advocate. The case against fMRI lie detection. *Legal and Criminological Psychology, 13*, 11–25.

Sperry, R. W. (1981). Changing Priorities. *Annual Review of Neuroscience, 4*, 1–15.

Spranger, T. M. (2009). Der Einsatz neurowissenschaftlicher Instrumente im Lichte der Grundrechtsordnung. *JuristenZeitung, 21/2009*, 1033–1040.

Talairach, J., & Tournoux, P. (1988). *Co-planar stereotaxic atlas of the human brain : 3-dimensional proportional system: an approach to cerebral imaging*. Stuttgart.

Thagard, P. (2010). *The Brain and the Meaning of Life*. Princeton.

Thomson, J. J. (1985). The Trolley Problem. *The Yale Law Journal, 94*(6), 1395–1415.

Trevena, J., & Miller, J. (2010). Brain preparation before a voluntary action: Evidence against unconscious movement initiation. *Consciousness and Cognition, 19*(1), 447–456.

Trevena, J. A., & Miller, J. (2002). Cortical movement preparation before and after a conscious decision to move. *Consciousness and Cognition, 11*(2), 162–190.

Unger, P. K. (1996). *Living high and letting die: our illusion of innocence.* New York.

Vogeley, K., & Fink, G. R. (2003). Neural correlates of the first-person-perspective. *Trends Cogn Sci, 7*(1), 38–42.

Vogt, B. A., & Laureys, S. (2005). Posterior Cingulate, Precuneal & Retrosplenial Cortices: Cytology & Components of the Neural Network Correlates of Consciousness. *Progress in Brain Research, 150,* 205–217.

Vul, E., Harris, C., Winkielman, P., & Pashler, H. (2009). Puzzlingly High Correlations in fMRI Studies of Emotion, Personality, and Social Cognition. *Perspectives on Psychological Science, 4*(3), 274–290.

Wager, T. D., Phan, K. L., Liberzon, I., & Taylor, S. F. (2003). Valence, gender, and lateralization of functional brain anatomy in emotion: a meta-analysis of findings from neuroimaging. *Neuroimage, 19*(3), 513–531.

Weber, F., & Knopf, H. (2006). Incidental findings in magnetic resonance imaging of the brains of healthy young men. *J Neurol Sci, 240*(1-2), 81–84.

Weber, S., Habel, U., Amunts, K., & Schneider, F. (2008). Structural brain abnormalities in psychopaths-a review. *Behav Sci Law, 26*(1), 7–28.

Wegner, D. (2002). *The Illusion of Conscious Will.* Cambridge, MA.

Weisberg, D. S., Keil, F. C., Goodstein, J., Rawson, E., & Gray, J. R. (2008). The seductive allure of neuroscience explanations. *J Cogn Neurosci, 20*(3), 470–477.

Welberg, L. (2008). Free will? *Nature Reviews Neuroscience, 9,* 410.

Widom, C. S., & Brzustowicz, L. M. (2006). MAOA and the »cycle of violence:« childhood abuse and neglect, MAOA genotype, and risk for violent and antisocial behavior. *Biol Psychiatry, 60*(7), 684–689.

Yang, Y., Glenn, A. L., & Raine, A. (2008). Brain abnormalities in antisocial individuals: implications for the law. *Behav Sci Law, 26*(1), 65–83.

Yang, Y., Raine, A., Lencz, T., Bihrle, S., LaCasse, L., & Colletti, P. (2005). Volume reduction in prefrontal gray matter in unsuccessful criminal psychopaths. *Biol Psychiatry, 57*(10), 1103–1108.

Zaborszky, L., & Zilles, K. (2009). Brain mythology. *Brain Struct Funct, 213*(4–5), 363.

Zilberter, Y., Zilberter, T., & Bregestovski, P. (2010). Neuronal activity in vitro and the in vivo reality: the role of energy homeostasis. *Trends Pharmacol Sci, 31*(9), 394–401.

Zilles, K., & Amunts, K. (2010). Centenary of Brodmann's map – conception and fate. *Nature Reviews Neuroscience, 11*(2), 139–145.

Y

Yang, Yaling 79, 90, 118

Z

Zaborszky, Laszlo 3
Zilles, Karl 3, 160

Index